U0220032

人为什么会生病：

人体演化与医学新疆界

【美】杰里米·泰勒 著

秋 凉 译

上海科学技术出版社

图书在版编目（ＣＩＰ）数据

人为什么会生病：人体演化与医学新疆界 /（美）
杰里米·泰勒（Jeremy Taylor）著；秋凉译. -- 上海 ：
上海科学技术出版社，2021.8
（科学新视角丛书）
书名原文：Body by Darwin: How Evolution Shapes
Our Health and Transforms Medicine
ISBN 978-7-5478-5442-6

Ⅰ. ①人… Ⅱ. ①杰… ②秋… Ⅲ. ①疾病－研究②
生命科学－研究 Ⅳ. ①R4②Q1-0

中国版本图书馆CIP数据核字(2021)第154657号

上海市版权局著作权合同登记号 图字：09-2021-0004号

封面图片来源：视觉中国

人为什么会生病：
人体演化与医学新疆界

【美】杰里米·泰勒 著
秋 凉 译

上海世纪出版（集团）有限公司
上 海 科 学 技 术 出 版 社 出版、发行
（上海钦州南路71号 邮政编码200235 www.sstp.cn）
上海盛通时代印刷有限公司印刷
开本 787×1092 1/16 印张 19.75
字数 230千字
2021年8月第1版 2021年8月第1次印刷
ISBN 978-7-5478-5442-6 / N·224
定价：65.00元

科学新视角丛书

新知识　新理念　新未来

身处快速发展且变化莫测的大变革时代，我们比以往更需要新知识、新理念，以厘清发展的内在逻辑，在面对全新的未来时多一分敬畏和自信。

序　言

　　人为何不能长生不老？人类为何无法摆脱疾病的折磨？我们为何至今依然无法战胜癌症？这些问题或许看起来有些幼稚。它们更像是中小学生在科学博客、学校论坛或者科学杂志的提问专栏所提出的问题。然而，这却无法削弱问题本身的吸引力。人类的预期寿命在全球各个国家都在快速增长，部分国家的平均预期寿命已经超过80岁。最近一项研究指出，现代生活方式下的西方人在预期寿命方面和传统狩猎民族间的差异甚至要超过狩猎民族和野生大猩猩之间的差异。在人类差不多繁衍了8 000代的历史长河中，死亡率的快速下降是在最近的4代人中才出现的。这一切无疑应该归功于现代医学。看一看过去一个世纪以来我们在外科手术、药物治疗、公共卫生、免疫和器官移植等领域取得的成就，你就能理解现代医学的成功。

　　然而，在如此鲜亮的宏观统计数据背后，却潜藏着令人困惑而忧虑的事实——疾病的发生率并未降低，反而越来越高了。人类的疾病谱处在永恒的变化之中，在孩子们"幼稚"的问题背后，我们可以继续发问：为什么有那么多人罹患类风湿性关节炎、多发性硬化、1型糖尿病、炎症性肠病等与自身免疫相关的疾病？为什么有那么多人饱受湿疹和哮喘等过敏性疾病的折磨？为什么心脏病变得越来越流行？为什么我们的眼睛对视网膜色素变性和湿性黄斑变性如此没有抵抗力？为什么肩背痛、疝气、椎间盘突出、髋关节损伤会那么常见？假如阑尾真的是一段无用的化石，那么让它消失不行吗？这样我们许多人就能免受阑尾炎之苦。为什么女性会不孕，而怀孕后又会面对先兆子痫的风险？为什么那么多人会遭受精神疾病的困扰？为什么许多人的晚年不得不在阿尔茨海默病的煎熬中直面不断衰败的精神世界？

医学专家倾向于将人体比作一台设计精良的机器，但这同时也是一台易于损坏的设备。它需要勤加保养。在机器运转过程中偶尔会出现一些需要专业团队来维修的故障，就像赛车比赛中需要熟练的技师团队来保障引擎的良好运行一般。医生的工作就是修理人体这台机器，并且让它运转得越久越好。但是，人体并不是一台机器。跟地球上的所有生物一样，人体是经由自然选择而产出的一大堆生命材料的集合。而机器或者任何建筑及工程结构与人体之间都存在本质的区别。

在材料世界中，建筑师或者工程师在为你建造一座高层办公楼之前，首先会问你：你想要造一幢怎样的楼？你可能会说，你希望它的高度达到多少，必须由太阳能供电，搭载观光电梯，大楼外观要与周围环境完美融合，建筑质量必须保证它至少屹立 200 年不倒等。总之，你可以提出任何你希望实现的目标。建筑师将严格依据你的要求来绘制设计蓝本。如果发现哪里有问题，建筑师可以在绘图板上擦除相关设计，重新绘制设计蓝本，以改变某个构件。

而演化遵循的是截然不同的路径。人体的设计规则与我们在建筑世界和技术世界的规则完全不同。演化对健康、愉快或者长生不老并不感兴趣。用达尔文的话来说，生命演化的核心在于如何获得个体生殖适应的最大化。换句话说，塑造生命体的核心是如何使机体适应环境变化，并且顺利地完成生殖过程。站在基因的角度，一旦遗传物质的某种变化导致个体生殖能力增强，那么个体所携带的基因在人群中出现的频率就会增加。因此，基因的永生取代了个体的死亡。演化只会选择那些对个体生殖有利的特质。如果某种特质能够使个体更易于存活到生殖年龄，通过成功的子孙繁衍提高或者保证基因在人群中的分布频率，那么这种特质就会得到演化的青睐。更进一步，演化不是我们所熟悉的建筑设计师，因为它是盲目而无畏的。生命的演化并不遵循任何设计蓝本。它无法根据对未来的预测设计出具有针对性的解决方案，它也不会因为看到某些自然发展的问题而给出完美的解答。在生物演化的任何阶段，它总是不得不以现有的工具去直面未知的将来。和机器不同，当新的选择压力出现、物种不得不改变自己的功能和结构以求得生存的时候，生命体并不能像机器一样被简单地拆解开来并重新设计组装。

因此，用工程和机械的逻辑来类比生命极具误导性。它阻碍了我们深入理解人类为何如此易于罹患疾病，又为何无法逃避生理功能的退化。鉴于这种误解的广泛性，尤其在医学界依然根深蒂固，4位演化医学先驱——兰道夫·内瑟（Randolph Nesse）、斯蒂芬·斯特恩斯（Stephen Stearns）、迪达哈利·戈文达拉朱（Diddahally Govindaraju）和彼得·埃里森（Peter Ellison）最近在寻求一劳永逸地解除这一偏见的途径。这些科学家认为，由于演化的内在动因是繁殖最大化，而不是个体健康最大化，因此，生命体在演化过程中自然而然地进行了各方面的妥协，其中充满了折衷和限制。其次，相对于生物的自然演化速度，社会文化的变迁则快如闪电，由此带来的机体和现代生活环境的失配（mismatch）成为很多疾病发生发展的内在原因。此外，病原体通常比我们演化得更快，所以人类注定永远不可能摆脱感染的困扰。因此，那种将大量疾病简单归因于遗传过程中某些基因缺陷的观点在很多情况下是错误的。多数情况下，基因之间的交互作用或者基因与环境之间的交互作用才是疾病发生和发展的原因。从上述描述推论，疾病将永远与我们的生活相伴，想要彻底预防疾病是非常困难的。演化医学能够让我们以一个崭新的角度来看待人体，并且提出一些明显有别于主流疾病观点的新见解。关于发热在感染性疾病中作用的观点就是其中一个简单而常见的例子。得了流感以后，我们通常会发烧。伴随着体温上升，身体会感觉不适，精神萎靡不振。这是我们都非常熟悉的经历。大量治疗感冒的非处方药物都是通过退热来发挥疗效的。退热能够改善由于发烧而带来的精神和躯体上的不适。然而，问题在于大多数病原微生物通常不喜欢高温，最适宜它们生存的温度略微低于人体的正常体温。因此，发烧实际上是一种复杂的演化机制。人体通过提高体温，可以快速地把自己变成一台战斗机器，投入打败病原微生物的战斗中。

奥克兰大学的彼得·格卢克曼（Peter Gluckman）使用演化医学理论阐述了一个更为复杂的问题——为什么在发达国家，乳腺癌和卵巢癌的发病率在过去几十年里不断上升，以至于乳腺癌已经成为导致女性死亡的前五位病因之一。格卢克曼解释说，现有研究证据显示，较晚的月经初潮年龄、较早的第一次生育年龄、较多的妊娠和生育次数、较长的哺乳期和较早的绝经年龄都是乳腺癌的保护因素。这是旧石器时代人类女性月经、生育和哺乳的典型状态。然而，现代社会改变了这一切，现代女性月经初潮更早，但是第一次生育年龄更晚。在初潮和初次妊娠之间间隔时间极长，这就意味着在月经初潮后需要经历很多月经周期才能迎来妊娠。同时，现代女性的生育数量大幅低于旧石器时代女性，并且哺乳期显著缩短，甚至有许多女性生育后不哺乳。哺乳的减少或者缺失也造成潜在恶变的上皮细胞无法通过乳汁的冲刷而被清除出体内。此外，现代女性在整个育龄期大约经历 500 次排卵。

目前认为多次排卵造成的卵巢上皮细胞化学损伤和局部性激素水平剧烈波动共同增加了卵巢癌的患病风险。格卢克曼认为，这或许可以解释为什么通过口服避孕药减少女性总体承受的排卵周期数量可以降低卵巢癌的发生风险。乳腺癌的高发也有与之相似的因素。女性乳房中的乳腺导管组织往往要在妊娠以后才能完全成熟。由于未生育过的女性乳腺导管本身不成熟，乳腺上皮细胞在周期性雌激素和孕激素刺激下持续再生，加上缺乏妊娠导致停经，延长了激素刺激的持续时间，进而共同增加了乳腺癌的发生风险。

　　当代女性在生殖行为方面与既往相比发生了巨大的变化。避孕、激素替代、不育、低生育率、哺乳减少、月经初潮提前、更年期推迟，种种情况都与人类历史上演化而来的生殖生物学特点不相匹配。在当代大量女性的月经周期中，激素水平始终保持着剧烈的波动状态，以保留她们更持久的生育力。那么，我们又如何来解释 BRCA1 和 BRACA2 这两个肿瘤易感基因的存在呢？我们已经知道，BRCA1 和 BRCA2 基因上的某些特定变异会使得它们丧失抑制乳腺上皮细胞癌变的能力。格卢克曼指出，虽然中老年女性是乳腺癌的主要易感人群，但是有相当一部分乳腺癌患者在青年期发病。依照对于生物演化的一般理解，这些显著增加乳腺癌发生频率的变异应该在自然选择中被淘汰，从而大幅降低它们在现代人群中的携带频率。但是事实却并非如此。这就提示格卢克曼，或许这些基因变异在生命早期存在着某些潜在的有益因素，从而平衡它们可能对人体健康带来的不利影响。这一现象被称为拮抗基因多效性（antagonistic pleiotropy），它经常出现在人类疾病的演化模型中。格卢克曼指出，最近一项研究发现，BRCA1/BRAC2 基因突变的携带者同时表现出更强的生殖力和更高的生育后死亡率。演化可能在更强的生育能力和更高的乳腺癌发病率之间做了权衡和折衷。

虽然演化能够顺理成章地解释这些奇特的医学问题，但它对于现代医学在疾病的解释方面似乎并没有做出应有的贡献。演化究竟是现代医学中持续被遗忘的角落，还是曾经盛极一时却已经失宠的弃儿呢？根据格卢克曼的解释，在 19 世纪初叶，生物演化思想的提出者最初其实都具有医学背景。但是出于宗教原因，只有在欧洲的某些自由地区才可以在医学领域教授演化观念，而在大多数地区则被禁止。到 19 世纪末，由于生理学等学科的兴起，演化论在医学界中的地位已经非常尴尬。即使托马斯·赫胥黎（Thomas Huxley）这样坚定的达尔文主义斗士也认为医生们所面对的问题与演化无关。自那以后，医学伴随着生理学、组织胚胎学、生物化学等各种现代学科的进步而发展，在医学实践和教育中都不再涉及演化的内容。演化论可以说是全面退出了医学领域。

造成这一情况的部分原因在于许多医学专家一贯对演化论持激进的反对态度。哲学家迈克尔·鲁斯（Michael Ruse）对此嘲笑说，如果你希望在任何现代大学校园里找到神创论者，那么就应该直接到医学院和兽医学院去找。从另一个角度而言，医生们认为在日常医疗实践中面对罹患严重疾病或者生命垂危的患者，药物和手术才是直接的武器。他们看不到那种洞悉人类演化的见解与救治患者之间有什么直接联系。摆在他们面前的是切实的病痛，而不是什么生命演化的极致世界。

演化论在医学领域遭到冷遇的另一个原因在于许多演化理论和术语一旦和人类的生物学特征与行为相联系，就会在道德、伦理以及情感等不同层面带来一种与人性的普遍认知相抵触的情境，变得让人难以接受。让我来引述一段不愉快的对话。在一次聚会上，我企图向一位女士解释某项关于演化的研究结果。这项研究认为，在生活条件优渥的情况下，母亲喂给儿子的母乳会多于喂给女儿的母乳；而在生活条件困苦的时候，情况却正相反。这一现象的潜在原因是一种生物演化机制。在贫困的家庭环境下，父母会减少对儿子的投资，因为在社会底层长大的男孩对异性往往缺乏足够的吸引力，从而限制他们生育后代的能力。她听完以后，愤怒之情溢于言表，在她跺脚走开去寻找更愉快的谈话内容时，还不忘抛下一句："真希望在搞清楚事实以后再发表你的鸿篇大论。"她表达出了一种易于理解的普遍观念，那就是无论出于任何原因，如果一位母亲故意不给嗷嗷待哺的婴儿足够的母乳，那么她的行为必将受到谴责，并且这是一种赤裸裸的性别歧视。因为她无法区分人类在对待儿童性别方面有意识和无意识的行为。在印度偏远地区，人们会选择杀死女婴，这种令人恐惧的行为是一种有意识的性别歧视。但是，通过演化而来的生理机制决定父母选择最适宜基因继续传递给后代的机会，则是一种无意识的选择。无论如何，随着环境变化，母亲通过调节母乳分泌的总量和成分来改变婴儿的营养摄入是不以个人意志为转移的，是一种对环境变化的自然适应。

演化论的语言常常显得如此冷漠，以至于让听众受到了冒犯。类似令人难以接受的结论在演化论的语境中屡见不鲜。例如，环境条件可能在无意识间改变男女的性别比例，婴儿夜间哭闹和喝夜奶等行为或许也是一种内在的演化机制。婴儿通过这样的行为刻意打扰母亲，从而推迟分娩后恢复排卵的时间，避免母亲再次怀孕，由此降低同胞竞争的可能性，获得父母更多的关注。如果说在做爱、怀孕、生育和哺乳的美好图景背后实际上是一场男性、女性和婴儿的遗传物质争夺战，你的内心是否会倍感不安？

无论出于何种原因，在将近一个世纪以后，演化的观念重新回到了人们的视线。将演化医学拉回公众视野的是 1994 年由内瑟和乔治·威廉斯（George Williams）共同撰写的《我们为什么会生病：达尔文医学新观念》（*Why We Get Sick: The New Science of Darwinian*

Medicine）。此后，格卢克曼、温达·特里瓦坦（Wenda Trevathan）、斯特恩斯、保罗·埃瓦尔德（Paul Ewald）和其他许多学者 ［鉴于从事演化医学的研究人员越来越多，如果你想详细了解他们，我建议你访问"演化与医学评论"网站（*Evolution and Medicine Review*）并进行相应的搜索］，针对演化医学的概念，比如折衷、失配等进行了深入而广泛的研究。受演化医学奠基者之一内瑟提出的一个重要观点的启发，我想从有所差别的角度切入，于本书中展开探讨。

　　内瑟经常说，演化论对于医学的价值在于它或许能够直接改变医疗实践，甚至由此发展出新的治疗手段。然而从本质上来看，演化论的意义在于它可以对生命体的内在机制做出合理的解释——为什么它们是这样的而不是那样的。站在这个角度来看，演化论对于医学相当于物理学对于工程技术。事实上，内瑟最著名的格言就是："如果医学缺失了演化论，就仿佛工程学缺乏了物理基础一般。"你能想象在没有以牛顿力学和电磁波谱学为代表的物理学基础的支持下，将罗塞塔号彗星探测器发送到 3 亿英里以外的深空与彗星 67P 汇合，并释放出满载采样仪器的菲莱号着陆器，使后者在彗星表面成功登陆吗？与此类似，如果我们无法刷新对人类独特的免疫系统的认知，了解免疫系统的演化路径及其内在动因，我们就无法针对过敏和自身免疫性疾病开发出真正有效的治疗方法。因此，内瑟认为，就像演化生物学是生物科学的基础一样，演化医学也应该成为现代医学的基石。我认识内瑟已经超过 25 年了。这些年来，他始终执着地想将演化医学的内容加入医学院已经非常拥挤的课程体系中。我钦佩他的坚持、毅力与清晰的目标。最近很多迹象表明，事情似乎正在向他所希望的方向发展。遵循内瑟的理念，希望这本书能为演化论是医学的"物理学基础"这一理论框架添加更多实际的论据，以使这一理论更为丰满。我并不是在编写一本关于演化论如何解决现代医学难题的全面指南，更不是要告诉你演化能使你的疾病自愈。我是尝试着向你说明和解释人类疾病的最初起源——是什么造成了我们今天所面临的状况，在一些人类疾病背后存在着深刻的生命演化背景。希望通过此书，读者能够理解生物演化如何作为一种原动力塑造了我们机体的结构和功能，并且对演化保持足够的敬畏——尽管有时候确实是演化带来的结果把我们直接送进了急诊室。

在后面的章节中，我尝试着就演化因素如何在一些疾病发展进程中发挥核心作用做出令人信服的解释。我同时希望消除一些常见的误解，例如人类的直立姿势与脊柱、关节和双足退行性病变之间的关系。利用演化医学的概念理解人类疾病，已经为失明、心脏病、自身免疫性疾病、生殖相关疾病、肿瘤和阿尔茨海默病等不同疾病带来了新的医治希望。也许你会质疑：心脏病、癌症和痴呆怎么会成为演化适应的结果？确切来说，它们并不是我们普遍理解的那种"成果"。然而，我希望向你表明的是，演化论就像是探究疾病元凶的法医鉴识工具。用演化医学的思维来思考疾病往往能够带来对于疾病起源的不同认知，并由此获得问题的新答案。

例如，当我们在 X 射线造影下观察堵塞的冠状动脉时，或许很难逃脱这样的结论：这些狭窄纤细而容易堵塞的血管，显然应该是演化失败的产物。但是我们忘记了，心脏是人体内功能最强大、结构最致密的肌肉组织。因此，心脏需要获得充分的氧气和营养供给。讽刺的是，心肌组织越致密，为它们供给血液就会越困难。虽然纤细的冠状动脉成为心脏病的高危因素，但是这同时也是演化为如何向人类这样的脊椎动物日益强大而致密的心脏充分供氧和供血而提供的答案。演化在疾病和功能之间进行了权衡和折衷。既要满足直立行走的需要，又要满足胎儿分娩的需要，女性的脊柱和骨盆在演化的进程中，也进行了类似的取舍与妥协。

我们的祖先生活在一个远比今天恶劣的环境里。早在史前时代，微生物就已经在地球上繁衍。它们几乎不可能被消灭。因此，人类的演化过程选择了一条简单路径——与其与微生物们展开永无止境的争斗，不如与它们共存。一般情况下，微生物在人体内定植后将会激活免疫系统，造成持久的组织损伤。为了解决这一问题，人类将免疫调节的功能转移给了这些微生物，允许这些定植的微生物调节人体的免疫功能，避免免疫系统对机体的自我伤害，从而获得了与微生物共存的能力。当然，演化不可能预测到今天的公共卫生行动、抗生素和各类化学药品能够杀死近 99.9% 的细菌，从而彻底消灭那些定植在人体内的微生物，导致我们的免疫系统无法成熟或者无法获得正常的调节功能，继而引起过敏性疾病和自身免疫性疾病发病率的急剧上升。这种演化与时代的失配正是导致 21 世纪出现各种新型"流行病"的重要原因。

近期对细菌耐药性的持续关注或许是关于演化论观念如何影响医学决策的最佳例证。演化生物学家几十年来一直对细菌耐药性问题表示担忧。他们的担忧基于简单的事实：人类的生育周期长达几十年，而细菌的传代周期只需要几小时甚至几分钟。因此，细菌能够以惊人的速度进行演化。然而我们对此却置若罔闻。数十年来，人类开发了数不胜数的抗生素品种，并且在临床上无所顾忌地滥用抗生素。更糟糕的是，人类还在牲畜饲养过程中将抗生素作为常规添加剂大量使用。今天，或许我们应该感谢自然的仁慈，因为在一大批高耐药性和高致病性细菌的包围之下，尚且为我们的生存留下了一席之地。卫生专家们预测，也许在不远的将来我们不得不退回到 20 世纪 50 年代对抗传染病时的状态——因为没有可用的抗生素，宽敞的病房中是间距极大的病床和全副武装的护士，敞开的窗户不断向室内送入新鲜空气。而政府则不得不通过大幅度的减税优惠敦促不情愿的制药公司重新投入对抗病原微生物的战斗中。肿瘤学家们并没有吸取我们在细菌耐药性方面的教训，他们持续犯着相似的错误。肿瘤细胞的行为与细菌非常相似，它们会以惊人的速度演化，从而对抗那些用来消灭它们的化疗药物。尽管许多癌症患者的生存率都在逐步提升，但是在许多案例中，肿瘤内部演化而产生的药物抵抗最终使得治疗功亏一篑。在生殖领域，同样存在一些难以解释的现象。例如，与其他动物相比，人类在生育率很低的情况下却伴随着非常高的自然流产率。此外，女性在妊娠期间还容易出现先兆子痫等严重并发症。而在演化理论的框架下，这可以由父亲基因与母亲基因之间的竞争，以及母亲为保证每一名后代都能获得充分抚育的本能行为来解释。

尽管演化论能够成功解释许多复杂的问题，但是在演化论者用以阐释人体构造以及疾病根源的理论中，始终有一个令我困扰的问题。我认为这在很大程度上削弱了演化医学的合理性，同时整体削弱了演化论的合理性。因此，我觉得有必要在这里就此问题进行展开。这一问题涉及达尔文主义者和神创论者亘古不绝的灵肉交锋。神创论者的基本假设是上帝依照自己的意志创造了人类。而达尔文主义者通常会这样反驳神创论者的观点：人体内遍布着各种各样的缺陷，你很难想象任何一名来自神界的工程师会满意这样的设计。这些人体的缺陷恰恰是自然演化的烙印，而不可能是神力的杰作。我总是戏谑地将他们两派的争执简单归纳为：

美国医学会年会又开幕了！

田纳西州中部的"圣经带"（Bible Belt）是基督教徒的聚集地，而位于圣经带的查塔努加则是全美教众最为集中的城市。在查塔努加召开的年会上，一群医生在酒吧里闲聊，几杯酒下肚，话题马上转移到关于人类身体的独特设计上。由于一些医学会成员是虔诚的教徒，而另一些则并不信教，于是他们开始争论谁才是人体的建造师：上帝创造抑或演化决定？

一名骨科医生说道："膝关节只能出自上帝之手，没有什么比它更具说服力了！这是人体内最为复杂的关节。组成下肢的3根长骨——胫骨、腓骨和股骨共同汇聚到这里，精巧地构成膝关节的关节面，并且被保护在髌骨之下。在众多肌腱和韧带的协同下，完成复杂的屈伸运动。关节运动产生的震动被关节软骨吸收，而充满液体的关节囊则起到重要的润滑作用。简直是奇迹！"

神经科学家对此有些不以为然："听起来确实不错，但是只有当你想象人类大脑那种令人眩晕的复杂性时，才能真正赞叹上帝的手艺。想想吧，我们大脑里的860亿个神经元不断地通过一张由125万亿个突触组成的神经网络相互以每小时260英里的速度发放着神经冲动。我目前正试图通过计算机来映射大脑活动。根据初步估计，我们至少需要3 000亿GB的存储容量才能保存一年的数据！"

泌尿科专家接着说："好吧，我对此并不了解。我的工作范围在腰部以下。在那里，我看到的情况似乎和你们说的有点不同。我得说，在那里排布着一些明显具有缺陷的管道。举个简单的例子，纤细的输精管有什么理由必须在睾丸和阴茎间蜿蜒如此长的距离？难道只是因为它们要盘旋着攀附到输尿管上面去？尿道离开膀胱后为什么要被夹在坚硬的前列腺中间？难道只是为了让中老年男性无法正常小便？这些都是多么糟糕的设计啊！在我看来，这一切都背叛了演化的初衷。人类的泌尿生殖系统简直就是一个笑话，你说什么样的造物主才会愚蠢到在游乐场的中轴线上布置一套排污管道？这简直就是奇迹，不可思议的怪异设计！"

如果你阅读关于演化论的文献，随处可见类似的例子：口咽和喉咽共用一个出入口，这意味着吞咽和呼吸使用相同的通道，大大增加了由于进食不慎而窒息的风险。阑尾被认为是一个退化的残留器官，但是它的退化又不完全。阑尾的存在似乎除了引起阑尾炎以外没有任何价值。而在现代医学被发明以前，阑尾炎却成为常见的致死原因。人类的鼻窦容易积液而引发感染，这是因为我们直立行走的姿势和平坦的面部轮廓改变了鼻窦的排水路径。以前，鼻窦中的残余液体可以向前通过口鼻排出，而现在却变成了向后、向上引流。在各类关于演化的例证中，最受演化论学者欢迎的是在动物中普遍存在的关于喉返神经的例子。喉返神经联系喉和脑，用以传递两者之间的信号和冲动。但是，它并不是直接从喉部连接到脑，而是要向下绕过主动脉弓然后再向上，从而形成一个长长的环。动物的脖子越长，喉返神经的长度也就越长。如果测量长颈鹿的喉返神经，那么它的长度可能会超过20英尺。毫无疑问，造物主一定不能接受这样违反逻辑的设计，他必然应该切断喉返神经而为它规划一条更合理的路径，不是吗？

　　这些问题可以被简单概括为不良设计。演化论者认为，这些糟糕的设计看起来就像是初学者或者缺乏零件的建造者到处敲敲打打、修修补补的结果。它们缺乏优秀设计中普遍具有的那种简洁和典雅。如果从气质上类比，它们更像鲁贝·戈尔德贝格（Rube Goldberg）或者希思·鲁滨逊（Heath Robinson）漫画作品中所表现出的那种与功能需求不匹配得极致的繁杂。站在不良设计的层面，内瑟与另一位著名演化论专家理查德·道金斯（Richard Dawkins）共同批评了有关人眼的设计。人类的视网膜采用了倒置的设计，光线在投射到视网膜感光细胞之前要先穿过一大堆乱七八糟的细胞，然后把散布在视网膜上的感光信号集中到盲点区再通过视神经传递到大脑视觉皮层。这是多么复杂而糟糕的解决方案！

　　在我看来，不良设计论最大的问题在于，它们事实上极大地伤害了演化论。不良设计的隐喻从根本上来说是一种站在对造物主的假象的扭曲逻辑之上的偏执，妄图通过描画生命体的"不完美"而对抗神创论者。由此带来的结果是，演化论者往往为我们展示演化带来的那些低效而奇怪的生物设计，却忽略了演化设计的独特性，有时候甚至忘记提醒人们，如果放在特定的场景中去观察，那么演化带来的结果经常是巧妙而有效的。演化是一个盲目的过程。突变和选择都是在无法预知未来的情况下完成的。因此，由演化带来的结果必然是独特的，站在工程师先验的视角观察，某些设计无疑显得极其古怪。不要把演化想象成一个泡在蜜糖罐子里长大的无知孩子，如果人类的演化历史充斥着种种失败的设计，那么我们恐怕早就在物种演化的残酷竞争中被消灭了。因此，你应该把演化想象成电视剧《百战天龙》（MacGyver）中足智多谋的主角安格斯·麦吉弗（Angus MacGyver）。他总是能在生死关头使用生活中随处可见的简单物品，比如胶带和回形针来找到解救之道。别把演化看做《辛普森一家》（The Simpsons）中那个臭名昭著的尼克医生（Dr. Nick），他在移植手术中创纪录地将患者的一条手臂移植到了腿上！

　　我认为演化论者将自己囚禁在不良设计论的牢笼里是非常可惜的。他们为了说服大众是演化而不是上帝设计了人类，而不遗余力地列举各类人体不良设计，从而引发了世人的反感。以之前提到过的人眼设计为例，如果演化论专家能够更深入地研究人类的视觉生理，那么他们或许能够找到令人信服的证据——为什么看起来有所缺陷的倒置设计其实可能是一种有效的演化适应，因为由此可以带来更强大的视觉信号计算能力。我希望学界可以摈弃关于不良设计的争论。在我们关注的演化医学领域，不良设计理论实际上并没有起到加强论点的作用，反而削弱了我们的观点。

　　人类身体内的演化设计不是拙劣的，恰恰相反，它们通常是优秀的。诚然，数百万年的演化历程在我们体内留下了许多无法磨灭的印迹。站在今天的角度来看，或许它们并非都是"正面的"。在地球上，人类是一个繁荣而成功的物种，但是这并不能否认我们身体里存在各种演化带来的折衷设计和构造、各种简单粗暴的环境适应方案和各种追求短期利益的设计考量。例如为了追求生殖最大化而带来的成年期健康危害，各种不可预测的远期影响，各种机体结构和现代环境之间的失配。可以说，演化进程中的所有妥协，有时候甚至是那种矫枉过正的夸张措施，造就了我们今日的身体。大量演化留下的痕迹被今人解释为"疾病"。今天，我们周围充斥着各种以《×××塑造健康的身体》为标题的保健图书，你可以任意按照自己的喜好来填空：素食主义、上帝、科学、健身，或者任何保健品公司的名称。让我们回到本书的主题：你的身体本质上是演化和自然选择的结果。如果换一种更有仪式感的说法，代入演化理论开创者的名字，那么或许也可以说是达尔文塑造了你的身体。

　　疾病不是孤立存在的。疾病的核心是数不胜数的深陷病痛困扰的人。他们的声音在本书中随处可见。在所有那些抽象的演化理论背后，我希望你不要忘记这些鲜活的个体。他们承受着病痛和困苦，也体现出了与疾病战斗的不屈意志。我采访的许多患者自愿作为勇敢的小白鼠，为演化医学开创鼓舞人心的新道路。我在此真诚感谢他们为我提供的无私帮助。

目　录

第 1 章

失联的朋友

卫生假说如何解释过敏性疾病和
自身免疫性疾病的发生机制

奇 迹 的 启 示

劳伦斯（Lawrence）的出生几乎撕裂了约翰逊（Johnson）夫妇
的正常生活。在 1990—2000 年的 10 年间，这对夫妇始终在与他们暴
力、自伤且难以控制的儿子进行艰苦的斗争。劳伦斯是一个难以安静
的孩子。他容易激动，经常挠破自己的脸颊，用头撞墙，试图抠出自
己的眼珠，并且时常把自己的胳膊咬出血。两岁半的时候，他被诊断
患有自闭症。随着年龄增长，病情变得越来越严重。过马路时，如果
交通信号灯没有按照心里的"时刻表"变化，他就会勃然大怒。他根
本无法在餐厅或者剧院这类人流拥挤的场所遵守秩序，并且经常需要
通过一定的肢体约束才能制止他的自伤行为。医生试用过包括抗抑郁
药、抗癫痫药、抗精神病药和锂盐在内的各种药物，均无法获得理想
的疗效。

他的父母几乎已经束手无策了。好在劳伦斯的父亲斯图尔特
（Stewart）是一个善于积极应对并解决问题的人。他试图按照自己的

理念来理解和思考劳伦斯的病情，并且由此成了一名自学成才的自闭症专家。斯图尔特观察到这样一个现象："我们发现，一旦劳伦斯患感冒、流感这些疾病而发烧，之前的症状就几乎消失了，两者之间的关系非常确切。每当体温上升，他就不再有自伤行为，而且会变得很安静，完全像变了一个人似的。我们询问了其他一些自闭症孩子的家长，他们也有相似的发现。"

这种行为的变化是否仅仅源于发烧带来的疲倦和不适呢？一些科学家认为发烧可能会改变大脑中的神经信号传递，而另一些专家则认为免疫系统在其中发挥作用。没人能说清楚到底发生了什么。然而，所有接触或者照料过劳伦斯的人都有相同的体会。"每当他生病了，我们都会欣喜万分，因为生活似乎蓦然间重归美好。"当然，一旦热度消退，他那些破坏性行为又会卷土重来。2005年，劳伦斯已经15岁了。斯图尔特夫妇不得不承认，单纯依靠他们自己的能力已经无法照料劳伦斯。趁着劳伦斯参加一期特殊夏令营，他们非常艰难地向照护机构提出申请，希望他们能接纳劳伦斯并照顾他今后的生活。"我们觉得必须把劳伦斯送走。让他成为别人的噩梦吧。如果再这样下去，整个家庭都要完了！"

就在劳伦斯未来的命运几乎被决定的那一刻，他们接到了一通来自夏令营的电话。其实他们当时非常害怕接到夏令营的电话，因为他们不知道劳伦斯究竟会在那里闯下多大的祸。"但是，他们在电话里居然说，我们不知道到底发生了什么，不过劳伦斯现在看起来简直就和正常人一样。他的行为非常正常，没有自伤，不会乱扔食物。他参与夏令营的各种活动，他和周围的孩子拥有良好的互动。"放下电话，斯图尔特马上驱车赶往夏令营，他发现劳伦斯变得很安静，和其他孩子玩得很好，看到自己也表现得非常高兴。于是他开车带劳伦斯回家。经过两个小时的车程到家后，劳伦斯表示他想要出去吃饭。他在过去的两三年时间里都不曾去任何饭店吃过饭。"但是，他居然提出去饭店这种极度嘈杂和拥挤的地方，通常情况下我们会尽量避免带他去这种地方。在这种环境下，一般来说他根本不可能遵守秩序。但是，他那天非常耐心地和我们一起排了 45 分钟队，然后共进晚餐。"

吃完饭，斯图尔特心潮澎湃地带着太太和儿子从餐厅开车回家。当天晚上，当斯图尔特为劳伦斯脱衣上床的时候，他注意到劳伦斯从大腿到脚踝遍布着被叮咬的包块。在约翰逊夫妇居住的地区，恙螨在夏季非常多见。显然，劳伦斯是参加夏令营时在茂密的草丛里被恙螨叮咬的。难道恙螨的叮咬和劳伦斯显著缓解的自闭症症状之间存在着某种联系？斯图尔特查阅文献后发现，当恙螨叮咬人体并且释放唾液消化宿主皮肤组织的时候，将会诱发强烈的免疫反应。它们离开皮肤以后，会留下一小块疤痕组织，引起持续数天的瘙痒，直到免疫反应逐渐减弱后才能获得缓解。差不多在此后的 10 天，当劳伦斯的免疫系统持续与恙螨而不是他自己的身体战斗的时候，他们一同度过了一段美妙的时光。然而，一旦那些瘢痕逐渐愈合，瘙痒慢慢减弱，他又原形毕露了。"我马上意识到，这或许就是我一直在寻找的答案。我有充足的证据来佐证这一判断。至少我儿子的部分症状应该是由异常免疫反应所导致的。"

斯图尔特联想到劳伦斯的主治医师、纽约阿尔伯特·爱因斯坦医学院自闭症研究专家埃里克·霍兰德（Eric Hollander）医生的一项研究。该研究显示，自闭症患儿一级亲属中自身免疫性疾病的患病率是普通人群的 9 倍。劳伦斯对花生过敏。斯图尔特本人患有重症肌无力，一种由自身免疫因素引起的以肌无力为主要表现的疾病。而斯图尔特的妻子则是哮喘患者。他的家族史似乎印证了那些关于自闭症的发生和免疫相关的研究。早在 1971 年，来自约翰斯·霍普金斯大学的研究人员就曾报道过一个特殊的家庭。在该家庭中，最小的儿子同时患有自闭症、艾迪生病（Addison's disease，一种由自身免疫因素引起的肾上腺疾病）和念珠菌病（candidiasis，由条件致病菌假丝酵母菌引起的感染）。三子患有艾迪生病、念珠菌病和 1 型糖尿病，以及甲状旁腺功能减退（一种由自身免疫因素导致的疾病）。次子患有甲状旁腺功能减退、艾迪生病、念珠菌病和全秃（alopecia totalis，自身免疫所导致的完全性脱发）。他们的长子则完全正常，不患有上述任何一种疾病。

2003 年，印第安纳大学医学院的塞恩·斯威滕（Thayne Sweeten）研究发现，自闭症患儿家庭中自身免疫性疾病的发生率甚至要高于自身免疫性疾病的患儿家庭。这些自身免疫性疾病包括甲状腺功能低下、风湿热和桥本甲状腺炎（Hashimoto thyroiditis，由自身抗体和免疫细胞攻击甲状腺而引起）。斯威滕认为，自闭症患儿的兄弟、母亲、舅舅和外祖母罹患自身免疫性疾病的概率更高，提示在自闭症家庭中自身免疫性疾病可能存在母系传播的特点。由此推测，自闭症患者的某些病理特征——比如高尿酸血症、缺铁性贫血——可能是由自身免疫或者慢性免疫激活而引起的，因为这些症状在自身免疫性疾病中也并不少见。丹麦学者约迪斯·阿特拉多蒂尔（Hjördis Atladóttir）于 1993—2004 年针对丹麦儿童进行的研究观察到与斯威滕类似的结果。他发现，如果母亲患有乳糜泻（celiac disease，一种麸质过敏引发的肠道疾病），那么后代患有自闭症的概率将会增加。丹麦的这项研究同时发现，自闭症的发生和 1 型糖尿病家族史以及母亲类风湿性关节炎病史间存在相关性。

羔螨、自闭症症状的缓解以及自身免疫这三条线索开始在斯图尔特的头脑中交织。如果劳伦斯的症状确实是由免疫异常或者说过激的免疫反应所导致，那么他就必须找到抑制免疫应答的办法。通过研究，他发现或许可以向艾奥瓦大学乔尔·温斯托克（Joel Weinstock）

和戴维·埃利奥特（David Elliott）的研究团队寻求帮助。克罗恩病（Crohn's disease）是一种由自身免疫反应引发的肠道炎症性疾病。温斯托克的团队曾经在一项小规模临床试验中成功地利用一种肠道寄生虫猪鞭虫（*Trichuris suis*）的虫卵治疗了一些克罗恩病患者。这项研究的治疗组共入组了 29 名患者。温斯托克每隔 3 周就将 2 500 枚猪鞭虫卵通过胃管注入患者的胃中，这样的操作共持续了 24 周。在治疗周期结束时，79% 的患者症状得到了显著改善。猪鞭虫卵诱导使得克罗恩病的症状获得了缓解。"这项研究让我印象深刻，"斯图尔特说，"这是真正解决实际问题的科学，而绝不是什么边缘学科。鉴于它在克罗恩病的治疗中获得了如此出色的效果，我想这也许会成为解决劳伦斯问题的方法。于是我给霍兰德医生写了一封信，介绍了大致情况，并且附上了一些简单的参考文献。"

斯图尔特的信引起了霍兰德强烈的兴趣。霍兰德回忆说："斯图尔特是一个非常聪明的人。他事先已经进行了广泛而深入的研究。我们可以根据他已整理好的文献针对劳伦斯的情况进行有效的探讨。这看起来确实是值得一试的方法。"霍兰德获得了实施治疗的必要许可，并且帮助斯图尔特从德国进口了猪鞭虫卵。为了尽可能避免不良反应，他们从低剂量开始治疗。斯图尔特自己也接受了虫卵治疗——他不希望这种奇怪的治疗看起来像是他硬塞给儿子的。这样的做法会让他自己觉得更好受一些。最初的结果令人失望。在持续 24 周的治疗周期中，劳伦斯只有短短 4 天的"正常"时间。斯图尔特咨询了虫卵的提供商。他们反馈说，斯图尔特所观察到的现象恰恰预示着这一治疗对劳伦斯而言最终会是有效的。他们建议使用更高的剂量，因为更高的剂量往往会产生更好的应答。于是，斯图尔特和霍兰德采用了与温斯托克治疗克罗恩病时相同的剂量——每次治疗时使用 2 500 枚虫卵。在此后的 8 天内，劳伦斯的症状完全消失了。自从劳伦斯出生以来，斯图尔特夫妇第一次在劳伦斯在家的情况下放心出门了！接下来，斯图尔特和霍兰德尝试延长两次治疗的间隔时间。但是，在经过 4 次尝试之后，劳伦斯的自闭症状又再次出现了。不过，只要能够坚持治疗，劳伦斯的自闭症症状就会消失于无形。

卫 生 的 问 题

斯图尔特之前曾经听说过卫生假说（hygiene hypothesis）。该学说认为，寄生于人体肠道、皮肤、呼吸道和阴道内的细菌、真菌以及蠕虫与自身免疫性疾病和过敏性疾病的发生存在关联。越来越多的证据表明，这些寄生于我们体表和体内的微生物共同组成的微生物群落能够帮助人类抵御炎症性肠病（克罗恩病和溃疡性结肠炎）、1 型糖尿病、类风湿性关节炎、多发性硬化，甚至精神障碍等一系列由免疫应答异常所引起的疾病。一些研究认为它们也是湿疹、食物过敏、花粉过敏、宠物过敏、鼻炎、哮喘等特应性或过敏性疾病的保护因素。尽管如此，我依然要再三强调，自闭症是一种非常复杂的多因素疾病。由卫生假说而衍生的各种治疗自身免疫性疾病或者过敏性疾病的方法目前大多尚处于襁褓之中，还远未得到大规模临床研究的验证。劳伦斯的治疗成功只能当作个案来对待，它缺乏现代医学必需的高等级循证依据。然而，许多引人瞩目的研究正在开展。如果这些研究能够获得成功转化，那么它们将在此后的数年里激起医学的某种革命。

自维多利亚时代以来，公共卫生设施、技术以及水环境均获得了巨大的进步。加上抗生素的广泛使用和覆盖全人群的疫苗接种，人类的生活质量和预期寿命都已今非昔比。但是，在几乎根除了小儿麻痹症、百日咳、痢疾、麻疹和许多其他致死性传染病以后，后工业社会却不可思议地栽倒在自身免疫性疾病和过敏性疾病这些新时代的流行病面前。我们不妨来回顾一下炎症性肠病（inflammatory bowel disease，IBD）的历史。根据温斯托克的研究，在 20 世纪之前，IBD 是一种罕见的疾病。1884—1909 年，伦敦各家医院每年报告的溃疡性结肠炎（ulcerative colitis）患者总数最多不超过两名。直到 1932 年，克罗恩病才被人类所认识。但是，到了 20 世纪下半叶，IBD 开始在人群中流行起来。目前，仅在美国，IBD 患者的数量大约为 100 万～170 万。而在西欧和英国，大约有 220 万人罹患 IBD。尽管人们一度认为克罗恩病的患病率已经接近稳定，但是英国、法国和瑞典等国的克罗恩病发病率始终在不断上升。IBD 在东欧、亚洲、非洲和南美洲的患病率相对较低。然而随着这些区域的国家在社会和经济方面的快速发展，IBD 的发生率也随之走高。此外，当人们从 IBD 发病率较低的国家移民到 IBD 发病率较高的国家后，他们的后代会面临更高的 IBD 发病率。

与炎症性肠病不同，1 型糖尿病已经流行了数个世纪。但是，它的发病率却也在持续上升——上升速度之快完全超出遗传变异所能解释的程度。富裕、卫生、西化的生活方式与自身免疫性疾病发病率之间的尴尬联系也可以在多发性硬化（multiple sclerosis，MS）中被观察到。MS 在赤道区域的发病率最低，越向北远离赤道，发病率就越高。在美国，以北纬 37 度线为分隔，37 度以北地区的 MS 发病率是 37 度以南地区的两倍。感染因素、遗传因素、维生素 D 水平等都被认为是造成上述发病率差异的潜在原因。然而，一个有意思的现象是，如果一个人在成年以后从欧洲移民南非，那么他罹患 MS 的概率将比他在 15 岁之前移民高 3 倍。这预示着南非似乎存在某种环境保护因子，但是这种保护效应仅对年轻人有效。与此相反，当孩子跟随父母从 MS 低发地区，如印度、非洲或者加勒比沿岸移民英国，他们罹患 MS 的概率与英国当地出生的儿童相似，并显著高于他们的父母。来自布宜诺斯艾利斯的神经病学家乔治·科雷亚莱（Jorge Correale）指出，MS 的发病率在所有发达国家中都在上升。在德国，MS 发病率在 1969—1986 年期间上升了一倍；在墨西哥，伴随着生活水平的不断改善，MS 的发病率自 1970 年以来已经上升了 29 倍。科雷亚莱同时发现，MS 的发病率与一种常见的肠道寄生虫病鞭虫病之间存在显著的负相关。鞭虫（*Trichuris trichiura*）曾经在美国南部地区相当流行，并且目前依然在发展中国家广泛流行。科雷亚莱认为，如果人群鞭虫感染率超过 10%，那么 MS 的发病率就会显著降低。与 MS 相似，湿疹和哮喘等特应性疾病在发展中国家中的发病率相对较低，这可能也与发展中国家相对较高的蠕虫感染率有关。

回忆起为何会想到使用虫卵治疗炎症性肠病，温斯托克表示那是在芝加哥奥黑尔机场，当时他正一边候机一边思考着一些问题，一个念头划过脑海，事物之间应该存在着因果关系，某件事情先发生了，其他事情就接着发生了。于是他突然意识到，解开炎症性肠病和其他自身免疫性疾病发病率不断上升难题的钥匙或许就在于"那些以前曾经发生，但是现在不再发生的事情"。换句话说，我们之所以对这些疾病易感，或许不是因为现代生活方式为我们的环境引入了什么新东西，而是我们从环境中抛弃了某些既有的东西，从而打破了保护层。"如果回顾历史，我们并没有像今天这样干净整洁的街道。大多数时候街道满是马粪，肮脏不堪。过去的人们也不像今天这样穿着工业生产的鞋子走路。他们多数在路上赤脚行走或是穿着非常单薄的鞋子。现在宽敞的马路、整洁的人行道以及合适的鞋子，让各种微生物在人际传播的概率越来越低。此后，我们又在食品卫生和水卫生方面取得了长足的进步，我们生活的环境变得无比干净。于是，那些曾经和人体伴生的蠕虫消失了。当比较人群蠕虫感染率和自身免疫性疾病发生率这两组数据时，你会发现它们之间呈现负相关。这并不能直接证明蠕虫治疗会有效，但至少是相当确凿的证据。"

现代卫生措施对于大多数蠕虫来说都是灭顶之灾。室内排污系统和城市排污管网的组合，使得虫卵可以被及时冲走，大大降低了它们感染人体的可能。我们每天习以为常的洗澡和洗衣同样能够预防寄生虫的感染。家用洗洁精和消毒液不但能消毒碗筷，还能擦拭桌面和地面，从而阻止寄生虫的传播。干净的街道和鞋子阻止了美洲板口线虫、粪类圆线虫、十二指肠钩虫和各种其他钩虫的传播途径，而食品卫生的加强则杀死了既往常见的绦虫和旋毛线虫。在发达国家，寄生于人体的蠕虫几乎绝迹了。直到 20 世纪 60 年代，旋毛虫病还是美国东北部和西部地区的流行病。旋毛虫感染通常是因为食用了受旋毛虫污染的肉类而引起的。今天，全美感染旋毛虫的患者每年不超过 25 人。毫无疑问，现代卫生设施清除了感染源并阻断了传播途径，大幅降低了寄生虫在人群中的感染率。但是，婴儿出生后面对的清洁环境也同时剔除了这些微生物曾经为人体提供的某种保护机制。让我们把目光投向今日的东非，更深入地探究这柄双刃剑的两道利刃。研究肯尼亚教育的专家一度认为缺乏足够的教科书和教具是影响当地学生成绩的主要因素。但是，此后他们却不可思议地发现，肠道寄生虫感染似乎才是影响成绩的更重要因素。在轰轰烈烈的驱虫运动以后，血吸虫和钩虫几乎在当地灭绝了，学生的课业成绩随之获得了显著提高。出乎意料的是，伴随着驱虫运动的开展，肯尼亚和乌干达儿童罹患湿疹和其他过敏性疾病的频率却明显上升了。在热带非洲地区，这些皮肤疾病往往无法得到医治。剧烈瘙痒引起儿童不断抓挠，造成皮肤反复的破溃和损伤，极易引发感染，甚至败血症。

科雷亚莱在阿根廷从事有关多发性硬化的治疗。他对入组的 24 名患者进行多发性硬化治疗研究。在这 24 名患者中，有一半是轻症的肠道寄生虫感染者。在此后 4 年的追踪随访中，他定期对这 24 名患者进

行免疫功能检测，并通过磁共振评估患者脑部和脊髓的病变情况。随
访结果发现，那些感染寄生虫的患者疾病复发的频率更低、病灶更少，
由多发性硬化引起的肢体残疾程度更轻。他想将随访期限延长到 7 年。
但是到第 5 年时，有 4 名患者的寄生虫感染症状不断加重，引起了明
显的疼痛和腹泻，必须接受驱虫治疗。在驱虫治疗结束后，这些患者
的多发性硬化相关指标都开始恶化，病情发展很快就与那些未感染寄
生虫的患者不再有区别。

　　来自慕尼黑大学的过敏性疾病专家埃丽卡·冯·穆蒂乌斯（Erika
von Mutius）在东西德合并 * 的进程中获得了一次独特的理论检验机
会。根据她的理论，污染的空气、拥挤的城市和恶劣的生活环境都将
造成哮喘、花粉热和其他特应性疾病发病率的增高。据此推测，由于
相对富裕的西德拥有更干净的环境、更好的公共卫生设施、程度较低
的工业污染，因此西德儿童中过敏性疾病的发病率也应该相对较低。
但事实却正好相反。东德的孩子往往和自己成群的兄妹还有猫狗一起
挤在狭小的居住空间里，而且他们在幼儿园里待的时间也更长，但哮
喘和其他过敏性疾病的发病率却远低于西德孩子。由此她改变了自己
的观点。她认为，儿童期的各种微生物暴露，比如兄弟姐妹间的传染、
幼儿园儿童之间的传染、宠物与人之间的传染，可能起到了调节人体
免疫功能的作用，使得免疫系统在以后的生活中更容易耐受潜在的过
敏原。

　　此后，冯·穆蒂乌斯对欧洲各个不同地区的城市和乡村进行了比
较，发现那些在传统农场长大的儿童对哮喘、花粉热和其他过敏性疾
病有着更强的抵抗力。这可能是因为他们自幼便与家畜和饲料接触，
并且饮用未经巴氏消毒的牛奶。她进一步解释，在瑞士、奥地利和德

* 原文如此。东德指德意志民主共和国，而西德指原联邦德国。——译者注

国这些依然以传统农业为主的国家，大多数农场都从事奶制品生产。但是，他们同时也会饲养马、猪和家禽等。此外，还有一些农场会饲养绵羊与山羊。大多数农场会同时种草、谷物和玉米用来做混合饲料。而在许多农庄，人和动物的日常活动空间相互交错，饲料也堆在人居住的房舍里。女性通常在马厩和谷仓里干活。孩子生下以后没几天就被带到马厩，因为这样母亲就能边干活边照看婴儿。冯·穆蒂乌斯强调，在免疫耐受的介导过程中，微生物暴露的时间窗是一个关键因素。在生命的极早期，甚至在胎儿期是否能暴露在微生物环境中是决定性的。除此以外，微生物暴露的种类也很重要。儿童接触的动物种类越多，他们所暴露的微生物环境也就越丰富。

久远的假说

在各种自身免疫性疾病中，1 型糖尿病（儿童和青年起病的糖尿病）迅速成为影响现代西方社会的重要疾病之一。据估计，未来 10 年，欧洲 5 岁以下儿童 1 型糖尿病的患病率将翻一番。芬兰的情况最糟糕。1 型糖尿病在芬兰的发病率冠绝全球。1 型糖尿病是一种影响生命的疾病。它的发病原因在于机体攻击胰腺中用于分泌胰岛素的 β 细胞，从而导致血糖升高。尽管胰岛素的使用已经大幅改善了预后，但是许多患者依然面临糖尿病眼底病变和肾脏损害等远期严重并发症。为了阐明 1 型糖尿病发生背后的遗传与环境因素，来自赫尔辛基大学的米卡埃尔·克尼普（Mikael Knip）团队开展了一项卓有成效的人群研究。

卡累利阿（Karelia）是卡累利阿人的故乡，位于欧洲北部的一片广袤土地。这里原来是芬兰的领土，但是在二战以后一部分地区被划归俄罗斯所有。因此，卡累利阿被人为划分成两个部分：一部分属于芬兰，一部分属于俄罗斯。尽管俄属卡累利阿和芬属卡累利阿两地居民拥有相同的遗传背景，包括 1 型糖尿病易感性，但是他们在社会、经济和健康等方面则存在着显著差异。根据克尼普的说法，世界上贫富差距最大的地区之一就是位于芬兰和俄罗斯边境的卡累利阿。芬属卡累利阿的 GDP 是俄属卡累利阿的 8 倍！这种 GDP 的落差甚至超过美国和墨西哥之间的差异。尽管如此，包括 1 型糖尿病在内的自身免疫性疾病在芬属卡累利阿的发病率却要显著高于俄属卡累利阿。比较芬属卡累利阿和俄属卡累利阿的疾病发病率，前者糖尿病的发病率是后者的 6 倍，乳糜泻的发病率是后者的 5 倍，甲状腺疾病的发生率是后者的 6 倍，过敏性疾病的发生率也显著高于后者。

克尼普设法促成了俄罗斯卫生行政部门的合作。他在边境两边留取了数千名孩子的粪便、血液、皮肤拭子和鼻腔拭子样本，并且获取了这些孩子的医疗记录。研究发现，俄罗斯一边的卡累利阿人在 12 岁时就能检测到更高的微生物感染负荷。他们肠道内定植的微生物种类更丰富，那些已知具有保护性的细菌在肠道内也更容易被检测到。他们还发现了免疫系统获得更好调节功能的生物化学证据。维生素 D 缺乏通常被认为是 1 型糖尿病的病因之一。然而，研究人员发现尽管俄罗斯和爱沙尼亚一边的卡累利阿人 1 型糖尿病发病率远低于芬兰一边，但是人群中的维生素 D 水平却也相对较低。坦率地说，相比芬兰卡累利阿人，俄罗斯卡累利阿人生活得又穷又苦，但是如果仅考虑自身免疫性疾病，他们却远比芬兰同胞健康。我们在生命早期吸入、咽下或者感染的各种细菌、真菌和蠕虫是否具有与免疫接种类似的作用呢？就像为儿童注射麻腮风三联疫苗以刺激机体产生对麻疹、腮腺炎和风疹的免疫应答一样。根据卫生假说的理论，答案是肯定的。事实上，卫生假说正是起源于 19 世纪对过敏性疾病的研究。1873 年，查尔斯·哈里森·布莱克利（Charles Harrison Blackley）发现花粉热是由于接触花粉而导致的。但是，经常接触花粉的农民却没有相似的症状。在 20 世纪 80 年代，来自伦敦圣乔治医院的戴维·斯特罗恩（David Strachan）发现，兄弟姐妹数量越多，患花粉过敏症的概率就越低。他认为，在大家庭中普遍存在的出生后交叉感染对于过敏性疾病具有保护作用。根据斯特罗恩的理论，人体的免疫系统需要在早期接触这些环境抗原，从而获得对疾病的免疫应答，如同我们为儿童注射疫苗一样。但是，现代西方社会通过先进的卫生手段消除了这些重要的免疫原，从而无法诱导机体产生相应的免疫反应。然而，最近 10 多年的研究提示我们，事情并不像最初想象得那么简单。

在人类漫长的演化历程中，大量细菌、真菌和蠕虫长期存在于人类的生活环境中。但是，像霍乱和麻疹这类病原体则是在晚近代才出现的。埃默里大学的乔治·阿梅拉戈斯（George Armelagos）认为，在距今 250 万年到 1 万年前的旧石器时代，人类祖先经常接触那些藏身在土壤中分解植物的腐生分歧杆菌。由于祖先们缺乏加工食物的手段，并且将食物直接储存在地上，因此，旧石器时代人类食物中所含有的类似乳酸杆菌这种非致病菌的数量要远高于今天的人类。他们同样会被各种不同的寄生虫感染。根据对绦虫的分子生物学研究推测，在人类祖先离开非洲以前，也就是差不多距今 16 万年以前，绦虫是人类肠道中普遍存在的寄生虫。严重的蠕虫感染会造成人体虚弱，损害人体健康，但是它们一般不会直接杀死宿主。在现代驱虫药物发明之前，一旦人体被蠕虫感染，几乎就不可能将这些寄生虫彻底清除出体外。过于强烈的免疫应答对人体自身的伤害比对寄生虫造成的伤害更大，因此人体必须耐受这些寄生虫。

大约 6 000 年前，人类开始建立城市。随着居民逐渐迁入城市，居住环境变得拥挤。随之而来的是一系列新型传染病——霍乱、伤寒、麻疹、腮腺炎、天花和其他许多我们今天熟知的感染性疾病。这些近

6 000 年来逐渐兴起的疾病并没能像那些更古老的感染一样在我们体内留下演化的印迹。正如阿梅拉戈斯所指出的那样，长久以来，蠕虫、真菌、分枝杆菌和各类共生菌都是人类"疾病图景"中不可分割的一部分。我们在数百万年的历史长河中和它们协同演化。来自伦敦大学学院的格雷厄姆·鲁克（Graham Rook）是这一领域的老前辈。他将这些与人类共同进化的微生物称为我们的"老朋友"，并且将卫生假说重新命名为"老友假说"（Old Friends Hypothesis）。

协同演化理论获得了其他证据的支持。研究发现，我们必须在生命早期暴露在这些"老朋友"面前，这并不仅仅是为了激活相应的免疫应答，同时也是为了能够尽快建立并完善人体自身的免疫系统。要理解人类与微生物的协同演化，最好的方法莫过于观察婴儿在分娩后以及生命最初的关键几个月内与细菌之间进行的交互。

在妊娠期内，阴道的微生物微环境会发生很大的变化。不但阴道内细菌的总体数量会下降，细菌的种类也会变少。然而，有一些种类的细菌会在妊娠期的阴道内占据优势地位。这些在阴道内富集的细菌大多数是乳酸杆菌（*Lactobacillus*）。乳酸杆菌是我们非常熟悉的菌种，因为这是发酵制作酸奶的主要原料之一。其中，卷曲乳杆菌（*L. crispatus*）、詹森乳杆菌（*L. jensenii*）、惰性乳杆菌（*L. iners*）和约氏酸杆菌（*L. johnsonii*）尤为常见。这些乳酸杆菌能够维持阴道黏膜内壁的弱酸性，从而抵挡病原微生物感染。它们同时又是稳定的肠道寄生菌。因此，当胎儿从阴道娩出时，这些乳酸杆菌会通过胎儿的口腔进入消化道，迅速在肠道定植，从而保护婴儿免受肠球菌（*Enterococcus*）等病原微生物的感染。在胎儿娩出时，他们同时还会被母亲肛门周围所携带的细菌"感染"。这些细菌大多是一些兼性厌氧菌。这些细菌可以在有氧环境下生存，然而一旦进入缺氧环境，它们就会表现出厌氧菌的特点。兼性厌氧菌成为胎儿肠道内最早定植的细菌之一。早期的胎儿肠道环境富含氧气，有利于细菌生长。但是，随着大量氧气消耗，它们会驱使胎儿肠道转变为厌氧环境，从而有利于重要的专性厌氧菌双歧杆菌（Bifidobacterium）快速繁衍并接管肠道微环境。

　　总的来说，婴儿出生时几乎无菌的肠道环境必须在出生后尽快被相应的细菌"污染"。对于母乳喂养的孩子，他们接受的是这个世界上最好的食物。人类的乳汁中除了含有种类丰富的脂肪和碳水化合物，还包含免疫球蛋白 A。这种免疫球蛋白能够保护消化道黏膜上皮，从而抵御病原微生物的侵袭和定植。据估算，母乳喂养的婴儿每天通过喝奶大概吞下了超过 1 亿个各种各样的免疫细胞，包括巨噬细胞、中性粒细胞和淋巴细胞。除此以外，他们通过乳汁还同时摄入了大量细胞因子、趋化因子、集落刺激因子等免疫活性分子。这些分子通常在免疫细胞之间传递信号，并促进免疫系统的发育和成熟。在母乳中存在 700 多种不同的细菌。乳球菌（Lactococcus）、明串球菌（Leuconostoc）和乳酸杆菌等细菌都能够分解和消化母乳中的糖分。作为对人类最重要的益生菌之一，双歧杆菌在母乳中也占据优势地位。

　　母乳中的主要固态物是一种被称为低聚糖（oligosaccharides）的长链糖。这是一种复杂的碳水化合物。每升母乳含有将近 10 克低聚糖，其比例是所有哺乳动物乳汁的 10～100 倍。有意思的是，婴儿体内缺乏分解低聚糖所必需的酶，因此他们并不能消化这些低聚糖分子。为什么母乳中含有那么多不易被婴儿消化的物质呢？这一问题困扰了科学家许多年。目前，一般认为这些食物并不是为婴儿准备的。给婴儿喂那么多低聚糖，是为了给婴儿肠道中伴生的双歧杆菌提供养料。双歧杆菌体内包含 700 个独特的基因，它们用于编码可以分解低聚糖的酶。这些友善的细菌在搬迁到婴儿肠道内的同时已经叫好了外卖！这些从天而降的外卖让它们能够在与其他肠道细菌的竞争中占得先机。

双歧杆菌们就这样开始了婴儿肠道的拓荒之旅。婴儿的肠道能够迅速消化和吸收各种单糖，因此，当食物通过小肠进入结肠以后，唯一未被分解的残留糖类就是低聚糖。这意味着所有在大肠内定植的细菌必须争夺这唯一的食物。双歧杆菌独特的生物酶赋予了它们竞争优势。依照达尔文主义的术语来说，母乳喂养的婴儿就是双歧杆菌在自然界中的生态位（ecological niches）。反过来，长期协同演化的结果也使得婴儿能够充分享受这些友善细菌带来的益处。一项来自芬兰的研究发现，在出生后 3～5 天的婴儿肠道内，90% 的细菌是双歧杆菌。

　　类似双歧杆菌这样的益生菌具有关键的作用。婴儿未成熟而洁净的肠道非常容易遭受病原微生物的侵袭。而婴儿幼稚的免疫系统尚未获得充分的开发和编程，从而无法抵御这些入侵者。益生菌对入侵的病原微生物具有很强的迷惑性。这些益生菌能够引诱病原菌将自己当做侵袭目标，以此防止它们定植到肠腔壁上。举例来说，研究证据提示，这些益生菌似乎有预防坏死性小肠结肠炎的作用。它们还能帮助人类在肠壁上形成一层富含益生菌的生物膜屏障，从而保护肠壁，促进免疫系统成熟并调节免疫反应。人类肠道拥有自己的免疫系统。这种被称为肠道相关淋巴组织的免疫结构遍布整个肠壁。而益生菌在这一免疫结构的发育过程中扮演了至关重要的角色。许多实验都证明了益生菌在这方面的作用。一项对照实验发现，往婴儿食品中添加低聚糖将显著降低血液中一种被称为免疫球蛋白 E（IgE）的过敏标志物水平。同时，低聚糖能降低婴儿患特应性皮炎、腹泻和上呼吸道感染的概率。这个由婴儿、富含低聚糖的母乳和益生菌共同组成的系统也许是现代科学在协同演化历史上所找到的最令人信服的证据。这一协同演化对于婴儿的生存至关重要。

　　另一些研究得出的结论则可能不那么容易被当代的母亲们接受。这些研究认为，剖宫产和配方奶喂养都会给孩子带来不利影响。通过选择性剖宫产娩出的胎儿更可能受到一些来自皮肤细菌的侵袭。相对来说，那些对人体有利的益生菌（比如双歧杆菌）在剖宫产娩出的婴儿中的初始定植率较低。这些益生菌往往需要 5 个多月的时间才能在剖宫产婴儿体内建立稳定的微生物环境。相比母乳喂养的婴儿，使用配方奶喂养的婴儿肠道内梭菌、肠杆菌、肠球菌和拟杆菌的数量更多，而这些细菌都是条件致病菌。来自底特律亨利·福特医院的克里斯汀·科尔·约翰逊（Christine Cole Johnson）对大约 1 000 名婴儿进行了为期两年的随访。她发现，剖宫产婴儿罹患过敏性疾病的概率是非剖宫产婴儿的 5 倍。其他一些研究则认为，包括乳糜泻、1 型糖尿病，甚至自闭症等疾病的发生都和剖宫产相关。解决上述问题显而易见的办法是在婴儿剖宫娩出后，及时使用益生菌来"感染"他们。这正是玛丽亚·多明格斯-贝洛（Maria Dominguez-Bello）和她来自美国与波多黎各的同事们一起开展的工作。在孕妇接受剖宫产之前，她们在她的阴道内塞入医用纱布"孵育"一个小时。当婴儿通过手术娩出后，第一时间使用这些纱布涂布婴儿全身——首先是口鼻，然后是脸，接下来是身体的其他部位。他们发现，通过这样处理的剖宫产婴儿在出生后即获得了来自母亲阴道的细菌种群，并且他们的肠道内表现出高度的细菌多样性。这种细菌多样性在开始母乳喂养后会有所降低，直至接近母乳中的微生物组成比例。

　　这种由母亲向婴儿垂直传递微生物的过程似乎也与某些疾病的传递相关。例如，有研究认为，肥胖母亲乳汁内的微生物种群组成可能表现出独特的性质。与那些苗条的母亲相比，肥胖母亲的乳汁中微生物种类相对贫乏。她们的乳汁中缺乏益生菌，却含有更多的潜在致病菌，比如葡萄球菌（*Staphylococcus*）和链球菌（*Streptococcus*）。有证据表明，如果定植在你体内的肠道菌群来自肥胖母亲的乳汁，那么你自己罹患肥胖症或者发展为胰岛素抵抗的风险也就更高。同样，过敏的母亲也可以将自己异常的免疫系统传递给胎儿。过敏母亲的乳汁中含有较少的双歧杆菌。尽管数月之后，母乳喂养的婴儿和人工喂养的婴儿能获得大致相同的稳定肠道微生物环境，但是就获得正常的免疫应答而言，在出生后最初几天内的肠道微环境似乎才更关键。

问题是，这些益生菌是如何进入母乳的呢？来自瑞士的克里斯托夫·沙萨尔（Christophe Chassard）认为，在母亲的肠道、乳汁和婴儿的肠道中，含有相似的菌群组成。看起来这些细菌会主动跨越肠壁，进入肠系膜淋巴结，而后通过淋巴系统被转运到乳腺，由此完成菌群由母体向婴儿的垂直传递。照此看来，婴儿的健康状态在极大程度上取决于母亲肠道微环境是否健康。如果母亲拥有健康的肠道菌群，那么婴儿将迅速从中获益；而如果母亲的肠道菌群种类贫乏，那么婴儿的健康也将随之受损。

伦敦考文特花园的一家餐馆老板意识到，母乳或许会成为一种爆款商品。于是，他开始营销一款称为"Baby Gaga"的冰淇淋。该款冰淇淋的原料是由一位名叫维多利亚·希里（Victoria Hiley）的乳母所提供的母乳，混合着马达加斯加香草豆和柠檬调味而成。根据BBC新闻的报道，你可以在享用这种冰淇淋时额外配上一点面包干，来上一点Calpol（一种婴儿止痛药），或者配上一根Bonjela磨牙棒。希利说："有些人一听到用母乳做成的冰淇淋就会心生厌恶，但是事实上它们可是纯粹的有机食品、纯天然食品，不含任何添加剂的绿色食品。""是啊，"餐馆老板马特·奥康纳（Matt O'Conner）接着补充道，"这是近100年来冰淇淋行业所发生的最有趣的事情了。"显而易见，这不是能够持续下去的正道生意。威斯敏斯特食品监察部门很快就下令这家餐馆销毁所有库存的冰淇淋，因为他们根本无法确认这样的食品是否适合人类食用！

神 奇 的 操 纵

在出生后一周左右，已经有多达 90 万亿的不同微生物在婴儿原本无菌的肠道中定植。人类肠道中定植的微生物总量最终将超过人体细胞总数的 1/10。我们肠道中各种细菌加在一起的总重量显著超过我们的大脑或者肝脏。肠道微生物含有的基因总数大约是人类基因组总基因数量的 100 倍。这些肠道微生物并不是匆匆过客，而是长期定居的居民。尽管我们早已认识到这些微生物中的绝大多数是良性的，但是，通常我们只是将这些微生物看成与人类简单的伴生关系。我们被迫为这些微生物提供了一个温暖、无氧的舒适生活环境，并且让它们吸取食物中的部分营养。而它们则通过自身的消化为我们提供维生素 B、维生素 H、维生素 K 等人类无法生产的必要成分，或者分解丁酸这类人体无法分解的物质。然而，越来越多的研究发现，我们和这些"老朋友"间的关系远远超过如此简单的共生关系。我们与这些微生物之间的依存关系如此紧密，甚至都无法刻意区分人类基因组与微生物基因组这两个完全不同的基因组。科学家提出用宏基因组（metagenome）来表示人类和微生物基因的组合。在这种超生物（superorganism）组合中，人类是年轻的伙伴。如果没有这种紧密的组合，人类是无法生存的。科学家们基于宏基因组提出了两个根本性问题：首先，我们的机体是如何区分与我们共生的细菌、真菌和肠道寄生虫这些"老朋友"以及那些危险的病原微生物的？为什么我们能够耐受这些共生微生物，却对病原微生物产生免疫应答并攻击它们？其次，当缺失这些共生微生物以后，人体健康又将受到怎样的影响？这些问题为全方位观察与了解协同演化系统提供了线索——人类的免疫系统是如何在这一演化体系下逐渐发展的，以及我们在不远的将来能否在针对过敏性疾病和自身免疫性疾病这些当前困扰西方社会的疾病的药理学和药物研发方面取得跨越式的进展。

要想了解这些人类的"老朋友"如何操控我们的免疫系统，以将自己伪装成"自己人"从而逃避免疫系统的攻击，我们就要了解一些免疫系统的基本构造以及工作原理。人体内存在两套有所差异的免疫系统。固有免疫系统（innate immune system）在所有动物中都广泛存在，包括脊椎动物和无脊椎动物；而适应性免疫系统（adaptive immune system）则仅存在于脊椎动物体内。固有免疫系统对病原体的反应是非特异性的。它们无法为人体提供持久的保护性免疫应答，因为它们对于入侵的病原体没有记忆。一旦发现病原入侵，固有免疫系统会通过在损伤部位或者感染部位制造炎症反应作为应对手段。炎症反应可以将感染区域和周围组织相对隔离开来，扩张周围血管，并输送大量免疫细胞到该区域与感染源进行战斗。炎症通常是由细胞因子（cytokine）——一种在免疫细胞内传递信号的分子物质——组胺和前列腺素所介导的。人体内最重要的促炎因子包括 α-肿瘤坏死因子（tNF-α）、γ-干扰素和白介素-1、6、7、17。固有免疫系统还包括血浆中存在的补体系统（complement system）。补体系统能够攻击并裂解病原微生物，为它们带上特殊的标记以方便其他免疫细胞识别，并且招募更多的免疫因子投入炎症战场上去。

在固有免疫系统中起主要作用的免疫细胞是我们所熟知的白细胞。但是白细胞并不是一种细胞，事实上，白细胞包含多种不同的类型。肥大细胞（mast cells）是一类在胃肠道和肺泡等黏膜上皮表面普遍存在的细胞。这种细胞能够释放组胺和细胞因子，包括趋化因子（chemokine）这种特殊的细胞因子。趋化因子对于其他免疫细胞来说具有路标作用。它们能够为免疫细胞指路，引导这些细胞奔赴战场。吞噬细胞（phagocyte）是一类能够直接清除病原体的重要白细胞，被病原激活的吞噬细胞被称为巨噬细胞（macrophage）。嗜中性粒细胞（neutrophil）是一类能够释放过氧化氢、自由基和次氯酸等大量毒性物质的细胞。树突状细胞（dendritic cell）在人类胃肠道上皮表面非常多见。它们的主要作用是吞噬外来病原微生物的表面蛋白，并且将这些来自细菌和病毒的蛋白重新呈现在自己的细胞表面，以便适应性免疫系统的细胞加以识别。树突状细胞是连接固有免疫系统和适应性免疫系统之间的桥梁。

　　适应性免疫系统的主要成员是被称为淋巴细胞（lymphocyte）的白细胞。而淋巴细胞又被分成两种主要类型。第一种淋巴细胞被称为 B 细胞。B 细胞生成于骨髓，随后在人体的淋巴组织中游走和定居。这些淋巴组织包括分布在全身的淋巴结、脾脏以及肠壁淋巴组织等。离开骨髓的 B 细胞尚未成熟。B 细胞成熟后，细胞表面将表达与入侵病原微生物表面抗原相匹配的分子受体。这种 B 细胞表面表达的分子受体被称为免疫球蛋白分子，这是一种结构高度可变的分子。编码免疫球蛋白可变区的基因具有特殊的结构，它们能够产生无穷无尽的组合方式，从而使得最终翻译获得的免疫球蛋白能够与来自病原微生物的抗原完美结合。初始 B 细胞（naive B cell）能够快速制造与任何抗原结构相匹配的免疫球蛋白，或者说抗体（antibody），从而中和这些抗原，就像制造开锁的钥匙一般。当 B 细胞的表面抗体识别抗原以后，它会活化为浆细胞（plasma cell）。浆细胞就好像是一座抗体工厂。它们生产数百万计的抗体并将它们释放入血，从而结合入侵的病原体抗原。有一些 B 细胞在表面抗体与抗原结合后会转变为记忆 B 细胞。这些记忆 B 细胞能长期在人体内存活，记住并监测那些激活它们的抗原。一旦再次发现同种抗原，便能快速投入战斗。

　　构成适应性免疫系统的第二种淋巴细胞被称为 T 细胞，或者 T 淋巴细胞。T 细胞同样来自骨髓。T 细胞前体离开骨髓后将迁徙到胸腺以进行进一步的加工。效应 T 细胞（effector T cells）是 T 细胞的一个亚群。这些 T 细胞如同 B 细胞一样，能够在表面表达高度可变的抗原受体用以识别各种入侵的细菌与病毒表面所表达的抗原。不同的是，它们并不会向血液中释放抗体，而是会直接攻击这些病原微生物并且消灭它们。它们能够以极快的速度增殖，然后消灭任何携带该抗原物质的病原体。此后，一部分 T 细胞将在血液与淋巴系统中游弋 20 年以上，使人体对这种特异性抗原获得近乎永久的免疫力。得益于适应性免疫系统的记忆能力，当同一种病原体再度入侵人体时，它们对人体健康的威胁将显著降低。记忆 T 细胞和记忆 B 细胞仿佛两杆上膛的枪，一直在等待着再次上门的猎物。这种免疫记忆也是疫苗免疫的基础。所谓疫苗，其实是将死的、没有感染力的或者毒性减弱的病原微生物注入人体以激发适应性免疫应答的过程。有时候也会采用特殊病原微生物的包膜蛋白制成疫苗，因为它们包含了免疫细胞可识别的抗原。这些抗原通过疫苗注入人体后将诱导相应的免疫细胞转化为记忆淋巴细胞，由此获得免疫记忆。当真正的敌人入侵以后，我们的免疫系统就能快速地产生应答。因此，适应性免疫系统能够识别特定的抗原，以高度特异性的受体和抗体为武器对抗病原微生物，并且产生针对该抗原的持久记忆，以便再次感染后能够迅速清除这种病原。在 B 细胞和 T 细胞的生成与成熟过程中，骨髓或者胸腺将对这些淋巴细胞进行必要的"审查"，清除掉那些对自身抗原——也就是人体自身细胞表达的各种表面蛋白——反应过激的淋巴细胞。因此，大体上来说，通过这样的审查制度，我们体内的淋巴细胞是可以正确识别"自我"和"非我"的。

理解过敏和自身免疫性疾病的关键是另外两类 T 淋巴细胞。其中第一类被称为辅助性 T 细胞（Th 细胞）。之所以被称为"辅助性"T 细胞，是因为它们能够辅助其他白细胞对抗病原。当 Th 细胞被活化后，它们会释放细胞因子信号。这些信号既可以减弱免疫应答，也可以增强免疫应答。在 Th 细胞中我们重点关注其中的 3 种类型：Th1 细胞被认为与自身免疫性疾病的发生相关；Th2 细胞在对肠道寄生虫和一些天然过敏原的应答中发挥作用，因此它们与过敏反应和特应性疾病的发生相关；Th17 细胞能够强力阻挡一系列病原微生物的入侵，它们会释放高度促炎的细胞因子，因此它们通常和自身免疫性疾病的发生相关。除此以外，还有一种被称为调节性 T 细胞（Treg）的 T 淋巴细胞。Treg 细胞的主要任务是抑制 Th1 细胞、Th2 细胞和效应 T 细胞的活力，以避免它们因过度活化而失控。这确保了一旦病原微生物被清除，引起炎症和细胞毒性的免疫反应就会快速消退。

在卫生假说刚提出的时候，人们猜测 Th1 细胞和 Th2 细胞之间可能会相互拮抗。两者之间的关系类似跷跷板。高水平的 Th1 细胞会抑制 Th2 细胞的产生，从而起到预防过敏的作用。相反，如果跷跷板跷向另一头，即 Th2 细胞的数量更多，则抑制了 Th1 细胞的产生，这样就能避免自身免疫性疾病的发生。然而，事实上一些自身免疫性疾病患者同时也是过敏性疾病患者（比如约翰逊家庭）。实际情况是，过敏性疾病和自身免疫性疾病在西方国家的发病率是同步上升的。这一现象导致我们必须为免疫系统的动态平衡寻找新的解释途径。现在，人们相信调节性 T 细胞作为抑制免疫系统的总开关在发挥作用。Treg 细胞能够同时降低包括 Th1 和 Th2 细胞在内的各类效应 T 细胞的活性。调节性 T 细胞是那些共生在我们体内的"老朋友"获得免疫耐受的关键。它们通过刺激调节性 T 细胞，从而抑制针对自身的效应 T 细胞，由此逃避机体免疫系统的攻击，最终获得免疫耐受。琼·朗德（June Round）和萨尔基斯·马兹马尼安（Sarkis Mazmanian）对普遍存在于哺乳动物肠道内的一种益生菌脆弱拟杆菌（*Bacteroides fragilis*）进行了研究。他们发现脆弱拟杆菌表达一种独特的分子标记多聚糖 A（PSA），这种标记可以与调节性 T 细胞表面受体直接结合。一旦将 PSA 从脆弱拟杆菌表面去除，它马上就失去了伪装。Th17 细胞会迅速被募集过来，阻止它们在肠壁繁殖。

　　这是非常有力的实验证据。在过去数百万年里，许多细菌和真菌长期存在于人类的食物和饮用水里，它们持续感染人体，因此人类的免疫系统必须能够耐受它们。寄生虫感染与此类似。虽然寄生虫有时对人体是有害的，但是，由于寄生虫感染人体后很难被完全清除，而针对寄生虫的持续免疫应答会同时带来自我损伤，这种杀敌一千自损八百的免疫反应造成的损害要多过获益。例如，马来热是一种由微丝蚴感染所致的寄生虫病。为了清除体内的丝虫，人体的免疫系统持续活化，最终堵塞了淋巴回流而导致象皮肿。一种稳定的相互依存关系似乎随着数百万年的演化而逐渐被固定下来。这些共生的微生物寄生在我们的肠道里，享用着我们提供的食物，调节着我们的免疫系统以便它们能够不受攻击地生活下去。而人类的免疫系统则必须适应这些外来居民，避免过度免疫应答对自身造成不必要的伤害。从某种意义上来说，这等于是我们把免疫系统的控制权交给了这些共生微生物。这一共生系统对于人类免疫系统来说存在着潜在的风险。当肠道内定植着种类丰富的"友好"细菌、真菌和蠕虫时，一切都是如此和谐。然而，一旦这些微生物被清除，问题立刻就会浮出水面。在与这些和善的寄寓者协同演化的过程中，我们强大的免疫系统似乎丢失了刹车的能力。一旦失去了这些能够抑制免疫反应的朋友，免疫系统就无法自行关闭，从而介导持续的炎症反应，引发过敏和自身免疫性疾病。

　　加利福尼亚大学伯克利分校的马泰奥·富马加利（Matteo Fumagalli）猜测寄生虫为人类演化历史施加了巨大的选择压力。即使在今天，依然有超过 2 亿人感染各种各样的寄生虫，其中包括大量的儿童感染。寄生虫感染会导致生长发育迟缓、增加各种感染性疾病的发病率、早产、低出生体重以及孕妇死亡。寄生虫对人类健康的影响历来如此。富马加利认为，寄生虫为人类带来的演化压力要远远超过细菌、病毒和气候等因素。这种巨大的演化压力应该呈现在人类基因组中，尤其应该在负责免疫应答的基因中留下痕迹。他从人类基因组多样性计划中调取了 950 组个体数据，将基因组变异信息与当地的蠕虫动物分布之间进行了关联分析。近 1/3 的人携带至少一个与蠕虫多样性显著相关的基因突变，共找到的基因突变数达到 800 个。大多数突变涉及的基因都与调节性 T 细胞的功能或者固有免疫系统中巨噬细胞的激活有关，而其他突变则与 Th2 细胞产生的一些用于对抗蠕虫感染的细胞因子相关。

这一研究的重要价值在于它为我们理解人和蠕虫之间爱恨交织的自然史提供了线索。虽然大多数在蠕虫选择压力下引入的基因变异能够带来更强烈的促炎反应以对抗入侵的蠕虫感染，然而依然有许多基因变异发挥了通过调节性 T 细胞、抗炎因子和其他各种分子机制来抑制免疫应答的作用。蠕虫堪称调节人类免疫的大师。通过这种复杂的免疫调节，蠕虫们得以在各种宿主体内持续存活，并且数千年来持续感染人类。鲁克将人类宿主与寄生虫之间这种可控的紧张比喻为棋局双方的博弈。他认为，一旦寄生虫在人体内的负荷过高，那些促进炎症反应的基因变异就会被选择：一方面对抗蠕虫强大的免疫调节功能，另一方面对抗由于蠕虫的免疫抑制而更容易发生的病毒和细菌感染。当蠕虫被消灭后，这种动态平衡随之被打破，从而引起今天我们看到的各种过激的炎症反应，直接导致过敏和自身免疫性疾病的发生。

紧 张 的 平 衡

吉姆·特克（Jim Turk）是威斯康星大学校园的一名生物安全官员。他的工作职责是确保所有处理病原微生物和重组生物实验室的安全。他非常注重自己的体型，还曾经跑过马拉松。2005 年春天，他突然发现自己口齿不清。他的太太担心他患上了中风，于是及时将他送去了医院。医生做了一些必要的检查，但是并没有发现问题。"你太疲劳了，"医生说，"你大多数时间都在学校里辛勤工作，你不但劳累，而且还为了家庭承受了太多的压力。"尽管特克偶尔觉得自己的平衡能力似乎有点问题，而且伴有小腿麻木，但是医生的话还是打消了他对健康问题的顾虑。2008 年 2 月，为了参加一场马拉松比赛，他开始进行高强度的室内训练。在三四分钟的快跑之后，他发现整个身体似乎失去了控制。他不得不抓住栏杆，一瘸一拐地艰难迈步。无论是出于坚忍的性格还是对事实的否认，他都觉得必须继续训练以克服这些问题。然而，他感到自己的身体比想象得还要糟糕，尽管他在此后的几天坚持跑步训练，但却发现一切如故，直到有一天他无法控制地俯身直接摔倒在地。

他依然没有接受自己可能患有严重疾病的事实，而是把精力投入指导儿子的棒球队中，然而却发现为了在垒线上保持平衡，他必须不断加宽两腿的间距。当他弯腰俯身的时候，会感到头晕目眩。于是，他不得不再次去看医生。医生首先排除了高血压的可能。他的心功能堪比一名十几岁的年轻人。因此，主治医生向神经科医生提出了会诊要求。头颅磁共振扫描立刻揭示了问题的根本所在。"我的大脑里满是斑块，"特克说，"很多斑块，大概有 20 多块吧。"脊髓磁共振发现这些斑块不仅存在于大脑，同时还向下一直延伸到脊髓。那一年 8 月份，他最终被诊断为复发—缓解型多发性硬化，尚处于疾病的早期阶段。

全球类似特克这样罹患多发性硬化的患者超过 200 万。大多数多发性硬化患者生活在西化的国家里，呈现出明显的年轻化趋势。患者的平均发病年龄只有 25 岁。尽管在过去数十年间，缺乏足够光照、缺乏维生素 D、病毒感染、吸烟、富裕的生活方式以及超过 50 个易感基因都被认为和多发性硬化的发生相关，但是蠕虫感染率和多发性硬化发病率之间的强烈负相关是任何研究者都无法忽视的客观事实。在多发性硬化患者中，普遍存在 T 细胞调节功能失调。每一个多发性硬化斑块都是由局部的炎症和组织损伤造成。在这些损伤的组织中，覆盖在神经纤维表面、用于隔离神经纤维的髓鞘遭到了破坏。在复发—缓解型多发性硬化患者中，每年大约能形成 5 ～ 10 个新的斑块。诚然，在所有多发性硬化斑块中，通常只有 1/10 会对视神经、小脑、感觉神经传导束等中枢神经系统的关键部位造成严重损害。

特克回忆起在被确诊为多发性硬化之后的某个晚上，他和妻子正在观看当地电视台关于多发性硬化的每周报道："电视节目的嘉宾是来自威斯康星大学的弗莱明（Fleming）医生。他正在介绍被称为 HINT 的新疗法。这是一种通过使用猪鞭虫卵进行的蠕虫诱导免疫调控疗法。我之前已经听说过卫生假说，因此弗莱明的介绍立即勾起了我的兴趣。但是，从事科学工作的经历告诉我，要让普通人接受将虫卵吞进肚子里的疗法估计非常困难。虽然事实上只有在显微镜下才能看到虫卵，然而一旦人们知道自己吃下去的是虫卵，他们的心情可想而知。"第二天，特克联系了弗莱明的研究团队。不出意料，他成了第一个被纳入临床研究的志愿者。他在 3 个月的时间里坚持口服虫卵，此后间隔 60 天。

正是温斯托克使用猪鞭虫卵治疗克罗恩病的成功，促使弗莱明想到是否能够采用类似的方法治疗多发性硬化。正如我们之前提到过的，在温斯托克的 1 期试验中，约有 79% 的患者的病情在不同程度上获得了改善。猪鞭虫卵事实上无法在人体内完成完整的自然生命周期，甚至无法在人体内成功孵化，在随同粪便被排出体外之前，它们在人体内最多只能停留几周。然而，治疗的有效性似乎暗示，肠道内短暂停留的猪鞭虫卵发挥了免疫调节作用。温斯托克认为，这些猪鞭虫卵可能通过分泌免疫调节分子直接发挥免疫调节作用，也可能通过影响肠道菌群间接实现免疫调节。根据弗莱明的说法，有可信的证据支持免疫调控受损是多发性硬化发病的核心环节。多发性硬化发病相关的免疫调控环节是通过调节性 T 细胞、树突状细胞、调节性 B 细胞、细胞因子和其他一些效应细胞之间复杂的交互作用而实现的。在多发性硬化患者中，每一种免疫调节机制都可能受损。现有研究已经发现了蠕虫调节免疫功能的 20 余种不同机制。

弗莱明同时注意到科雷亚莱在阿根廷开展的工作。根据科雷亚莱的报告，合并蠕虫感染的多发性硬化患者的症状严重程度显著低于未感染寄生虫的患者。科雷亚莱的研究还发现，这种蠕虫调节免疫功能对多发性硬化具有特异性。这是因为由蠕虫感染而产生的调节性 T 细胞能特异性识别髓鞘肽，从而发挥保护髓鞘的作用。弗莱明在通过伦理审查后开展了一项小规模的 1 期临床试验。这项试验纳入了 5 名尚未接受任何治疗的多发性硬化患者。尽管试验持续时间很短，并且 1 期临床试验的主要目的是安全性评价而不是效果评价，但是弗莱明依然在研究中观察到 5 名患者在接受猪鞭虫卵治疗期间，大脑新发病灶呈现出明显的减少趋势，而当治疗停止后，这一趋势便消失了。

目前，特克正在接受针对多发性硬化的常规药物治疗。同时，他试图通过饮食控制和锻炼相结合的方法尽可能控制自己的病情。"如果不是因为多发性硬化，我应该处于整个生命中机体功能最强的阶段。"他学着控制自己的症状，尤其是语言方面的症状。他的大多数同事甚至都没有察觉到他的病情。然而，他再也无法像过去一样和孩子们一起玩了。"我的大儿子今年 13 岁，小儿子 9 岁。我希望在孩子们的成长过程中可以陪着他们在后院一起踢足球、打篮球，或者跟他们一起骑着自行车去远足。我现在可以勉强投投篮，但是已经无法完成像带球上篮这样的动作了。如果可能，我很想再去参加长跑比赛，我已经有 6 年没有参加任何比赛了。这也许是疾病带给我的最大遗憾。"

在我们的肠道中常年居住着 2 000 多种类型各异的细菌，它们的组成极其复杂。它们与我们紧密交织，不分彼此。人体的血液、汗液和尿液中包含的大量代谢产物实际上都来自这些细菌的生理代谢。当我们评估某种药物的治疗效应时，我们所观察的不单纯是机体对药物的反应，还应观察这些药物对肠道微生物可能带来的影响。只有脊椎动物体内才存在如此丰富并持久定居的微生物群落。无脊椎动物的肠道内往往只有极少数的微生物定植，而且这种微生物定植通常是一过性的。脊椎动物与无脊椎动物之间还有一个有趣的区别。适应性免疫系统仅仅出现在脊椎动物中，而无脊椎动物的免疫完全依赖于固有免疫系统。

脊椎动物和无脊椎动物在免疫系统方面的构造差别促使威斯康星大学医学微生物学家玛格丽特·麦克法兰·恩盖（Margaret McFall Ngai）从一个崭新的角度来阐述现代免疫学。她认为，适应性免疫系统的演化并不单纯是为了保护人类自身，同时也是为了保护寄生在我们体内的这群微生物。微生物学先驱科赫（Koch）和巴斯德（Pasteur）是在 19 世纪研究人类疾病的过程中开创微生物学先河的。他们将微生物视为入侵人体的敌人，如何治疗和控制由此引起的感染是微生物学研究的主要目标。病原微生物的突变速度非常快。致病菌和病毒经常改变表面的抗原标记，从而逃避人体免疫系统的识别。从传统免疫学的观点来看，我们需要适应性免疫系统，因为通过适应性免疫，人体获得了针对病原微生物的长期免疫记忆。

尽管适应性免疫应答确实可以对抗病原感染，但是恩盖认为，定植于人体内部的微生物群落在复杂性方面要远远超过能够感染人体的致病微生物。站在这个角度来说，能够大范围引起人类死亡的主要传染病大约只有 25 种，而其中 10 种是在近 6 000 年人类开始城市化进程以后才流行起来的，因为这些疾病依靠人际传播，而城市化则提供了人际传播的基础条件。在大规模农业和畜牧业出现之前，人类的主要居住单位是小型村庄。这样的环境不利于这些病原微生物的传播和生存。我们肠道中的微生物种类数以千计，尽管它们多数时候与人类相安无事，然而有时候细菌们也会干出背信弃义的事情。细菌是机会主义者，在合适的环境下它们很容易通过突变而产生致病性。例如，当肠道黏膜发生损害导致细菌无法安全地附着在肠壁上时，它们就会转而入侵。

总体来说，肠道微生物不仅在更长的时间里和我们相互共生，而且就种类和数量而言，它们也远胜于环境中的病原微生物。在这些肠道微生物的帮助下，我们的适应性免疫系统才变得像今天这样具有高度可塑性。它们可以区分对我们友好的微生物和那些潜伏其中的病原微生物，并且在某些盟友叛变的时候及时发现它们。根据马兹马尼安的说法，数量如此庞大的肠道微生物对我们的适应性免疫系统来说是一个巨大的挑战。因为它们包含了大量的外来抗原，人体必须忽略或者耐受这些抗原，才能维系机体的健康。反之，人体健康也符合这些微生物的自身利益。我们必须谦卑地承认，我们的身体对于这些微生物而言只是有吸引力并适宜居住的场所，在长期演化的过程中，它们被塑造为适合在此居住的居民。我们和体内的微生物协同演化，在对抗病原入侵的过程中建立起统一战线，因为这符合双方的共同利益。例如，最近的研究发现，处于全身感染状态下的小鼠会开始生产一种特殊的糖。这种糖特别有利于小鼠肠道益生菌的生长，它们可能通过促进有益细菌繁殖的方式来对抗感染。

巴斯德研究所的热拉尔·埃贝尔（Gérard Eberl）认为，在这种由人类和微生物共同构成的超物种中，免疫系统从来没有静止的时刻，它们如同弹簧一般始终保持着张力。栖息在体内的共生微生物数量越多，就会将弹簧压得越紧；相反，肠道内的病原微生物数量越多，就会将弹簧拉得越长。无论哪种驱动力，最终都会促使免疫系统以同样的反弹力向中间回弹，从而维持系统的稳态。因此，免疫系统总是处于这样一种稳定而紧张的平衡之中。在我们服用抗生素的过程中，大量肠道益生菌会被杀灭，于是我们就极易感染肠球菌。这是因为正常定植于肠壁的益生菌会分泌一些有毒的抗菌肽，这些抗菌肽能够抵御入侵的病原菌。根据埃贝尔的解释，如果免疫系统太弱，这些益生菌就有更多机会转变为条件致病菌；而如果免疫系统过强，则会破坏微生物群落，从而导致自身免疫性疾病的发生。

恩盖认为，是时候将肠道微生物看做人体的一个完整器官了——如同心脏、肝脏、肾脏之类的器官，然而它们却更为复杂。这个器官更类似于大脑，人类的大脑由超过 800 亿个神经元相互联系交织而组成，而在我们的肠道内超过 800 亿个微生物通过分泌信号分子实现大规模的交互。大脑和肠道微生物群都有记忆能力，都能从过去的经历中习得经验，并且都能对不确定的未来做出必要的反应。肠道有时候被称为"第二大脑"，因为在肠壁内遍布着丰富的神经网络。越来越多的证据表明，肠道微生物能直接与大脑进行交互。这些微生物与大脑的发育、各类化学递质、行为控制以及精神疾病的发生密切相关。肠道微生物分泌数百种神经化学物质。人体内大多数的血清素来自这些肠道微生物。这种肠道微生物和大脑的交互是双向的，因此肠道细菌的种类和组成可能影响大脑的活动，大脑也会通过神经活动来影响肠道微生物的生存状态。此类研究的结论通常来自小鼠动物模型。普列米斯利·贝奇克（Premysl Bercik）曾经比较了两种不同品系的小鼠——一种是胆小的小鼠，一种是胆大而喜欢冒险的小鼠。每种品系的小鼠都被分为两组。其中一组在无菌环境中饲养，另一组则在正常环境中饲养。研究人员将正常环境中饲养的胆大小鼠的肠道内容物灌输给无菌环境中饲养的胆小小鼠，将正常环境中饲养的胆小小鼠的肠道内容物灌输给无菌环境中饲养的胆大小鼠，两种小鼠的行为居然发生了逆转！胆小的小鼠表现出大胆的行为，而胆大的小鼠则变得胆怯。约翰·比嫩斯托克（John Bienenstock）用富含鼠李糖乳杆菌（*Lactobacillus rhamnosus*）（一种最近非常流行的益生菌）的肉汤喂养一组胆小的小鼠。28 天后，与对照组相比，受试组小鼠更愿意走迷宫，并且在游泳试验中，能够在水面上坚持漂浮更长的时间。它们大脑中应激激素的活性降低了。同样，如果给无菌环境中饲养的小鼠施加压力增强下丘脑—垂体—性腺轴的活动，将导致皮质醇和肾上腺皮质这两种应激激素的水平升高。但是，在给小鼠注入另一种常见的益生菌婴儿双歧杆菌（*Bifidobacterium infantis*）后，上述观察到的现象都消失了。反之亦然。迈克尔·贝利（Michael Bailey）发现，在妊娠期间处于噪声压力下的恒河猴生下的幼猴肠道内乳酸杆菌和双歧杆菌等益生菌的数量较少，而另一些研究则发现处于考试阶段的大学生的粪便中乳酸杆菌含量很低。

沟 通 的 路 径

定居在肠道的细菌究竟是如何与我们的大脑进行沟通的？它们之间的联系管道在哪里？埃默兰·迈尔（Emeran Mayer）和柯尔斯滕·蒂利希（Kirsten Tillisch）最近报道了一组通过功能磁共振开展的研究。这项研究入组了一批正常女性，旨在观察肠道益生菌对情绪和大脑活动的影响。一组女性被要求在 4 周时间内每天喝两瓶益生菌发酵的酸奶，而另一组女性则不接受任何特殊饮料或者食物。

在"治疗"试验开始前和结束后，她们都会接受一次磁共振扫描。
每次磁共振扫描都包括两个部分：一部分是在静息状态下完成的，
用于获得受试者脑部神经活动的基线状态信息；另一部分是在受试
者观看情感图片的过程中完成的，用于和静息状态进行对比，从而
分析受试者在面对不同的外界情感刺激时，比如看到微笑的、愤怒
的、恐惧的等不同的人物面部表情激起的大脑活动。这项研究将肠
道微生物与大脑之间的一条连接途径定位到脑干中一块称为孤束核
（nucleus tractus solitarius）的区域。孤束核接受迷走神经的信号输
入，而迷走神经正是支配肠道的神经系统。孤束核收到迷走神经的
信号后，将神经冲动向上传递到更上级脑区，包括支配恐惧和情感
的杏仁核、岛叶以及前扣带回。所有这些大脑区域都与情感加工过
程相关。在那些饮用了酸奶的受试者中，这条感觉传导和加工路径
的活动强度明显减弱，表明与任务相关的兴奋和焦虑得到了抑制。
对于来自外界的情绪刺激，这些女性表现得更为平和。尽管我们应
该竭力避免对该研究结果的过分解读，然而这至少从一个侧面提示，
肠道益生菌或许可以借由肠壁神经丛—迷走神经—孤束核这条传导
通路向大脑传递信号，表达自我的"感受"。

　　乔·阿尔科克（Joe Alcock）、卡洛·梅利（Carlo Maley）和雅典
娜·阿克蒂皮斯（Athena Aktipis）最近发表的一篇论文汇聚了许多研
究证据，提示肠道微生物能够对我们的饮食产生影响。如果我们摄入
的食物有利于这些微生物的生存和繁殖，那么它们会激起大脑对这些
食物的渴望。零食或者美味食品带来的感官享受或许也与这些细菌有
关，因为它们对巧克力的喜好与我们并无二致。它们会诱导我们产生
那种不安和不满的情绪，直到使用巧克力来抚平这种不良的心境。简
单来说，这些肠道细菌通过迷走神经来调节人类的行为。循着这一假
设，进一步提示也许存在这样一种有趣的可能，即通过改变肠道微生

物来重塑个人的饮食习惯，继而带来针对肥胖症的全新治疗方法。

　　大脑功能受损时会带来怎样的影响？让我们来考察自闭症患者的情况。炎症和肠道的某些病理变化都能在自闭症患者中被观察到。罹患自闭症的儿童经常伴随脑部炎症。越来越多的证据表明这些脑部炎症病灶是在妊娠期间由母亲传递给胎儿的。哥伦比亚大学临床精神病学教授艾伦·布朗（Alan Brown）分析了一项芬兰队列研究的数据。该研究采集了来自 80 万名孕妇的总计 160 万份血样。他们分析了孕妇血液中一种称为 C 反应蛋白（C-reactive protein，CRP）的炎症指标与后代自闭症发病率之间的关系。结果发现，CRP 水平处于前 20% 的孕妇生育的孩子罹患自闭症的概率增加了 43%；而 CRP 水平位于前 10%的孕妇生育自闭症孩子的概率则增加了 80%。由于 CRP 在免疫应答状态下也会升高，因此该数据提示部分孕妇在妊娠时的感染和自身免疫所引发的炎症反应可以通过胎盘传递给胎儿。来自丹麦的人群研究进一步支持了上述假设。该研究发现，罹患乳糜泻的孕妇生育的后代患有自闭症的概率是正常人群的 350%，而患有类风湿性关节炎的孕妇生育自闭症孩子的概率则比正常人群高 80%。约翰逊的主治医师、自闭症专家霍兰德认为，即使孕妇只是得了流感这样的常见病，她也可以通过促炎因子将这种炎症状态传递给胎儿。患有狼疮（一种以发热、关节肿胀和皮疹为主要表现的自身免疫性疾病）的孕妇也会激起胎儿产生类似的免疫应答。

　　自闭症儿童可能从母亲那里获得过于活跃的免疫系统，从而导致他们更容易患上自身免疫性疾病。大约 70% 的自闭症谱系障碍患者伴有肠道过度激惹症状。腹泻和腹痛在这些孩子中相当常见。这些症状与他们的烦躁、攻击性行为和自我伤害存在某种关联。肠镜检查往往发现他们的肠道炎性病理与克罗恩病或者溃疡性结肠炎患者存在极大的相似性。来自维克森林大学的斯蒂芬·沃克（Stephen

Walker）从基因表达水平比较了自闭症患者的肠道组织活检标本与炎症性肠病患者的肠道组织活检标本。尽管两组人群在很多基因表达上存在差异，但是依然有一些基因在自闭症患者和炎症性肠病患者中表现出相似的表达特性。这一研究提示，自闭症患儿易激惹的肠道与炎症性肠病患者的肠道相似，均存在自身免疫所导致的病理改变。自闭症小鼠模型研究发现，妊娠期间母体的炎症反应会导致子代小鼠的辅助性 T 细胞获得永久性的高应答，而调节性 T 细胞的数量则会相应减少。

那抑郁症呢？从本质上来说，我们并不能完全否认抑郁症不是一种炎症反应性疾病。许多抑郁症患者并不表现出任何炎症反应的症状，而另一些血液中炎症标记物水平很高的个体却没有表现出任何抑郁的症状。话虽如此，但是研究人员同时注意到有那么一群人，他们的抑郁状态似乎是机体为应对炎症反应而主动发展的一种机制。α-干扰素在抗感染和促抑郁之间的交互作用就是一个神奇的例证。α-干扰素是一种潜在的促炎因子，它被用于治疗丙型肝炎和肿瘤。在高剂量使用α-干扰素的情况下，50% 的患者将在 3 个月内表现出严重的抑郁症状。α-干扰素通过级联反应激活白介素-6 和 α-肿瘤坏死因子等一系列下游细胞因子，而这些细胞因子都被认为与抑郁发生相关。问题在于，事情是不是可以反过来？或者说，是否能够通过从体内去除这些炎性因子而缓解抑郁的症状？针对这个问题，有学者在接受英夫利昔单抗（infliximab）治疗的克罗恩病患者中开展了相关研究。研究发现，接受英夫利昔单抗治疗的一部分患者依然表现出抑郁症状。英夫利昔单抗是 α-肿瘤坏死因子的拮抗剂。它在治疗克罗恩病的同时可以中和血液中的促炎因子。根据上述理论，这一效果应该能够缓解抑郁症状。但是，英夫利昔单抗对抑郁状态的缓解作用仅仅体现在那些血液中 CRP 水平较高的患者身上。CRP 是一种炎症标记物，CRP 水平升高暗示体内存在明显的炎症反应。

　　慢性的轻度炎症似乎不仅是抑郁症的易感因素，同时也是心血管、中风、糖尿病、肿瘤和痴呆等其他很多疾病的易感因素。在无症状人群中，慢性炎症水平的持续增加足以作为预测个体在未来罹患上述现代常见病的依据。在一项英国政府对公务员的研究中发现，个体血液中 CRP 和白介素-6 水平与公务员的职级呈现负相关。这一结果提示，职级越低，机体的炎症反应背景就越强烈。心理学家安德鲁·斯特普托（Andrew Steptoe）利用这一数据对个体 12 年后罹患抑郁症的风险进行了成功的预测。进一步研究发现，当幼年阶段遭受重大创伤和长期被忽视的抑郁症患者面对应激事件时，他们体内的白介素-6 水平波动将显著高于常人。炎症反应和由此引起的抑郁并不单纯是现代社会的生活和工作压力所导致的，生活在现代社会中的个体普遍缺失的免疫调节能力使得炎症反应中细胞因子失控也是其中一个重要的因素。这正是我们肠道中的"老朋友"们应该发挥作用的时候。

　　西北大学的汤姆·麦克达德（Tom McDade）始终在比较美国和发展中国家人群的异同，希望以此找到应对感染、炎症、应激和抑郁等疾病状态的办法。他发现，亚马孙河流域的厄瓜多尔印第安人（Amazonian Ecuadorian Indian）经常罹患感染性疾病。在遭受感染的时候，他们血液中的 CRP 水平会一过性升高。然而，一旦感染被控制，CRP 水平就会迅速下降。如果绘制一条厄瓜多尔印第安人血液 CRP 水平相对时间变化的曲线，那么这是一条波峰和波谷显著交替的曲线。但是，在美国人群中，即使不存在感染，CRP 也总是稳定地处于高水平。这一持续的慢性炎症状态提示免疫调节功能的异常。麦克达德考察了菲律宾宿务市偏远地区的人群。他通过检测动物粪便来评价每所农舍及其周围环境中的微生物多态性。他统计了儿童腹泻的发生频率，同时获得了在感染性疾病最高发的旱季的出生人口数据。结果发现，早期的大量微生物暴露与成年期的低 CRP 水平相关。

　　麦克达德随后研究了分离对孩子造成的影响。如同预期的那样，所有孩子都会为母亲的去世而感到悲伤。但是，只要孩子来自微生物多样性很高的家庭环境，这种抑郁和焦虑情绪就不会带来 CRP 水平的升高。如果主观上意识到自己被这种分离的痛苦所困扰，那么他们血液中的 CRP 水平甚至完全不会产生任何变化。因此，在菲律宾偏远地区，得益于儿童期普遍暴露在这些与我们共同演化的微生物环境中，抑郁情绪、社会应激、糟糕的心境都不会带来持续的、有损健康的炎症反应。麦克达德同时发现，菲律宾人群中促炎因子白介素-6 的水平通常很低，但是抗炎因子白介素-10 则处于极高的水平。美国肥胖女性血液中通常含有高水平的白介素-6，但是在菲律宾肥胖女性中却没能观察到这一现象。如果考察肥胖男性，那么美国肥胖男性的血液中通常会伴随着 CRP 水平的显著升高，而在菲律宾肥胖男性中则没有类似现象。麦克达德总结道，生命早期丰富的微生物环境暴露可能是预防这种慢性而持续存在的机体炎症反应的核心所在。

转 化 的 期 冀

　　微生物学和免疫学的结合将帮助我们深入理解"老友假说"，从而给公共卫生政策带来实际的影响。马丁·布莱泽（Martin Blaser）对于抗生素滥用深感忧虑。我们都意识到多种抗生素耐药的发生风险正在不断上升。出现对所有抗生素耐药的超级细菌也许正在逐渐成为现实。抗生素的滥用还带来另一重危害。广泛使用的广谱抗生素在杀死病原菌的同时也会杀死我们体内的共生益生菌，从而引发灾难般的后果。布莱泽指出，在美国，一个 18 岁儿童在过去的 18 年里大约平均使用过 10～20 次抗生素治疗，这些治疗足够杀死体内的益生菌。在一些情况下，这些肠道菌群在抗生素的洗劫之后永远无法恢复到正常状态。因此，抗生素滥用实际上助长了1型糖尿病、肥胖、炎症性肠病、过敏、哮喘等疾病的快速增长势头。例如，炎症性肠病的发病率就随着抗生素的使用而显著增加。更糟糕的是，在畜牧业生产中工业化地为所有动物添加抗生素，因为抗生素的使用能够增加动物的体重。在美国，将近一半的孕妇会接受常规抗生素治疗。由于婴儿的肠道微生物主要来自母亲，因此每一代人在生命开始阶段可能都会比上一代获得更少的微生物定植。

瑞典斯德哥尔摩卡罗林斯卡学院的斯文·彼得松（Sven Pettersson）最近提出，如果我们对肠道微生物的生存现状不予重视，那么未来可能就会发生灾难性的后果。根据彼得松的解释，肠道表面存在着抵挡细菌和其他病原微生物入侵的保护屏障。这层屏障能够把数以亿计的细菌留在肠道里，阻止它们穿过肠黏膜进入人体的血液和其他组织。这一表面屏障实际上是由我们肠道里的各种益生菌所维系的。在小鼠研究中，他发现肠道微生物还会影响血脑屏障的通透性。血脑屏障是血液和大脑之间的一种隔离机制，可以保证血液循环中的各种分子和微生物不会对大脑产生影响。在无菌环境中出生的小鼠其血脑屏障比较脆弱，并且这一情况会贯穿小鼠的一生。尽管这一研究结果尚未在人类身上获得验证，但其提示的前景却令人担忧。如果母体肠道微生物的数量和种类下降会影响胎儿的血脑屏障发育，那么就可能进而影响大脑发育，使得大脑的自我保护机制受损，从而引起一系列下游反应。这一潜在风险将使得我们在妊娠期使用抗生素以及选择剖宫产时更加谨慎。因为我们已经知道，上述两种操作都会显著影响孕妇的肠道微生物组成，从而消耗婴儿在出生时所应该从母亲处获得的肠道微生物。

现在已经有充分证据证明人体内的大量良性微生物对维持健康是有利的。但是，有一名研究者认为，这种良性微生物对人体健康的有益影响并不单纯局限在我们体内，而应该延伸到我们所生活的城市或者乡村环境。赫尔辛基大学的伊尔卡·汉斯基（Ilkka Hanski）认为，"老友假说"对我们规划城市空间，尤其是规划城市中的绿地具有特殊的参考价值。他最近完成了一项针对 118 名芬兰青少年的研究。这项研究主要用于评估皮肤过敏的发生和植被与土地利用之间的关系。这118 名芬兰青少年来自不同的生活环境，包括城市、乡村和农场等。他通过皮肤拭子来分析受试者皮肤上的细菌多样性，并针对过敏原的特应性反应进行测试。同时，他还测量并分析了受试者居住房屋 3 千米以内的植被覆盖情况和土地利用情况。他发现，过敏和一种被称为 γ变形菌的细菌之间存在强烈的相关性。这种细菌在过敏个体中的多样性分布显著降低。他随后测试了受试者血液中白介素–10 的水平。白介素–10 是一种已知的抗炎因子。他发现在健康人群中，不动杆菌（γ变形菌的一种）和血液高白介素–10 水平呈明显相关，但是这种相关性在过敏人群中却并未观察到。

这些具有"保护"功能的细菌通常广泛存在于植物、花粉和土壤中。这或许可以解释为什么汉斯基可以在皮肤细菌的多样性、对过敏原的耐受和周围环境植物的多样性，尤其是那些罕见花卉之间观察到显著的关联。青少年在户外活动中通过花草、土壤接触这些细菌原本是正常现象，它们也可以伴随花粉或者风吹拂到人的身上。然而，越来越多的人迁移到绿地面积有限的城市，甚至有些城市几乎没有绿化，这就阻断了我们接触这些细菌的自然过程。一方面，我们的身体可能需要通过这些细菌来诱导高水平的抗炎因子表达从而形成免疫耐受；另一方面，这些细菌又依赖于丰富的植物多样性才能正常生存。如果上述两方面都是事实，那么城市的绿色植物空间规划就并不仅仅是为了给人提供某种赏心悦目的感官享受，而是解决过敏性疾病的根本性公共卫生措施。汉斯基据此认为，城市的绿化建设将带来深远的影响。

顺着相同的脉络，克尼普发现微生物也是卡累利阿地区 1 型糖尿病高发的重要因素之一。在俄属卡累利阿儿童身上不但可以检测到更丰富的微生物种类，同时他们体内调节性 T 细胞的数量也更多。他目前正在开展更深入的研究，旨在找到那些对于过敏性疾病具有最显著保护意义的微生物，这样就有可能找到潜在的治疗和干预方法，以保护患过敏疾病的高风险儿童。2 型糖尿病、肥胖症等其他一些发病率正在不断上升的代谢性疾病同样被发现和免疫失调以及肠道微生物多样性的缺失相关。

大量文献已经证明，生活中的负性应激时间、孤独感或者社会隔离均会对健康带来不良影响。大多数基于流行病学调查的长期研究都从炎症、应激、社会孤立及社会经济状况等不同方面对健康的潜在影响进行了探讨，但是仅有极少数的研究注意到肠道微生物的多样性。对此，鲁克坚持认为，如果这些研究者能从肠道微生物多样性的角度出发开展研究，应该会发现那些面对快节奏的现代生活无法适应的人、那些难以应对生活应激事件的人、那些存在持续慢性炎症体质的人以及那些更容易罹患心理和精神问题的人，他们肠道微生物的多样性受到了损害，从而进一步损害了免疫调节功能。鲁克认为，"老友假说"应该是这些公共卫生研究中目前遗漏的变量。

如果以全生命周期的视角来观察，那么仅需举几个简单的例子就足以说明这些微生物的变化是如何给我们的健康带来广泛影响的。例如，佩尔·古斯塔夫松（Per Gustafsson）观察到个体在学校期间的孤立和孤独感会对数十年后的健康产生负面影响，包括增加精神疾病、心血管疾病和糖尿病的发生率。格雷戈里·米勒（Gregory Miller）和史蒂夫·科尔（Steve Cole）进一步发现，童年时代的应激会造成机体持续的慢性炎症反应。他们分析了来自温哥华青少年的一个大样本数据，并测试了他们血液中的 C 反应蛋白和白介素-6 水平。结果显示，抑郁症的发生与慢性炎症状态存在相关性，但是这种相关性仅见于在童年期间遭受不幸的个体。C反应蛋白在抑郁发作缓解后依然会持续保持在高水平，这可能导致这些儿童更易于罹患持续的心境障碍、心血管疾病、糖尿病和自身免疫性疾病。

布鲁斯·麦克尤恩（Bruce McEwan）引入了"适应负荷"的概念，用以描述生命体在适应生存的过程中所累积的组织和器官损耗。他们阐释了由地位和经济构成的社会层级所引起的应激压力如何以慢性炎症的形式干扰神经内分泌功能，引起心脏疾病、骨质疏松和糖尿病等各种代谢性疾病，并可能导致认知功能受损。托马斯·博伊斯（W. Thomas Boyce）和凯瑟琳·齐奥尔-格斯特（Kathleen Ziol-Guest）则更直接地指出，儿童贫困和成年期疾病之间存在明确的关联。尽管食物和营养在疾病发生的过程中同样重要，但是儿童期负面生活事件暴露而产生的持续慢性炎症反应对于各种慢性疾病的发生是另一个非常重要的共同原因。慢性炎症反应主要由大脑中枢调控，其下游反馈调节通路包括下丘脑、垂体和肾上腺等器官，最终影响细胞免疫系统。细胞免疫系统的持续活化可以促使T细胞分化为Th1和Th2细胞，从而造成广泛的组织炎性损伤。童年时期的社会地位和经济地位低下会直接导致血液C反应蛋白、白介素-6和α-肿瘤坏死因子等促炎因子水平上升，从而使得这些儿童成为动脉粥样硬化、自身免疫性疾病和癌症等炎性疾病的易感人群。麦克达德在菲律宾观察到的情况可以作为佐证。麦克达德评价了菲律宾儿童的早期环境压力，尤其是母亲去世对孩子产生的巨大负面影响。他的研究发现，在负性生活事件发生后，帮助个体抵御代谢性疾病和精神疾病发生的主要保护因素是婴儿期的微生物暴露。毫无疑问，无论"老友假说"是否能够被实践证明，护理院里的老人都应该获得精心照料。然而，来自科克大学的马库斯·克拉松（Marcus Claesson）和他的研究团队却通过数据清晰阐释了养老院的环境对老年人所产生的巨大危害。克拉松的研究纳入了 178 名来自爱尔兰南部地区的老年人，他们的平均年龄是 78 岁。他将这些老人分为 3 组：第 1 组老人依然居家生活，第 2 组老人在医院中进行了短时间的康复，而第 3 组则住进了养老院。他分析了这些老人粪便中的微生物，进行了膳食调查，并且评估了他们的免疫状态。研究发现，在养老院中居住的老人体内微生物多样性显著低于居家养老的老人。微生物多样性下降与持续的炎症反应存在相关性，并且可能造成身体机能的快速衰退。随着年龄增长，我们的牙齿逐渐稀疏，唾液分泌减少，消化功能减退，便秘变得更为常见。这一系列变化都会影响肠道微生物。养老院中乏味而单调的食谱，加上潜在的社会隔离状态对于肠道微生物产生更为负面的影响，使得肠道微生物的数量迅速减少、引起慢性炎症、加速机体老化，从而影响健康。考虑到西方国家快速的老龄化进程，克拉松认为，通过饮食干预预防这些慢性疾病的发生并且降低过早死亡的概率应该成为公共卫生政策的当务之急。

目前，世界各地均有研究人员试图将"老友假说"的原理应用于临床实践，从而改变疾病的常规诊疗。当一门应用科学处于萌芽期时，你往往可以看到"以身试法"的先驱：在将治疗技术应用于患者之前首先在自己身上进行尝试，或者那些通过其他方法已经无法治愈的患者自愿承担风险接受新方法的治疗。而这是演化医学领域正在发生的事情。诺丁汉大学的戴维·普里查德（David Pritchard）在印度尼西亚进行现场研究时，惊讶于蠕虫感染对于过敏性疾病的强大保护作用。于是他故意划破自己的皮肤制造钩蚴性皮炎使自己感染钩虫，以体会钩虫感染的症状，从而以实际的体验证明相对于由此带来的免疫调节改善来说，钩虫感染所造成的负面影响是可以忍受的。目前，他正参与一项大型临床研究，该研究旨在观察钩虫感染是否能够延缓多发性硬化症的病情进展。

2004 年，一名尚不愿透露姓名的年轻人来到泰国，从一名被猪鞭虫感染的女孩的粪便中获得猪鞭虫卵并感染自身，以尝试治疗自己对环孢菌素抵抗的溃疡性结肠炎，试图避免结肠全切除和造口的命运。他曾经到温斯托克处求治，希望接受猪鞭虫卵的治疗。但是温斯托克出于伦理的考虑拒绝了他的治疗要求。在 3 个月的"自我治疗"以后，他曾经每日多达十数次的便血症状获得了显著改善，结肠的蠕动恢复了正常。蠕虫感染似乎是通过诱导白介素–22 的高表达来改善肠道黏膜病理状态的。他目前是纽约大学一项使用蠕虫治疗炎症性肠病研究项目的志愿者。

　　将看起来非常确切的生物理论转化为临床可用的药物事实上是一条相当艰难的路。在药物投放入临床应用之前，必须接受大规模随机双盲试验的严格验证，从而排除安慰剂效应的影响，并且能够真正确定药物的实际功效。以上述评价标准来看，目前所进行的关于猪鞭虫卵治疗的临床研究结果是令人失望的。一项使用猪鞭虫卵治疗克罗恩病的大规模临床研究最近被终止，因为通过现有数据分析并未发现猪鞭虫卵的任何治疗效果。弗莱明利用猪鞭虫卵治疗多发性硬化的 2 期临床试验也宣告失败。这些研究失败可能源于研究中所选择的猪鞭虫卵类型并不适合人类。猪鞭虫卵的天然宿主是猪而不是人，猪鞭虫卵在人肠道内甚至不能繁殖，因此这种所谓的"感染"在几周之内就会随着粪便被人体清除。这也可以解释为什么约翰逊的儿子需要不断地服用虫卵才能够获得相对持久的治疗效果。由于人类不是猪鞭虫卵的天然宿主，因此猪鞭虫卵对人类免疫系统的调节或许不像以人类为天然宿主的蠕虫那么有效。

　　"老友假说"的先驱鲁克乐观地说，我们也许只是在错误的人身上使用了错误的虫子。科雷亚莱认为，绦虫感染在阿根廷诱导多发性硬化缓解的重要原因在于绦虫在南美地区的广泛流行。很多人在儿童期即感染了绦虫。虽然他们并未表现出临床症状，但是这一感染贯穿了整个免疫系统的成熟过程。这种绦虫的早期感染能够影响免疫调节的关键基因，从而通过发育或者表观遗传的改变来塑造我们的免疫系统。而在北美的克罗恩病患者中却没有这种儿童期绦虫感染的暴露史。

　　与此同时，霍兰德在一项小范围的研究中发现，猪鞭虫卵治疗成年自闭症患者可以取得一定的疗效。在这些患者中，一些自闭症量表的评分获得了改善，但是这种改善却并未达到统计学的显著性，而是正好徘徊在有效性标准以下。霍兰德认为，这些患者的情绪得到了改善，他们相比之前也更不容易发生冲动行为。此外，他们的强迫行为和对周围环境变化的耐受性也均有一定程度的改善。目前，霍兰德正在更大范围的儿童与成年自闭症患者中开展猪鞭虫卵的治疗研究。

　　无论霍兰德的研究最终能获得怎样的结果，鉴于自闭症、免疫调节失调和胃肠道功能紊乱之间的明确相关性，来自亚利桑那州立大学的罗莎·克拉玛尼克·布朗（Rosa Krajmalnik Brown）研究了自闭症患者体内的微生物分布，结果发现他们不但在多样性方面显著低于正常人，而且缺乏了一些重要的益生菌种类。她目前正在开展一项针对自闭症儿童的粪菌移植研究：将正常儿童肠道内种类丰富的益生菌转移到自闭症患儿的肠道内。如果采用传统的口服益生菌治疗，无论口服益生菌药物还是饮用发酵酸奶，试图依靠吞进嘴巴的几百万个细菌来影响肠道内数以万亿计的微生物无疑都是以卵击石的行为。而粪菌移植能够在短时间内将大量益生菌引入肠道内并且使它们尽快繁殖，其效果会优于口服。此外，市售的主流益生菌药品或者食品主要含有乳酸杆菌和双歧杆菌。这些细菌虽然在建立婴儿免疫应答的过程中发挥了重要作用，但却不是成人肠道的优势菌群。我们需要新型的益生菌。

　　所有肠道微生物领域的研究者都希望在不远的将来可以通过这些研究获得某种"新药"。蠕虫研究者清楚地意识到，不可能持续地给患者服用虫卵，或者不断地刺破患者皮肤引入钩虫感染。马兹马尼安展示了一项他使用脆弱拟杆菌（Bacteroides fragilis）开展的研究。他发现从脆弱拟杆菌体内提取的 A 型多聚糖分子具有直接调节免疫系统的作用。如果这一作用与益生菌相似，那么就可以不用摄入任何细菌而能起到相似的作用。与之类似，温斯托克也在继续研究寄生蠕虫免疫逃避的机制。他憧憬着在未来能够从蠕虫体内分离出用于调节人体免疫系统的分子，从而以演化医学理论为基础为这些现代疾病带来新的药物治疗方法。

　　这些正在开展的研究令约翰逊深感欣慰。他就像一个超级英雄，依靠自己的研究拯救了劳伦斯的人生，避免了他被送进看护机构的命运。"我没有预料到这样的结果，我没想到这种治疗居然真的会有效。我只是被内心深处的那种科学家的特质所驱动而不断尝试，永不停歇。我想我将坚持探索，直至生命的尽头，即使结局未尽人意，也不能阻止我前进的脚步。"在推动"老友假说"的过程中，约翰逊也许是最为积极的一个人。他希望有朝一日能够通过研究蠕虫开发出新药，从而更便于患者的使用。"如果真的有一种药物能够下调免疫应答，那意味着什么？是不是意味着将出现一个没有自闭症、没有自身免疫性疾病的世界呢？也许我对此抱有过于主观的态度。但是，每当我们艰难地翻过一座高山，就发现目标更加清晰，而每当有新的研究成果出现，总能进一步佐证理论模型。"

　　人们很容易被各种针对我们"老朋友"的憧憬或者夸大说辞冲昏头脑。约翰逊的乐观主义也许会让我们不管三七二十一地向那些"失联的朋友们"祝酒——管它是寄生虫还是益生菌，只要是来自自然环境中的微生物我们都欢迎。然后举起酒杯，痛饮满是寄生虫和益生菌的饮料，以此来补充我们肠道中的各种有益微生物。然而，现阶段更明智的做法或许是有保留地评价现有的研究成果，冷静地预期未来。在"老友假说"真正转化为可靠、有效、能经得起实践验证的演化医学疗法之前，我们依然有很长的路要走。

第 2 章

浪漫的爱情

演化医学理论如何解开不孕不育与
妊娠合并症的机制之谜

> 浪漫的爱情，却没有甜蜜的亲吻；
>
> 但是，我相信，这是浪漫的爱情；
>
> 本该如胶似漆，却顾影自怜；
>
> 浪漫的爱情，何日相拥而眠……

怀 孕 的 梦 魇

静谧的夜晚，一对夫妇调暗卧室的灯光，相拥上床。没过多久，在不经意间发现验孕试纸变色了，夫妻之间开始轻声交换着激动的心情。这一消息很快激起整个家庭的兴奋，然后，是女皇般的十月怀胎，安全地生下宝宝。天蓝色或者淡粉色的婴儿房以及宝宝开始吸吮乳汁的那一刻：这一切似乎都是浪漫爱情的延续，人类的生育罗曼史。

但是，浪漫的幻想却可能成为某些人的噩梦。每年，数以万计的女性在怀上梦寐以求的宝宝后要经受高血压、慢性腹痛、肾功能损害等一系列问题的折磨，胎儿则长期处于不良的宫内环境中。原因在于，她们患上了一种现代医学上不能完全解释的妊娠合并症：先兆子痫。当先兆子痫进展到一定程度以后，唯一的治疗方法就是尽快终止妊娠。许多患先兆子痫的孕妇不得不在孕周过小的时候便终止妊娠。普里亚·泰勒（Priya Taylor）在怀孕过程中就不曾体验过什么浪漫。在成功生下宝贝女儿玛雅之前，她先经历了 8 次流产，此后又经历了 6 次体外受精（in vitro fertilization，IVF）失败以及 1 次双胎妊娠的早期终止。她在获得女儿的艰难历程中所表现出的勇气和毅力是常人难以想象的。

看到在地球上总共居住着 70 亿人口，你可能会觉得人类拥有强大的繁衍能力。而事实上，人类的生殖力低到惊人。南安普敦大学生殖医学教授尼克·马克隆（Nick Macklon）是这样说的："地球上人口数量的持续增长完全不能归因于人类生殖力的强大。恰恰相反，我们不得不惊讶于在生殖力如此低下的情况下，人口总量却依然能够获得增长。"马克隆强调，人类生殖力的低下可以通过数据被客观验证，可以由 1970 年英格兰实际出生人口数和预期出生人口数之间的巨大差异得到证实。此处的预期出生人口数是通过人群中可能发生性行为的排卵周期进行测算的。数据发现，人类的实际出生人口数只有预期出生人口数的 22%。而这一比率在牛、兔子和狗等其他物种中分别约为 70%、60% 和 50%。如果将这些科学数字转化为更直白的语言，那么简单来说，在不考虑个体差异的情况下，每对夫妇平均在 100 次性生活后才能怀上 1 个孩子。或者说，在不使用任何避孕措施的前提下，每对夫妇必须持续进行 7～8 个月的性生活才能换来一次怀孕机会。造成人类生殖力低下的一个原因在于流产的高发。流产是最常见的妊娠合并症。大约 30% 的受精卵无法成功植入子宫，而另外 30% 则会在怀孕的前 6 周内流产——大多数发生在下次月经来潮之前。这些早期流产的妊娠周期极短，导致很多女性在意识到怀孕之前，妊娠就已经结束了。她们的唯一感觉可能只是某次月经的经量比平时多一点而已。此外，有10%的妊娠会以临床诊断明确的流产终止。这些流产一般发生在孕12周以前。有大约1%～2%的夫妇会经历习惯性流产——依照美国的定义，两次或者两次以上连续流产可以被定义为习惯性流产。

即使妊娠成功进入到第12周，也不意味着就一帆风顺了。在世界范围内，妊娠合并糖尿病的发生率为4%～20%。约有10%的孕妇伴有难于控制的高血压，其中大多数发生在怀孕的后3个月。这会损伤肾小球，从而向血液中释放某些蛋白质。如果高血压得不到控制，则会进一步发展为HELLP综合征，造成肝脏损害。而子痫发作会直接损伤大脑，导致癫痫发作和抽搐。在现代医学干预手段出现以前，这是致死性的妊娠合并症。即使是现在，在一些不发达地区，情况依然如此。如今，紧急剖宫产仍然是终止先兆子痫的常规医疗手段。而这一方法其实起源于2 000年前的罗马帝国。当时，人们将此作为挽救抽搐濒死孕妇腹中胎儿的最后一搏。直到今天，先兆子痫仍然是全球范围内造成孕妇死亡的首位因素——大约20%的孕妇死亡是由先兆子痫所致。

1998年，雅典娜·拜福德（Athena Byford）第一次怀孕时就经历了严重的先兆子痫。她对此记忆犹新。在妊娠第26周时，她某天晚上从睡梦中被痛醒，感觉腹痛难忍。第二天，她感到头痛恶心。这都是先兆子痫的常见症状。由于正值圣诞节假期，诊所不上班。于是她不得不坚持到1月上旬才去看医生。护士给她抽了血，接着测量了一次血压，紧接着又测量了一次。然后，护士悄悄地走了出去，随后医生和她一同走了进来。这次，医生为她测量了血压。为了避免她过度紧张，医生以尽可能平静的语气对她说："我会写一张转诊推荐信。我希望你现在回家，收拾一下东西，然后带着推荐信去医院。不用担心，一切都会好的。"当她赶到医院时，医生们有点怀疑地看了看转诊推荐信，露出惊讶的表情。他们让她坐下，又一次测量了她的血压。雅典娜回忆当时的场景说："感觉天都要塌下来了！我的周围很快围上了一圈护士、助产士和医生。然后我被直接送进重症监护室。他们提醒我在任何情况下都不能单独离开。我开始觉得可能有什么地方不对劲了。"几分钟后，护士就为她连上了监护仪，并留置了静脉留置针。随后，一名医生进来向她解释："你的血压实在太高了，很可能会发生抽搐和惊厥。我们不希望病情进展到子痫发作，因此我们会使用硫酸镁和吗啡控制你的病情，以避免发生惊厥。"她迷迷糊糊地睡了好几觉，半夜醒来时，发现监护器前围了一群医生和护士。显然他们对于硫酸镁和吗啡的疗效不满意，而病情正向着他们不希望看到的方向发展。医生告诉她，胎儿目前正处于宫内窘迫状态，因此他们希望直接将她推进手术室通过剖宫产娩出胎儿。她的女儿娩出时刚满 28 周，体重不足 2 磅。"她真的很小，非常小。因为在整个剖宫产期间我几乎都是清醒的，因此她出生时我短暂地看到过她的模样。他们直接把她送去了新生儿监护室。"雅典娜回忆道。

　　胎儿娩出后，雅典娜的血压依然很高，医院拒绝了她探视女儿的要求。医护人员和雅典娜的家人都给孩子拍了照片和视频，然后拿给她看，因为毕竟这是孩子的出生纪念。然而，第二天就传来了坏消息。新生儿感染发生了，而且每况愈下。医生已经将氧气供给提高到了上限以缓解她的呼吸困难，然而病情并未得到控制。最后，医生建议放弃治疗。"他们移除了所有的生命支持设备，然后把她放进婴儿提篮中带到我的身边。我轻轻地搂着她直到她停止呼吸。他们让我给她擦洗身体，更换尿片，并且在这一过程中留下了很多照片。按照医生的说法，这样的做法和这些照片会有利于我走出这段悲伤的阴影。事实却完全相反。简单来说，我不觉得我是在给自己的女儿洗澡、换尿片，在我眼中，这只是一个死去的婴儿。我不得不在出院后把这些照片交给我的亲戚，因为看到这些照片简直让我无可忍受！"雅典娜说。

面纱的背后

与这些遭受妊娠合并症困扰的女性类似，在演化生物学家眼中，怀孕并不是一件具有吸引力的浪漫事情。他们倾向于揭开遮盖在怀孕表面的情感面纱，那种夫妻间的甜蜜爱意，那种意识到胎儿在自己肚子里成长的心灵骚动，直视怀孕这一事件本身在生物繁衍和遗传方面的价值和功能，并进而回答为什么人类的生育力这么低，为什么人类会有那么多无效排卵周期，为什么那么多孕妇会合并各种严重的、威胁自身和胎儿生命的妊娠并发症。来自哈佛大学的戴维·黑格（David Haig）是运用演化生物学观点研究妊娠合并症的著名学者。他将这些妊娠合并症统统归纳进一个被称为"亲子冲突"（parent-offspring conflict）的理论框架内。

从外部来看，生儿育女是一件自然而然的事情，也是父母之间的亲密协作。但是，如果从遗传利益的角度分析，那么父亲、母亲和胎儿三者之间却存在并不一致的诉求。根据遗传学原理，任何胎儿都会从母亲处获得 50% 的基因，从父亲处获得另外 50% 的基因。在生育和繁衍后代的责任方面，人类如同大多数动物种类一样，女性在孩子的孕育和照护方面都比男性承担更多的责任。男性在生育后代方面的投入是极小的——大概也就是一个精子那么大小吧。进一步来说，每一名婴儿都是由母亲带到这个世界上。因此，他们一定遗传到了母亲的基因。然而，他们的父亲却可能并不是同一个。由此，站在女性的角度，她更倾向于将自己对后代的投资摊薄到在整个生育年龄中她可能会孕育的每个孩子头上，这样更符合自身遗传物质的利益。引用一句著名的谚语：不要把全部鸡蛋放在一个篮筐里。而站在男性的角度，同样出于基因的利益，父亲希望母亲对自己的孩子投入更多。而这种遗传方面的诉求只能通过胎儿这一媒介获得体现。对于母亲来说，虽然失去一个孩子是悲伤的，但是这种悲伤可以通过此后来自任意其他伴侣的任意一次怀孕获得补偿。然而对于胎儿来说，自己的死亡却是无法挽回的，两者之间的利益不同，便自然引发了冲突。

演化论者猜测，通过精子注入受精卵的父源基因有促进子宫受孕的能力，它们倾向于使受精卵成功植入子宫，无论受精卵是否足够健康。基于相似的猜测，母源基因则更倾向于甄别受精卵的质量，避免存在遗传物质缺陷或其他不利因素的受精卵植入子宫，从而减少无回报的投资。妊娠开始之后，来自胎儿和胎盘的父源基因企图通过改变孕妇的生理状态以尽可能多地为胎儿提供营养，而母亲的基因则尽量抵抗这种操纵以减少对当前胎儿的额外投入。黑格将这一过程类比为一场拔河比赛。在绳子的两侧是两名汗流浃背的壮汉。如果势均力敌，那么即使双方都拼尽全力，绳子中间的旗帜却几乎保持静止，不会向任何一方移动。这就如同一次正常的妊娠。在平静的表面之下，是来自父亲和母亲双方基因的拼命角力，正是这种角力的平衡保证了妊娠的顺利进展。假如有一方突然放弃，平衡随之打破，整个系统就会崩溃。

伟大的免疫学先驱彼得·梅达沃（Peter Medawar）爵士在 20 世纪 50～60 年代开展了针对皮肤移植和器官移植的基础免疫机制研究。他的研究大大增进了我们对移植排斥和移植耐受的理解。当将目光转向妊娠时，一个奇特的问题引起了他的兴趣。在通常情况下，人体的免疫系统总是会攻击外源性蛋白质或者称之为抗原（antigen）。比如，免疫系统会攻击移植的器官和组织。但是，孕妇的免疫系统却能够接纳和耐受受精卵与胎儿，而受精卵和胎儿却都表达了大量来自父亲的外源性蛋白。为什么母亲的免疫系统不会排斥包含了一半外源性遗传物质的胎儿呢？梅达沃认为，这一现象产生的原因是母亲的免疫系统以某种方式忽视了来自父亲的抗原。这种免疫忽视可能由多种因素导致。比如，在胎儿和母亲之间存在的物理屏障隔绝了母亲免疫系统对胎儿抗原的识别，或者不成熟的胎儿无法激活母亲的免疫应答，又或者母体免疫系统因为某种原因而不能对胎儿抗原做出必要的应答。

梅达沃的观察在过去 50 年里掀起了大量针对胎儿免疫耐受的研究热潮。得益于这些研究，生殖科学家目前已经接近揭开这一免疫耐受机制的内在秘密。这些研究否定了梅达沃早先提出的种种假设。在胎儿和母体之间并没有牢固的屏障。胎儿循环和母体循环之间存在着明显的渗漏。来自胎儿和胎盘的细胞和抗原在整个妊娠期间都能够在母亲的血液循环中被检测到。事实上，哪怕在受精卵植入子宫之前，母体的免疫系统就已经能够发现这些来自父亲的抗原。

长期以来，科学家注意到一个有趣的现象，即女性与性伴侣交往时间的长短和罹患先兆子痫的风险相关。如果女性在怀孕前和孩子的父亲同居时间少于 6 个月，她此次妊娠患先兆子痫的概率要高于那些在妊娠前同居超过 6 个月的女性。如果不更换性伴侣，那么再次妊娠发生先兆子痫的风险将会降低。但是，如果在两次妊娠期间更换了性伴侣，或者间隔多年以后再次妊娠，先兆子痫的发病风险又会升高。长期使用避孕套或者性生活频率较低都会大大增加初次妊娠罹患先兆子痫的概率。体外受精受孕也会大幅增加先兆子痫发生的风险，尤其在使用其他男性精子的供精体外受精中，这种风险的增加更为显著。如果接受体外受精的夫妇在治疗期间频繁进行无保护的性行为，那么这种风险会得到一定程度的降低。所有这些证据都表明，精液中的成分能够与女性的免疫系统发生潜在的交互。能够诱导女性的免疫系统识别男性伴侣的抗原并进而耐受它们。通过精液使卵细胞受精，让受精卵着床并发育为胎儿，父源基因竭尽全力试图将自己成功地遗传给下一代。而在这个过程中，母源基因则在不同的配偶和受精卵中进行甄别，以"决定"让哪个受精卵着床以及应该为当前胎儿投入多少资源。

精液的组成绝不仅是精子和富含营养物质的精浆这么简单。事实上，精液是由大量活性生化物质精心调配而成的一杯"鸡尾酒"。纽约州立大学奥尔巴尼分校的戈登·盖洛普（Gordon Gallup）和他的同事丽贝卡·伯奇（Rebecca Burch）、洛丽·彼得里科内（Lori Petricone）在这一新兴领域里共同开展研究。他们想弄清楚精液中到底有哪些可以调节女性生殖生理的活性成分，以及女性如何对这些物质做出应答。盖洛普解释，阴道是这些化学物质进入女性血液循环的绝佳途径。阴道不但分布着丰富的血管，而且来自阴道的血液会通过髂总静脉直接回流入心脏。这一静脉引流途径不经过门脉系统，从而使得这些活性成分不会被肝脏分解和灭活。精液进入阴道 1～2 小时后，就能检测到女性血液循环中来自精液的各种活性物质水平升高。其中，许多活性物质有促孕和辅助受精卵植入的作用。在使用洗涤精液进行的人工授精中，成功妊娠和胎儿正常生长的比例都会降低。盖洛普同时引述了另一项针对配子输卵管内移植技术开展的研究。这项研究将接受治疗的夫妇分成两组。研究人员要求第 1 组夫妇在治疗前后避免性生活，而要求第 2 组夫妇在治疗前后进行性生活。结果发现，第 1 组的 18 名女性中只有 5 人成功妊娠，而第 2 组的 18 名女性中却有 15 人成功妊娠。

精液中同时含有大量通常在女性体内水平较高的激素，包括卵泡刺激素和黄体生成素。卵泡刺激素是一种促进卵泡生长和成熟的激素，而黄体生成素则是一种激发卵巢排卵的激素。人类精液中还含有种类繁多的细胞信号转导分子以及细胞因子，包括白介素-1、2、4、6、8，肿瘤坏死因子，γ-干扰素和粒细胞—巨噬细胞集落刺激因子。这些细胞因子都有不同程度的免疫抑制作用，能够帮助受精卵植入子宫。盖洛普指出，精液中的某些激素水平不但超过非妊娠女性血液中激素的水平，也超过部分孕妇血液中激素的水平。其中最主要的一种激素是人绒毛膜促性腺激素，这也是一般的早孕检测试验中用于测试女性是否怀孕的指标。人绒毛膜促性腺激素能够维持卵巢的黄体功能，避免黄体萎缩，从而保持高孕激素水平。这对维持妊娠是至关重要的。

精液中还含有 13 种不同类型的前列腺素和脂类信号分子。这些化学物质能够降低免疫系统中自然杀伤细胞的活性。根据盖洛普的解释，这些细胞因子和前列腺素能够与位于子宫和子宫颈的目标受体结合，进而影响基因表达，从而调节女性生殖系统产生相应的变化。这一过程的核心目的是增加精子存活的概率，诱导女性免疫系统够耐受精子和受精卵，改变子宫内膜环境使之更易于植入，最终增加成功受孕的概率。

阿德莱德大学的萨拉·罗伯逊（Sarah Robertson）和她的同事试图搞清楚精液中的这些成分究竟是如何与母体的免疫系统进行交互的。尽管在小鼠体内已经进行了大量研究，然而罗伯逊团队希望进一步澄清这种在小鼠实验中被发现的精液通过引起雌性生殖道轻度炎症反应，从而激发特定免疫应答以促进受孕的情况是否在人体中也同样存在。由于伦理限制，很难在子宫中进行侵入性的医学研究操作。因此，他们选择宫颈作为代表。从某种程度来看，宫颈的免疫反应能够代表子宫中的情况。

研究入组了一批育龄妇女，将她们分为 3 组。研究人员要求受试者在接受宫颈活检之前的两天里避免性生活，活检之前的 3～7 天里如果发生性行为必须使用避孕套，以确保在受试者的生殖道里不存在精子。宫颈活检选择在排卵期通过细针穿刺完成。在第一次活检之后，研究人员将间隔两天对受试者再进行一次穿刺。在 2 次穿刺之间，3 组受试者接受不同的处理：要求第 1 组受试者进行无保护的性行为，第 2

组受试者使用避孕套进行性行为，而第 3 组受试者则完全避免性行为。随后，他们在第 1 组的受试者样本中观察到大量免疫相关事件。显然，这是继发于精液与宫颈接触之后的事件。他们观察到了经典的炎症反应。这些炎症反应涉及各类免疫细胞和与免疫调控相关的转导通路。同时，有大量促炎因子的活性得到了增强，包括巨噬细胞、树突状细胞、中性粒细胞和 T 淋巴细胞在内的各种不同类型白细胞在宫颈上皮内聚集。其中，T 细胞是介导外源抗原免疫记忆的主要细胞。而这种免疫反应的变化在第 2 组和第 3 组中并未观察到。

正如我们在上一章中曾经描述过的，树突状细胞的功能是处理细菌和被感染细胞表面的抗原和外源性蛋白质，将它们重新表达在自己的细胞表面从而递呈给效应 T 细胞，继而激发适应性免疫应答。取决于接受抗原的性质，这些被激活的 T 细胞既可以是直接攻击和摧毁被感染细胞的细胞毒性 T 细胞，也可以是促进局部炎症反应、制造不利于抗原物质进一步定植环境的 T 细胞，抑或是令微环境对外源物质友好的调节性 T 细胞。正是在精液中所携带的趋化因子和细胞因子的诱导下，子宫发生了轻度炎症反应，从而导致大量免疫细胞被募集到子宫和子宫颈，促使一系列后续免疫反应的发生。这一结果决定，当女性免疫系统在受精卵或者胚胎上识别到来自相同配偶的抗原时，就会耐受这些抗原，从而允许胚胎植入，并继续妊娠。这就是为什么大量接触伴侣的精子似乎能对怀孕后期的并发症提供重要的保护。如果缺乏了这种"耐受"，就不可能成功妊娠。

研究者同时发现，在男性精液中一种被称为 β-转化生长因子的细胞因子存在很大的个体差异。它可以诱导免疫偏倚。简单来说，它能够诱导母体的免疫反应向着有利于外源物质定植的方向偏移，并且使得调节性 T 细胞在免疫应答中占据优势。然而，这种对父源抗原的免疫应答并不一定有利于受孕。因为母体同样需要通过免疫反应来甄别胚胎的质量和相容性。免疫细胞区分"自我"和"非我"的主要方法之一是通过主要组织相容性复合体（MHC）来实现的。MHC 是一种由 160 个基因编码的高度可变蛋白。人类的 MHC 又被称为人类白细胞抗原。毋庸置疑，你的 MHC 肯定与我不同。在器官移植中，MHC 匹配或者近似匹配对防止排异反应具有极为重要的作用。因此，在肾脏移植中可以使用亲体肾移植，因为一级亲属之间的 MHC 匹配度较高。但是，对于子宫来说，MHC 的游戏规则从"匹配者胜"变成了"不匹配者胜"。有证据显示，如果母体的免疫细胞识别到精液中的 MHC 标记和自身 MHC 非常相似，它们将排斥这些细胞。个中原因在于，MHC 正是将外源性抗原主动递呈到细胞表面的分子。如果母亲和父亲的 MHC 存在显著的交叉，这将使得后代所能递呈的抗原种类受到局限，从而降低后代对疾病的抵抗能力。此外，非常近似的 MHC 标记暗示夫妇双方可能携带相同的隐性遗传致病基因，从而导致后代有更高的概率携带纯合变异的等位基因，增加遗传性疾病的发生概率。研究证据与理论推测一致，即 MHC 标记非常相似的夫妇发生自然流产的概率也会增加。

隐 秘 的 审 查

我们不妨想象一下。现在，一颗受精卵已经开始分裂。它紧紧贴住子宫壁，并开始尝试植入子宫。由此，一场男女间的利益撕扯正式拉开帷幕。早期研究发现，通过体外受精技术获得的胚胎在最初的几个分裂周期中很容易发生染色体不稳定。这一染色体不稳定被认为是体外受精技术失败的主要原因之一。染色体不稳定在一定程度上源于体外受精过程中使用的那些促进卵泡增殖和排卵的化学激素。因此，长期以来针对不孕不育和辅助生育的研究重点一直是如何创造"完美"的胚胎。

2009 年，来自天主教鲁汶大学的约里斯·维米希（Joris Vermeesch）开始着手研究一种用于筛查早期胚胎染色体不稳定的敏感方法。他从 35 岁以下、没有不孕不育史的女性体内提取正常排卵、自然受孕获得的胚胎用于方法学研究。令人惊讶的是，他发现这些早期胚胎也存在与体外受精胚胎相似的"遗传紊乱"。他检测了早期胚胎和卵裂球中的每个细胞，结果发现 90% 的人类胚胎存在遗传缺陷。大约 50% 的胚胎中根本就不存在正常的二倍体细胞。染色体不稳定的范围包括非整倍体（细胞中含有超过或者少于 46 条染色体的情况）、单亲二倍体（细胞中的所有染色体都来自父母一方）以及涉及整个染色体组的各种片段缺失、重复、碎片化和异常扩增。一般观念认为，这种染色体严重异常的胚胎显然是无法存活的。然而，尽管因植入失败和自然流产造成妊娠失败的比例占所有妊娠的 70%，但这一比例仍远低于染色体异常胚胎接近 90% 的比例。因此，健康活产胎儿的数量远远超过了染色体正常胚胎的数量。

对于这一问题，存在几种可能的解释。有人认为，这些染色体异常的胚胎可以通过异常卵裂球的死亡进行自我修正，从而仅留下染色体正常的卵裂球以进一步发育为胎儿和胎盘。例如，有研究报道过一个仅包含单个正常细胞的人类冻胚最后发育成完全正常的胎儿。也有人认为，胚胎可能具有自我纠正遗传缺陷的能力。问题在于，即使相当数量的染色体异常胚胎最终可以存活，为什么在胚胎发生初期会发生如此众多的染色体不稳定现象呢？华威大学生殖医学教授简·布罗森斯（Jan Brosens）和他在南安普敦的同事马克隆认为，这是为了赋予胚胎针对子宫内膜的侵入性。除了早期胚胎细胞，人体中唯一能观察到存在如此高水平遗传不稳定性的只有恶性肿瘤细胞。遗传不稳定是肿瘤细胞侵袭性的前奏。这种遗传不稳定赋予它们更强的侵袭性，包括获得更强的移动能力、对血管和组织的侵袭性，以及向相邻器官或者远处器官的转移力。这一现象提示，早期胚胎可能也借由染色体的不稳定而获得与恶性肿瘤细胞类似的特性，从而能够侵入母亲的生殖系统。早期胚胎细胞所表现出的高水平"遗传紊乱"是一个真正的医学谜题，迫切需要通过进一步的研究获得机理的阐述。

在早期胚胎中，一部分细胞分化为胎儿，而另一部分细胞则分化为胎盘。人类胎盘是所有哺乳动物中最具侵袭性的。一旦绒毛顺利植入并形成胎盘，它们将向子宫壁深部生长，最终完全改变母亲的血液循环模式。在这种情况下，母亲的血液循环会优先保障胎儿的营养供应——除非母亲饿死自己，不然胎儿就不必担心自己的养分供给。这绝对是寄生的终极形式！马克隆指出，胚胎天生就是极具侵略性的闯入者，甚至子宫对它们来说都不是必需的。如果胚胎没有在子宫壁植入，而是植入其他地方，那么就会发生异位妊娠。输卵管是最容易发生异位妊娠的场所，但有时候胚胎也会在子宫颈、卵巢甚至腹腔内着床。大多数异位妊娠胚胎无法存活。由于对血管的强力侵袭可能会带来大出血，因此异位妊娠会给母体健康带来极大风险。偶尔，异位妊娠也可能奇迹般地诞下健康胎儿。最著名的案例是 1999 年出生的塞奇·多尔顿（Sage Dalton）。多尔顿的整个发育过程不是在子宫内完成的，因为她的胎盘植入了母亲腹腔中一个血管丰富的良性纤维瘤里。胎盘的血管深深钻入了纤维瘤，并且与纤维瘤的血管相互交错。葡萄胎是胚胎侵袭性的另一个例证。偶尔，一颗没有母源 DNA 的卵子会受精形成受精卵。这时，精子会复制自身的染色体，从而使得受精卵的染色体总数成为正常的 46 条——但是全部来自父亲。在子宫中，这种胚胎会长成一团巨大的、杂乱无章的细胞团。你可以将此看成一个没有胎儿的胎盘。

由于制造精子的成本很低，对于男性来说，如果能让更多胚胎同时受孕，将更符合自身利益，无论胚胎质量如何，这看起来像是胜算不小的赌博游戏。这些遗传紊乱的胚胎或许就是由此带来的副产品之一。亲子冲突理论预测，女性将针对男性的这一策略发展出有效的应对方法。因为对于女性来说，如何防止质量不佳的胚胎植入具有重要意义。这些胚胎将浪费宝贵的时间和资源。因此，如何从遗传异常的胚胎中挑选出那些具有正常分化潜力的胚胎是对女性的挑战。如果母亲不能筛选掉那些最终无法成功妊娠的胚胎，那么考虑到胎盘结构对血供的庞大需求，母亲付出的代谢成本将是巨大的。根据布罗森斯团队的观点，月经周期的演化以及月经周期中狭窄的胚胎植入时间窗正是这种选择得以发生的基础。早期理论认为，月经这一生理现象的演化是出于女性抵御精子中所含病原微生物的需要。也有理论认为，相对于始终维持较厚的子宫内膜，从生理代谢的角度来看，月经是更高效的选择。但是，布罗森斯的研究提示，月经和子宫内膜自发蜕膜化过程是同时演化的，而自发蜕膜化提供了对植入胚胎的质量控制。

包括啮齿类动物、熊、鹿、袋鼠在内的超过 100 种哺乳动物在生殖过程中都会经历滞育期。在这一时期内，胚胎会黏附在子宫壁上并保持静止，直到子宫给它"开绿灯"才能进一步植入子宫内膜。例如在一些鹿类动物中，胚胎在秋季到达子宫内膜，但是直到春季才会植入。在这一节点上，胚胎通过诱发蜕膜化（decidualization）过程来启动母体的妊娠反应。子宫壁的这层内衬之所以被称为蜕膜（decidua），是因为这层膜会在分娩时随着胎盘一起蜕下、脱落。而对人类而言，这一蜕膜脱落的过程则发生在月经周期中。与大多数哺乳动物不同，人类即使不怀孕也能产生类似的"妊娠反应"。在这方面与人类相似的还包括旧大陆猴、象鼩和果蝠。每个月经周期，在排卵后的 5～7 天都会发生一次自发蜕膜化。布罗森斯将此称为植入窗或者接受窗。

子宫由一种被称为螺旋动脉的特殊血管供血。围绕在子宫螺旋动脉周围的纤维基质细胞（fibrous stromal cells）在此时间窗内会分化为蜕膜细胞，并具有分泌功能。这一过程必须依赖卵巢黄体（corpus luteum）分泌足够水平的孕激素才能得以维持。如果在这一窗口期中未能受孕，孕激素水平将快速下降，于是月经来潮。然而，一旦胚胎成功植入，孕激素就会持续分泌。此时，子宫壁上的蜕膜细胞会逐渐迁移并包裹胚囊，并且将免疫细胞募集到周围，从而开始对胚胎的"审查"。或许可以将此视作生物学上的"审讯"，如同警察在审讯室里对囚犯进行的审问一般。

一些事实表明，月经的自然适应价值在于它能够让子宫预先进入蜕膜化过程，从而为稍后可能开展的胚胎审查做好充分准备。女婴常常会在出生后的头几天里出现月经，此后子宫会变得静止直到初潮。月经初潮以后，大多数女孩要再过1～2年才能真正开始排卵。布罗森斯和他的同事相信，月经在妊娠前发生是有其原因的。剧烈的出血和炎症反应是子宫做好充分准备的必要步骤。周期性的月经可以保证植入发生时的一过性免疫反应维持在较低水平——既保证刺激子宫在形态和免疫功能方面发生必要的变化，又不足以对胚胎造成伤害。罗伯逊同样发现了在妊娠中轻度免疫反应的存在，并且认为正是这一免疫反应导致先兆子痫更容易在初次妊娠的年轻孕妇中发生。布罗森斯认为，先兆子痫的发生可以一直追溯到妊娠前子宫环境的准备不足。

布罗森斯说，直到今天，医学教科书依然认为在植入过程中，胚胎是主动并具有侵袭性的，而子宫壁和子宫内膜则是被动的。这一关于主动和被动的隐喻有其深刻的历史背景。黑格记录了20世纪头20年中生殖医学科学家所惯常使用的术语变化。这些变化显然深受即将来临的第一次世界大战影响。例如，恩斯特·格拉芬贝格（Ernst Gräfenberg）在1910年时写道，卵子是"粗暴的入侵者"，无耻地侵入子宫壁的腹地；而奥斯卡·波拉诺（Oskar Polano）则将母体与胎儿间的对立描述为"胎儿在敌人的领地上建立前沿阵地"。黑格写道："在席卷欧洲的战争风暴来临之前，约翰斯通（Johnstone）甚至用了一种极具先见之明的描述：'边界是模糊的。事实上，边界线成了战斗前线。在边界线上，母体细胞和入侵的胚胎展开了战斗，还没来得及被清除的阵亡细胞散布在双方阵地上。'"事实上，蜕膜细胞确实扮演了积极主动的角色，但是它们是在积极选择与甄别，而不是与胚胎进行残酷的阵地战。异常胚胎分泌的化学物质和免疫信号能够传递重要的甄别信息，然而只有通过蜕膜化过程的加工，母体才能正确识别这些信号。因此，对于人类来说，胚胎植入时间窗同时也是胚胎识别和选择时间窗。布罗森斯指出，胎盘的最终成形也遵循相似的过程。所以，如果孕妇的蜕膜化过程发生问题，她的胚胎识别程序就会变得不完善。即使在胚胎本身没问题的情况下，有问题的胎盘也会导致早期自然流产以及妊娠后期先兆子痫的发生。

在布罗森斯的日常工作中，需要诊治大量的不孕症患者。这些不孕的女性有些是无法受孕，也有一些是非常容易受孕但却频繁发生流产。他记得几年前曾诊治过一名经历过 8 次自然流产的苏格兰患者。由于当时普遍认为不孕和流产是相互关联的，因此他询问那名患者一般需要多久才能怀上孩子，并且猜测会听到一段很长的间隔。令他惊讶的是，她的回答居然是，1 个月吧！显然，这名患者并没有不孕的问题。她在每个月经周期中都可以顺利怀孕，简直比时钟还准！但是，她的每一次怀孕都以早期自然流产告终。

1999 年，最早发现 30% 的自然妊娠会以流产终止这一现象的科学家艾伦·威尔科克斯（Allen J. Wilcox）在《新英格兰医学杂志》发表了一篇论文，试图阐述胚胎植入与排卵之间的时间间隔对胚胎命运的潜在影响。他招募了一大批备孕妇女，说服她们每天采集一管尿液并将样本储存在冰箱里，直到成功妊娠为止。他的团队此后对尿液进行生化检测，以确定从哪天开始尿液中出现了黄体生成素，这可以视作排卵日的标记。他们同时检测样本中的人类绒毛膜促性腺激素（HCG），这是胚胎植入的敏感标记。大多数胚胎在排卵日后 6～7 天左右植入，看起来是一个非常狭窄而统一的时间窗口。但是，有一些胚胎的植入时间明显偏晚，甚至要晚 8～11 天之久。威尔科克斯发现，晚期植入将造成胎儿流产风险的指数级增加。布罗森斯认为，出现这一现象的原因在于晚期植入胚胎错过了子宫选择胚胎的关键窗口。在这个窗口中，子宫发生蜕膜化，并且为严格审查即将植入的胚胎做好了充分准备。晚期植入的胚胎显然没能及时参加这场考试，因此无论这些胚胎是否合格，都会被视为审查不通过而遭到淘汰。如果女性的这一质量审查过程出现缺陷，则可能允许胚胎进行晚期植入，而这将导致生殖疾病的发生——这就是与反复流产相关的超孕力（super-fertility）。泰勒正是通过自身曲折的生育道路才意识到这一点的。

泰勒 2003 年一结婚就想生孩子，结果在蜜月中她就怀孕了。然而，在 10～20 周，她开始反复见红。大约在第 22 周时，她回忆道："我一觉醒来，发现肚子似乎变小了。我丈夫说：'好像不太对劲。'这时我觉得身下的床褥都湿了，我破水了。"还未成熟的胎儿最后在 25 周时出生了。泰勒说："真是令人伤心的回忆，亚历山大出生时一直在哭。他们把亚历山大送进新生儿重症监护室。我的儿子太小了，只有一磅重，他无法呼吸，需要呼吸支持，他最终只撑过了两天就去世了。"

泰勒并未被过去的伤心羁绊，仅仅 2 个月以后，她就又怀孕了。但是，在怀孕第 10 周时，医生并未检测到胎心搏动。她做了清宫手术，从子宫里剥除胎儿和胎盘组织。同年 3 月，她再次怀孕。类似的事情此后反复发生了 6 次，没有一次妊娠能超过 10 周。"对我的丈夫来说，一次又一次送我去做清宫术变得越来越难以忍受，而我看着身边的朋友接二连三地有了自己的孩子，实在是可怕的经历。我是一个很情绪化的人。我很容易感到沮丧，但是我也不能接受别人的过度同情。此外，我难以忍受这种完全失控的无助感。"此后，她依然希望尝试自然怀孕，却在 2 个月后发现没能怀上孩子。于是，她第一次寻求体外受精技术的帮助——这是她此后 6 次体外受精的开始，而其中有 5 次都以早期流产告终。在体外受精治疗过程中，她甚至有一次成功的自然妊娠，维持了大约 7 周。布罗森斯就是在这样的情况下接诊泰勒的。通过对第 5 个胎儿的流产组织进行实验室检查，布罗森斯发现胎儿携带了致死性染色体异常。尽管泰勒对第 6 个胎儿期望值很高，但是事实上那次流产简直是噩梦：不但终止了他们加勒比度假的计划，而且清宫术又发生了问题，引发严重的宫内感染，导致她因为大出血住院一周。她的丈夫马特平素是一个非常沉得住气的人，但是在那个场合下也禁不住大叫起来："够了！别再来了！别要孩子了吧！说什么都别再怀孕了！"泰勒事实上已经处在崩溃的边缘。但是 8 周后，在他们的结婚纪念日，她恳求马特："亲爱的，我们再试一次吧，就一次，我保证是最后一次了！"她前后劝说了马特 1 个月，才有了最后一次体外受精的尝试。

布罗森斯相信泰勒的情况是超孕者的极端案例——延长的胚胎接受窗口、异常的蜕膜化和缺失的胚胎选择过程，造成子宫功能的极度紊乱。她体内的胚胎甄别和质控机制发生了问题，导致在临床上极易怀孕却又极易流产。泰勒的最后一次体外受精总共获得了 20 个卵子，对其中 14 个进行了授精。最终，2 个 6 天的胚胎被放入子宫。很快，她接到来自医院的电话，告知她的妊娠试验为阳性，人类绒毛膜促性腺激素水平非常高，预示植入很成功。然而，仅仅 3 天以后，人类绒毛膜促性腺激素水平就开始下降。她忐忑地等到第 6 周，超声看到了胎心搏动，但是即使这样，泰勒依然不相信胚胎已经成功植入并成长。作为她的医生，布罗森斯每天关心着她的怀孕进展，从第 6 周到 12 周每周为她进行相应的医学检查，一直尝试说服她相信胎儿正在健康成长。事实上，她需要同时供养 2 个胎儿：一个胎儿已经在 7 周大时失去胎心搏动，而另一个胎儿——玛雅却坚持了下来。在妊娠第 16 周时，医生为她做了宫颈环扎术以防止自然流产。但是到 18 周时，她还是开始出血。"如熟悉的那样，某天夜里，我突然发现床褥上满是鲜血。我们匆匆起身。我对马特说，给我整理包吧。我猜得在医院住上几天了。孩子恐怕已经不在了。"出乎意外的是，当他们赶到医院时，胎心依然在搏动。第 2 天，布罗森斯为泰勒做了超声检查，发现在胎盘边上有一个巨大的血凝块。胎儿在 22 周时似乎停止了生长。泰勒的胎盘显著异常。胎盘与子宫血管之间无法建立正常的循环通路，导致胎儿养分供给不足。同时，泰勒的胎盘盖住了整个宫颈内口，这意味着胎儿已经没有自然分娩的可能。万幸的是，妊娠依然蹒跚着前行到第 35 周。医生觉得胎盘的血供已经完全无法满足胎儿继续存活的需求，同时胎儿的体重也达到了出生的标准。泰勒 4 磅重的孩子玛雅最后通过剖宫产娩出。令人欣慰的是，这是一个健康的婴儿！ 5 天以后，医生准许她们出院了。"当时，他们问我，家里东西都准备好了吗？我什么都没准备啊！真是什么都没准备！他们问我，怎么会呢？我说，我从没想过自己居然真的能带一个婴儿回家！"

通过子宫壁细胞层面与免疫层面的变化从而决定植入成功与否的内在生物学机制是非常复杂的。目前，大量就此开展的科学研究得出的结论趋于一致。问题在于，迄今开展的实验研究大多数基于小鼠。这些研究成果是否能够外推到人体依然存疑。我们清楚的是，蜕膜化过程的异常涉及基质成纤维细胞向蜕膜细胞分化过程的错误，而这一错误不但影响子宫对胚胎的接纳和甄别，同时也是早期流产和先兆子痫等其他妊娠合并症发生的重要原因。

布罗森斯和他的同事马杜里·萨尔克（Madhuri Salker）、西沃恩·昆比（Siobhan Quenby）、海斯·特克伦伯格（Gijs Tecklenburg）

等人对蜕膜化过程进行了深入研究。他们发现，促炎因子白介素-33（IL-33）在此过程中发挥了决定性作用。在基质细胞向蜕膜细胞分化的过程中，孕激素起到了重要作用。当基质细胞开始分化时，它们会分泌白介素-33。这些促炎因子会和细胞表面一种被称为STL2的受体分子结合，从而促使子宫壁细胞分泌一系列趋化因子、细胞因子、C反应蛋白和炎症因子。这种一过性炎症反应将改变一些关键基因表达，对于胚胎植入是必需的准备过程。这一炎症反应本身是自限性的。然而，一旦孕激素持续分泌导致蜕膜化完成，这些细胞就会启动反馈抑制，分泌一种被称为SST2的白介素-33诱饵受体。SST2可以和白介素-33结合，却不能转导相应的功能。因此，SST2的作用是拮抗白介素-33的生物功能，从而终止由此引发的炎症反应。科学家们比较了正常女性与反复流产女性的STL2高表达时间。结果发现，两组人群STL2的表达在蜕膜化开始时都会显著升高。正常女性STL2表达水平在蜕膜化完成的2天后就会显著下降。然而，在习惯性流产女性中，这一高表达将持续到蜕膜化过程后的8天。而拮抗受体SST2的表达水平在这组人群中则显著偏低。对于这些女性来说，她们允许胚胎植入的时间窗更长，但是由STL2介导的炎症反应持续时间也更长。由于持续的炎症反应会攻击子宫壁细胞，造成子宫壁破坏和出血，因此也将对胚胎造成严重的不良影响。

当基质细胞分化为蜕膜细胞后，它们将开始分泌一些独特的细胞因子。这些细胞因子就像边境哨点一样镇守着母亲和胎盘之间的屏障。蜕膜细胞通过分泌白介素-11和白介素-15来活化并招募一种被称为自然杀伤细胞（NK细胞）的白细胞。在一般情况下，NK细胞游走在外周血循环中。它们是一种具有高度攻击性的细胞，通常负责消灭被病毒感染的细胞和肿瘤细胞。与此不同，子宫中的NK细胞（uNK细胞）并不表现出强烈的细胞毒性。相反，它们会分泌一系列对于维持妊娠至关重要的细胞因子。在子宫蜕膜的白细胞中，70% 是 NK 细胞。这些 NK 细胞能够支持血管向子宫深部盘旋生长，从而形成胎盘。同时，它们也能帮助胚胎组织进一步植入子宫内部。蜕膜细胞还能保护携带了外源性基因（父源基因）的胎儿免受细胞毒性 T 细胞的攻击。它们通过关闭关键细胞因子的表达而实现对胎儿的保护——这些细胞因子原本能够吸引 T 细胞前来攻击胎儿细胞。

通过母体审查机制的胚胎可以与子宫壁更牢固地结合，并且向深部发展出胎盘结构。随着胚胎发育的演进，胚胎内的细胞会产生分化。一部分细胞在胚胎外围形成外细胞层，这些细胞被称为滋养外胚层（trophectoderm）。滋养外胚层细胞将最终形成滋养层（trophoblast），这是一种具有高度侵袭性的组织结构。而胚胎的另一部分则形成内细胞团，最终发育为胎儿。随着胚胎向子宫壁深部定植，滋养层逐渐伸展出血管丰富的树状结构，将胚胎牢牢固定在子宫壁上。这种结构被称为绒毛（chorionic villi）。滋养层在这个阶段被称为绒毛外滋养层（extravillous trophoblast）不断向子宫壁内部深入，它们的分支拥有开放的末端，直接连接子宫螺旋动脉。它们无所顾忌地将来自母体的血液吸进一个被称作绒毛膜间隙的巨大空腔。绒毛膜间隙位于母体和胎儿之间。在这里，大量绒毛浸润在来自母亲的血液中。在绒毛与绒毛膜间隙之间，是一层被称为合体滋养层（syncytiotrophoblast）的细胞。胎盘植入后，子宫螺旋动脉开始剧烈重构。构成螺旋动脉血管壁的平滑肌和弹性纤维被逐渐分解，取而代之的则是来自胚胎的滋养层细胞。这一结构上的重构将螺旋动脉从高阻力的周围血管结构转变为低阻力的膨胀血管，好似失去弹力的连裤袜一般。

大约在妊娠 20 周的时候，胎盘，这一非凡的生物结构已经完全成熟了。当胎儿出生时，胎盘拥有大约 11 平方米的巨大表面积。这一巨大表面积使得胎盘能够像肺一样进行充分的物质交换。螺旋动脉的重构同时意味着母亲无法通过收缩这些外周血管来减少对胎盘的血液供给。胎盘形成的另一个直接影响是胎儿可以通过胎盘直接向母亲的血液循环释放一些化学或者分子成分来调节母亲的代谢水平，而母亲在这方面则处于不利的境地：母体的物质必须首先穿过绒毛滋养层，然后穿过胎儿上皮细胞，才能真正影响胎儿。

子宫壁、胎儿和胎盘共同构成了一个"免疫特区"。在这里，它们享有独特的"免疫政策"。在演化历史中，子宫逐渐产生一种独特的能力。它们并不会直接对"异己"展开攻击；相反，它们会首先对入侵者进行甄别和选择，继而决定做出敌对的还是友善的免疫应答。胎盘在哺乳动物中的出现可以追溯到约 120 万年以前。人类胎盘是最为复杂的哺乳动物胎盘之一。只有大猩猩和其他少数哺乳动物拥有和人类胎盘相似的供血结构。这种独特的绒毛供血结构使得如人类这样的哺乳动物能够长时间在体内哺育幼崽，为他们提供充足的氧气和营养。为了达到这一目的，母亲必须允许胎儿绒毛膜能够深入地侵袭进子宫内壁。母亲为此会付出极大的代价，同时免疫系统的正常功能则必须在局部被抑制。在人类的外周血循环中，固有免疫系统的主要效应细胞是 NK 细胞，而适应性免疫系统的效应细胞则是 T 细胞。两者通常表现出极大的行为差异。哺乳动物基因组中的一些关键演化在胎盘发生过程中发挥了重要作用，而部分基因组的演化显然是出于某些巧合。

无声的争夺

在上一章中，我们已经谈到过调节性 T 细胞（Treg）。我们知道它们可以通过抑制过度生成的效应 T 细胞而调控过敏和自身免疫应答。在胎儿的免疫耐受中，它们也扮演着关键角色。在关于器官移植的研究中，已经发现调节性 T 细胞具有抑制排异反应的作用，因此它们最初被称为抑制性 T 细胞。但是，由于其过于广泛的免疫抑制作用，以及实验室研究所发现的许多技术局限，这一成果并未能真正应用于移植领域。人们重新认识调节性 T 细胞源于 T 细胞中一种重要的转录调节基因 FOXP3 的发现。缺乏 FOXP3 基因的人和小鼠体内没有调节性 T 细胞，他们必然会患上自身免疫性疾病。

　　排卵之前，外周血循环中的调节性 T 细胞数量会大幅增加。这一调节性 T 细胞数量的改变可能由雌激素和孕激素水平驱动。这一现象或许能够部分解释为什么患有红斑狼疮（一种自身免疫性疾病）的女性在怀孕期间通常会获得病症的缓解。来自哈佛大学的塔玛拉·蒂尔伯格（Tamara Tilberg）团队通过研究发现，T 细胞能识别一种特殊的 HLA 分子——HLA-C，这是 HLA 分子中唯一具有多态性的亚组。HLA-C 分子存在大约 1 600 种不同的潜在类型。这是我们之前曾说过的组织相容性机制的一个例子。HLA-C 分子的不同变异会表现在胚胎和胎儿组织上。正是这些不同的 HLA-C 分子变异赋予 T 细胞识别它们的能力，根据它们所表达的父源基因决定是否将这些组织视作敌人。在 HLA-C 抗原不匹配（母源 HLA-C 和父源 HLA-C 显著不同）的妊娠中，释放细胞因子的 T 细胞和调节性 T 细胞数量均会增加。正是调节性 T 细胞的出现，使得效应 T 细胞的攻击得到了相应的控制。许多研究都发现，调节性 T 细胞数量降低与习惯性流产和先兆子痫的发生相关。

　　来自美国纪念斯隆-凯特林癌症中心的罗伯特·萨姆斯坦（Robert Samstein）从演化维度对有关调节性 T 细胞对胎儿免疫耐受的作用做出了有趣的解释。大多数 Treg 细胞是由胸腺组织生产的，因此称为"T 细胞"。然而，研究发现一部分 Treg 细胞可以直接在外周血中由初始 T 细胞衍化而来，参与胎儿免疫耐受的正是这部分 Treg 细胞。萨姆斯坦认为，当雌性胎盘哺乳动物暴露在雄性抗原中时，它们需要一些特定的方法来解决母体和胎儿之间的冲突。这部分 Treg 细胞就是针对此问题的特异性演化产物。萨姆斯坦发现，这群外周血调节性 T 细胞的分化需要 FOXP3 基因的参与。一种被称为 CNS1 的非编码调控序列能够增强 FOXP3 的效应，而胸腺 T 细胞的成熟并不需要 CNS1 的参与。萨姆斯坦考察了许多不同的动物种类，结果发现 CNS1 仅存在于有胎盘的哺乳动物中。这一 DNA 序列似乎是伴随着胎盘突然出现的。CNS1 是一种"跳跃基因"——科学的说法是转座子（transposon）。转座子的概念最早是在 20 世纪 50 年代由芭芭拉·麦克林托克（Barbara McClintock）提出的。CNS1 可以从基因组上的某个地方跳跃到其他染色体上。在演化过程中，它正好插入到 FOXP3 基因下游，从而成为 FOXP3 基因的增强子。萨姆斯坦通过一系列的小鼠实验证实，缺乏 CNS1 的小鼠在蜕膜中所能募集到的调节性 T 细胞远少于正常小鼠。CNS1 缺陷雌鼠的子宫螺旋动脉在受孕后早期即会发生坏死，局部表现出明显的炎症和水肿，而胎儿则会被逐渐吸收。还记得我们之前提到过女性在更换性伴侣后快速怀孕更容易发生先兆子痫吗？这一现象可以通过调节性 T 细胞特异性介导胎儿免疫耐受的机制来解释。当女性在更换性伴侣立即怀孕后，她们的免疫系统尚缺乏足够的时间来诱导针对性伴侣 HLA-C 分子的免疫耐受。这一机制同样可以解释为什么两次怀孕间隔时间过长更容易引起先兆子痫——那可能是因为免疫记忆在长时间间隔后衰退了。它还可以解释罗伯逊所发现的人类精液中存在高水平 β-转化生长因子的原因，因为 β-转化生长因子同样是关键的调节性 T 细胞分化因子。只有在 β-转化生长因子的协助下，调节性 T 细胞才能在子宫中发挥作用。如果在胎盘形成的时候子宫壁内缺乏调节性 T 细胞，那么就没有什么可以抑制针对胎儿的免疫反应了。

当胎儿开始发育时，一场母亲与胎儿之间势均力敌的角力就正式上演了。依照黑格的观点，母亲的目的是限制胎儿贪得无厌的营养需求，而胎儿的目的则是尽可能从母亲体内获得更多的营养。由于胎儿既携带了来自母亲的基因，又携带了来自父亲的基因，他的基因组能够同时代表双方的 DNA。演化进程最终选择以印迹（imprinting）的方式来解决这一父母双方之间的冲突。所谓印迹，即为 DNA 分子的某个部分添加甲基，通过甲基化封印某个特定基因的功能。如果一个基因是母源印迹的，这意味着来自母亲的等位基因是失活的，来自父亲的等位基因拥有功能。相反，如果一个基因是父源印迹的，则来自父源的等位基因失活了。在哺乳动物中，目前已经发现了大约 150 个印迹基因，还有大量的印迹基因正在鉴定中。这些基因中的大部分都涉及胎盘形成和胎儿发育。如理论推测的那样，这些印迹基因在功能上通常是相互对抗的——这又是一场势均力敌的较量。科学家通过基因敲除技术开展了许多与此有关的研究。他们通过敲除父源或者母源基因，观察一旦这种对抗的平衡被打破后究竟会发生什么。他们故意打破父母之间的力量平衡，想看看天平倒向一边之后会造成什么后果。

胰岛素样生长因子 2（IGF2）是一对早期发生印迹的等位基因，IGF2 能够促进胎儿生长。在正常情况下，只有来自父亲的 IGF2 基因被表达，而来自母亲的 IGF2 基因是失活的。当研究人员从小鼠身上敲除父源 IGF2 基因后，这一平衡就向着有利于母亲的方向倾斜。结果，敲除父源 IGF2 基因的胎鼠体重只有正常胎鼠的 60%。母鼠通常通过 IGF2R 基因拮抗 IGF2 基因的作用。IGF2R 基因是一个父源印迹基因，只表达来自母源的等位基因。当母源 IGF2R 基因被敲除后，平衡则向父亲的方向倾斜：来自胎盘的激素总量增长了 35%，结果导致胎鼠的体重比正常情况下重 25%。

来自巴斯大学的科学家最近又发现了一组与胎儿生长相关的拮抗基因：母源印迹的 Dlk1 基因和父源印迹的 Grb10 基因。敲除 Grb10 基因的胎鼠体重比普通胎鼠增加 40%，并且拥有更高水平的脂肪贮存；而敲除 Dlk1 基因的胎鼠体重则下降了 20%。这两个基因作用于同一调控通路，因此它们的拮抗作用正好平衡了胎儿的生长。

PHLDA2 基因是一个母源表达的基因，它能够限制胎盘生长。这就可以解释为什么 PHLDA2 基因高表达与胎儿宫内发育迟缓（IUGR）相关。有一项研究显示，PHLDA2 基因过表达还与流产和胎停的发生相关，而这可能与它干扰了胎盘对子宫螺旋动脉的重塑有关。PHLDA2 基因的功能受到 PEG10 基因的拮抗，而 PEG10 基因是一个父源表达的基因，其在胎盘中非常活跃。在怀孕早期，PEG10 基因活性很低。而在孕 10～12 周，PEG10 基因表达显著增加，并且一直维持到妊娠终止。

CDKN1C 是一个母源表达的基因。如果来自母亲的等位基因失表达，胎盘就会长得很大。瓦拉里亚·罗马内利（Valaria Romanelli）研究了一批由于基因变异导致 CDKN1C 基因失活的女性。研究发现，这些女性在怀孕后通常会罹患严重的 HELLP 综合征，她们的孩子往往是巨大儿，并且合并 BWS 综合征。BWS 综合征的典型表现是过度生长的肢体和躯干，同时还伴有其他异常。这一现象说明，平衡向父源方向倾斜，导致胎儿过度生长和对营养的过度需求。

另两种与印迹密切相关的疾病也可以作为父母双方力量平衡在胎儿发育过程中起决定性作用的有力佐证。在 15 号染色体上的某个父源印迹区域，如果来自母亲的基因发生突变，导致母源基因失活，则会导致快乐木偶综合征（angelman syndrome，AS）的发生。患有快乐木偶综合征的孩子表现出严重的睡眠障碍和吸吮困难。他们以精灵般的面容和精力旺盛的行为不断吸引母亲的注意，仿佛是父亲基因的代言人。与之相反，在 15 号染色体的同一位置还存在母源印迹区域。如果这一区域的父源基因发生突变，则会导致父源基因失表达，引起小胖威利综合征（Prader-Willi syndrome，PWS）。患有小胖威利综合征的孩子具有嗜睡的特点，他们看起来没有活力，经常在婴儿期伴随喂养困难。然而，一旦断奶以后，他们的食欲就会变得异常旺盛，体型也会日益肥胖。这一行为方式显然更有利于母亲。因为在出生的第一年，婴儿的食物主要来自母乳，这意味着母亲必须将大量的食物储备转化为供给婴儿的乳汁。婴儿的吸吮困难有助于母亲在自己与婴儿的食物争夺中更倾向自己这一方。但是，断奶之后的婴儿食物来源并不需要母亲直接供给，因此，此后的过度进食并不会直接危害母亲的利益。

　　黑格最近用上述理论解释了一个常见的生活现象：绝大多数母亲在婴儿出生后都会经历一段非常痛苦的时期。婴儿会在夜间频繁醒来，不断要求哺乳，严重影响母亲的正常休息。黑格认为，患有快乐木偶综合征的孩子睡眠节律紊乱，觉醒频繁，哺乳吸吮时间极长，这些行为源于母源基因失活后释放出原本被封印的父源基因本能。他据此推测，在正常婴儿中，这些父源基因构成了一种适应行为，其作用是延长有效的哺乳期。究其原因，这一行为刻意而有效地推迟了母亲排卵周期的恢复，从而延缓了母亲生育弟妹的时间，由此减少同胞之间对营养和照护的竞争。达尔文的生物演化理论在这里似乎被贴上了更多权谋的标签。

　　子宫螺旋动脉的重构大约在妊娠 20 周时完成。从孕 20 周直至分娩，母亲的心率会加快，血液中的红细胞数量会增加，以此满足胎儿和自身的生理代谢需求。胎盘释放的一些细胞碎片会进入母体循环，引起轻微的血管炎症反应。因此，正常情况下，孕妇的血压也可能会轻度升高。早发型先兆子痫通常在这一时期发生。牛津大学纳菲尔德医学部妇产科医生伊恩·萨金特（Ian Sargent）和克里斯·雷德曼（Chris Redman）认为，早发型先兆子痫通常以胎盘发育异常为主要表现，事实上是这一血管炎症反应的放大。一些学者认为，子宫螺旋动脉重构不良会导致胎盘血供不足，引起胎盘缺氧。然而，萨金特和雷德曼认为，狭窄的动脉本身并不是缺氧的根源。流经狭窄动脉血流的间歇性中断才是螺旋动脉重构不良的主要因素，也是引起胎盘一过性缺血的重要原因。间歇性中断后，当血流再次恢复时会引起再灌注损伤，这就如心肌梗死患者在冠状动脉重新开放后发生再灌注损伤一样。对于血管来说，携带着氧气和营养成分的血液突然涌入是一种恶性刺激。组织会通过释放自由基激起炎症反应和氧化应激。受损伤的胎盘迅速向母亲血液循环中释放炎症因子和细胞碎片，激起母亲的全身炎症反应，破坏血管内皮细胞并升高血压。

如果黑格的推测是正确的，那么如果有一种特殊的生化武器可以恢复充足的胎盘血供，就能够为母亲提供有效的手段以应对这种由胎盘异常带来的全身性病理反应。他认为，当胎盘供血不足时，首先会试图增加母亲的心脏输出血流量（心排量）以维持血供。当心排量无法满足需求时，机体就会增加外周血管阻力，从而造成血压升高。这一外周血管阻力增加涉及母亲的所有重要器官，包括子宫和胎盘。哈佛大学医学院的肾脏病学专家阿南特·卡鲁曼基（Ananth Karumanchi）教授通过研究证实了黑格的假设。

2000 年左右，卡鲁曼基教授接诊了一些妊娠合并高血压，同时伴有肾功能衰竭的孕妇。注意到对先兆子痫的发病机制尚缺乏足够的研究和共识，他发起了针对先兆子痫的研究项目，检测了一些终止妊娠的胎儿样本，试图寻找这样一种物质：在异常胎盘中表达水平较高，同时又能够释放入母体血液循环的蛋白。很快，一种被称为 1 型可溶性 fms 样络氨酸激酶（sFlt1）的蛋白浮出水面。他观察到，在罹患重症先兆子痫的孕妇中，外周血 sFlt1 蛋白水平是正常孕妇的 5 倍。随后，他发现向大鼠注射 sFlt1 蛋白可以诱发类似先兆子痫的症状。他于 2003 年发表了研究结果，并很快得到了黑格的关注。黑格很高兴自己的理论得到了实验数据的有力支持，而卡鲁曼基本人则成了黑格的拥趸——因为黑格为他提供了一个足以解释为什么在没有任何病理变化的情况下，胎盘为了满足自身利益可以严重破坏母体循环系统的理论框架。

血管的新生和血管内皮的维持依赖一种被称为 VEGF 的蛋白质。要维持正常血压，就需要健康的血管壁。sFlt1 蛋白是 VEGF 的拮抗剂。它能与 VEGF 结合并使其失活。诚如黑格所预测的那样，血管壁的损伤会升高血压，从而使更多的血液通过外周循环转移给胎盘。然而，除了维护正常血管，VEGF 对肾小管、肾小球、肝脏和大脑等其他组织、器官的日常代谢也非常重要。这可以解释为什么先兆子痫患者会合并肾脏损害并且发生蛋白尿。SFlt1 蛋白并非改变母体血液循环动力学的唯一因素。缺血胎盘还可以向母体循环释放一种叫做可溶性内皮蛋白的物质，它同样能够升高母亲的血压。在重度先兆子痫和 HELLP 综合征的发生和发展中，它可能与 sFlt1 蛋白协同作用，共同导致孕妇发生头痛、严重消化道症状、转氨酶升高等。

20 世纪 90 年代，当黑格最初思考亲子冲突假设时，他最先描述的是母亲和胎儿之间对葡萄糖的争夺场景。大约 10% 的孕妇罹患妊娠合并糖尿病，其中大多数发生在怀孕的后 3 个月。妊娠合并糖尿病通常在分娩后就会迅速消失。妊娠时，机体会产生胰岛素抵抗，胰岛素受体的作用减弱，血糖随之升高。作为反馈调节手段，母亲不得不生产大量胰岛素以维持血糖水平。这一过程令黑格感到迷惑。胰岛素抵抗和胰岛素产量的增加无疑可以相互抵消，从而维持血糖稳定。然而在黑格看来，这一维持血糖稳定的方法显然是不经济的。维持低水平胰岛素抵抗，同时降低胰岛素产量也能达到血糖的稳定，这似乎才是更经济的手段。起决定性因素的是胎盘，胎盘会贪婪地摄取血液中的葡萄糖，无论母亲计划给胎儿多少葡萄糖，胎盘都会摄取远高于这一水平的糖类。因此，为了节制胎盘对葡萄糖的无休止渴求，母亲必须采取一些反制手段。于是，母亲通过生产大量胰岛素来降低血液中的葡萄糖含量。

　　每次进食以后，母亲和胎儿就开始为葡萄糖的分配问题进行激烈的争抢。母亲降低餐后血糖水平所需的时间越长，胎儿所能获得的葡萄糖就越多。你可能就此猜想，既然母亲能通过提高胰岛素水平的方法来限制胎儿获取葡萄糖，那胎儿显然应该也有反制措施吧。事实确实如此。胎盘会释放一种叫做人胎盘催乳素的激素。这种激素会与母体的胰岛素受体结合，干扰胰岛素的作用，从而升高血糖水平。它同时可以通过刺激一些促炎因子分泌来干扰胰岛素的生理作用，从而加强胰岛素抵抗并造成高血糖。为了反制胰岛素抵抗，母亲会生产更多的胰岛素。然而，一旦母体分泌胰岛素的步伐赶不上胰岛素抵抗水平，就会发生糖尿病。

分　娩　的　时　机

　　正常妊娠能维持多久？究竟是什么最终扣动了分娩的扳机？人类妊娠的平均周期大约是 40 周。当然，有很多胎儿会提前娩出。在现代产科技术介入之前，不少胎儿会在子宫里待到 42 周或者 43 周才分娩。如此沉重的代谢需求负担通常都会让孕妇患上严重的先兆子痫。1995 年，来自澳大利亚约翰·亨特医院的罗杰·史密斯（Roger Smith）和他的同事提出一种假设。他们认为，在孕妇体内存在一个"胎盘钟"。它仿佛一个定时器，在妊娠早期启动，最终决定了妊娠的时长以及胎儿娩出的时间。这一时钟的运行依赖于促肾上腺皮质激素释放激素（CRH）。大约自怀孕 20 周开始，人类胎盘就开始向母体循环释放 CRH。在妊娠的最后 3 个月里，胎盘释放的 CRH 数量将以几何级数快速增长。

　　在整个妊娠周期中，尽管胎盘持续向母体释放 CRH，但是它们会被母亲肝脏中的一种蛋白快速结合而灭活。因此，虽然循环中的 CRH 含量急剧上升，它们却并不表现出生物活性。在分娩发动前的 3 周左右，胎盘分泌的 CRH 数量最终超过了结合蛋白的结合能力，于是母体血液中活性 CRH 的水平开始急剧升高。史密斯团队检测了不同分娩孕周孕妇血液中的 CRH 水平。他们发现，34 周早产孕妇血液中的 CRH 水平远高于妊娠 40 周正常分娩的孕妇。而 42 周过期产孕妇血液中的 CRH 水平则远低于 40 周分娩的孕妇。研究人员认为，"胎盘钟"正是通过游离 CRH 来发挥作用的。越早将 CRH 从结合蛋白上游离下来就将越早分娩，而游离 CRH 越晚出现，分娩也会随之推迟。由此，他们认为妊娠早期的 CRH 水平可以作为预测早产的可靠指标。

史密斯和他的同事提出一种观点，即分娩过程是由妊娠晚期高水平 CRH 所驱动的。这一假设的立足点在于胎膜上存在 CRH 受体。CRH 能够通过结合这些受体刺激细胞分泌前列腺素和催产素，这两者都将促使子宫肌肉收缩，从而将胎儿挤出产道。他们将这一观点进一步合理化，认为 CRH 的分泌过程与胎儿发育的步调一致，因为 CRH 同时能够刺激胎儿分泌肾上腺素以促进其他器官的发育成熟。他们提出的模型是从母胎协同的角度理解妊娠时长和分娩发动的基础。

但是，问题并不像我们说的那么简单。事实上，包括孕妇在内，每个人体内都存在 CRH，这是一种关键的应激反应物质。CRH 由下丘脑分泌，作用于垂体，刺激垂体分泌促肾上腺皮质激素（ACTH）。ACTH 随着血液循环到达肾上腺，刺激肾上腺分泌肾上腺皮质激素，其中最广为人知的就是可的松，有时候也称为氢化可的松。这一从 CRH 经过 ACTH 最后促使可的松分泌的途径被称为下丘脑—垂体—肾上腺轴（HPA 轴）。在怀孕以后，母亲 HPA 轴的功能会相应减退，3 种主要产物——CRH、ACTH 和可的松的分泌量都会下降。传统观点认为，这是母亲用以保护胎儿的手段，因为胎儿对可的松非常敏感。

　　然而，史密斯的胎盘时钟模型却让新墨西哥大学演化与发育项目主任史蒂夫·甘奇斯塔德（Steve Gangestad）感到迷惑。他以与黑格类似的方式想象这一场景：如果母亲为了保护胎儿而选择减少下丘脑释放 CRH 的数量从而降低血液中的可的松含量，那么为什么胎儿又要向母血循环中释放那么多 CRH 呢？这不是自己打脸吗？此外，如果胎盘释放 CRH 的终极目标是作用于胎盘和胎膜上的受体并发动分娩，那么为什么不简单地在局部分泌 CRH 直接作用于这些受体，而要如此大张旗鼓地把巨大数量的 CRH 释放到母亲的血液中去呢？甘奇斯塔德意识到，一定有更富逻辑性的解释。

　　可的松是人体的一种应激激素。在个体面对突发事件时，可的松作用于肝脏，快速提升血糖水平，为机体提供充分的能量，从而应对眼前的危机。甘奇斯塔德认为，胎盘分泌高水平 CRH 可能是另一种获取葡萄糖的手段，因为 CRH 能够提升可的松水平。母亲对此采取的反制措施是通过结合蛋白尽可能灭活 CRH，并且降低自身的 CRH 分泌量。宫内生长迟缓与先兆子痫都与高 CRH 水平相关，这是因为在压力环境下胎儿需要更多葡糖糖供能，或许可以视为对甘奇斯塔德理论的某种证据支持。子宫螺旋动脉重构不良会导致胎盘血流抵抗，这也会增加 CRH 分泌。而 CRH 又可以通过促进外周血管对肾上腺素和去甲肾上腺素的敏感性起到收缩血管的作用。这一作用也将增加外周循环阻力，进一步使得血液流向胎盘。

　　目前，学术界一致认同孕中期高水平 CRH 会导致早产。然而，甘奇斯塔德认为，CRH 水平的急剧增高可能与胎儿对营养的需求相关。当胎儿从母亲处获得的营养无法满足自身需要时，胎盘就会释放更高水平的 CRH。在这一关键时间点上，胎儿觉得"饥饿"，于是开始动员自身脂肪供给能量。甘奇斯塔德认为，可能存在这样一个代谢临界点。当越过这个临界点以后，胎儿出生后接受母乳喂养就比继续待在子宫里由胎盘供养来得更有效。根据这一解释，胎儿在感觉"饥饿"的情况下，不断向母体释放 CRH 以获取更多的葡萄糖。但是，当不断释放的 CRH 无法带来更多的葡萄糖时，或者说越过了代谢临界点，高水平的 CRH 就能进一步通过促进可的松的大量释放而启动分娩过程。

这一观点与先前由埃里森和霍利·邓斯沃思（Holly Dunsworth）就妊娠时长和分娩时机提出的"能量与生长"假说惊人的一致。产科假说认为，胎儿的出生时机主要是由骨盆口径所决定的。然而，埃里森和邓斯沃思则提出，决定胎儿出生时机的主要因素是长期演化而来的母胎代谢平衡。根据他们的理论，当母亲的供给无法满足胎儿对能量的需求时，胎儿就会面临代谢压力。而这种代谢压力正是分娩发动的触发因素。大量印迹基因不但在胎盘中发挥作用，它们同时还会影响大脑活动。胎儿出生后，基因印迹在母亲和婴儿之间发起了另一场战争。这次，战场转移到母亲对婴儿的照护以及母乳喂养的营养供给上。婴儿对母亲的依恋、母亲对婴儿的吸引、哺乳等行为都是这场战争的实际表现。

从演化的观点来看，妊娠和分娩是如此残酷而又富有竞争意识。这一过程充满了利益冲突和相互制约。如黑格所述，母胎之间的这条边界既可以是肥沃的土壤，也可以是荒无人烟的戈壁。人们经常混淆生物学本能和有意识的行为。从伦理的角度出发，伤害胎儿或者婴儿是不道德的。在日常语境中，生育孩子的过程是浪漫而和谐的。我必须向你强调的是，当演化生物学家探讨生育过程中父母双方的利益争夺时，他们所讨论的是那些意识无法控制的、隐藏在深处的生物学机制。与胎儿竞争脂肪和碳水化合物的供给并不是母亲的意愿，而是演化历史对父母双方基因利益调停的结果。对罗伯逊而言，这一幕以质量控制为主题的话剧起始于免疫调节和胚胎植入。男主角是一名无良推销员，他的目的是把产品推销出去，无论胚胎的质量是否可靠以及是否与母体相容；而女主角则是一名非常谨慎的店主，她希望保证在自己店里上架的都是合格产品。

　　根据罗伯逊的观点，不同男性精液中所含有的免疫活性成分有所不同。这些活性物质都能够激起子宫的免疫应答，并且增加女性对任何男性受孕的概率。但是，这一免疫反应同时为女性提供了评估男性生殖力的可能，女性将拒绝那些实际有缺陷的受精卵植入。女性对胚胎的选择能力并不因植入而终止；相反，会一直延续到整个孕期。对女性来说，质量不佳的受精卵植入子宫同样会消耗至关重要的能量和营养。即使胚胎流产，在流产之前也将争夺母亲的储备能量。一个发育中的胎儿需要大量的资源，这对任何女性来说都是具有风险的事情。由于能量和营养的额外消耗，适应不良的母亲可能会面临感染和营养不良的威胁。外界环境变化，比如灾荒或者战争以及家庭、社会关系变迁带来的应激压力极有可能令她难以应对。罗伯逊认为，在这种情况下，胚胎和胎儿实际上一直处于缓刑之中，直到顺利出生——尽管她并未使用"缓刑"一词。女性的选择权决定了胎盘和胎儿的命运。当环境发生剧烈波动时，女性的免疫系统将作出微妙的适应性改变，这种改变可能使得对胎儿和胎盘的免疫应答从友善的变成敌对的。"在必要的时候，女性能够动员排斥妊娠组织的强大机制。"虽然精液中含有的化学物质在动员调节性 T 细胞建立针对胚胎的良性免疫应答过程中发挥了重要作用，但是这一免疫应答的维持在此后则由胚胎自身和周围环境来控制。树突状细胞和 T 细胞对急性环境应激的反应极为迅速——环境变化会引起下丘脑—垂体—肾上腺轴的活动改变，释放分子信号，刺激免疫系统做出相应的应答。这一环境应激与免疫系统的联动作用解释了为什么外界的强烈刺激可能诱发流产。最近的很多研究都毫无例外地显示，强烈心理应激事件与流产的发生密切相关。心理社会应激会降低孕酮的分泌水平，将免疫应答切换为促炎的 I 型免疫反应主导。罗伯逊认为，承认免疫系统的这一质控程序或许能够改变我们对于流产的"病理性"认识。事实上，免疫介导的胎儿丢失在某些环境下是正常的生理现象，并且可能是最佳的生殖选择。我确信黑格会同意她的观点。

迄今为止，尽管我们已经清楚地意识到在妊娠期间的某些关键时刻，比如胚胎植入过程和胎盘发育过程中受精卵和胚胎极为脆弱，但是这一颠覆性的理论尚缺乏足够的证据支持。此外，我们也意识到母亲的精神状态会通过下丘脑-垂体-肾上腺轴和胎儿进行深度互动。密歇根大学公共卫生学家丹尼尔·克卢格（Daniel Kruger）通过美国人口普查数据调阅了2000年全美450个县出生的人口数据。她研究了早产和低出生体重与单亲家庭和社会经济状态之间的关系。研究发现，女性配偶离开家庭对于胎儿来说不是什么好消息。由此引起的应激会造成妊娠提前终止以及低出生体重。当缺乏男性的支持，生理机制会在无意识中限制母亲对胎儿的投入。至于这一机制是否会直接终止胎儿发育则要视情况而定。

演化医学的残忍视角似乎刺破了我们对于生育的浪漫遐想，然而这一粗暴的观点却为治疗妊娠合并症提供了有希望的新视野。例如，卡鲁曼基发现孕妇血液中的sFlt1蛋白升高提示先兆子痫的发生，于是他尝试在整个妊娠期通过监测sFlt1蛋白的水平做到早期发现并诊断先兆子痫。在一项小范围研究中，他的团队通过血液透析清除循环中的sFlt1蛋白，降低了患先兆子痫孕妇的血压、改善了蛋白尿症状并延长了妊娠时间。基于罗伯逊和格斯·德克尔（Gus Dekker）在澳大利亚的研究，β-转化生长因子有望成为一种治疗不孕的药物。目前，罗伯逊正与生物技术公司合作研发通过粒细胞-巨噬细胞集落刺激因子提高胚囊质量的技术，以提高植入成功率。布罗森斯相信白介素-33有可能成为治疗习惯性流产的潜在药物。

　　长期以来，我们被那些机制不明的妊娠合并症所困扰，而现代医学却始终缺乏对这些问题的有力阐释和解决方法。演化医学或许刺破了生殖过程的浪漫伪装，由此换来的是对于妊娠机制和妊娠合并症的深入理解。布罗森斯、罗伯逊和其他许多研究者今天开展的工作无疑都可以追溯到 1974 年罗伯特·特里弗斯（Robert Trivers）这位当今依然健在的最伟大的演化论学者首次提出的关于亲子冲突的理论。而黑格则是率先应用这一理论来解释妊娠合并症发生机制的研究者。目前，世界上数位顶尖生殖医学专家正在演化医学理论框架下开展他们的研究工作，这无疑是演化医学理论在生殖领域的巨大成功。

第 3 章

直立的代价

为什么直立行走会成为骨骼疾病的原罪

演 化 的 伤 痛

已故美国众议院前议长、马萨诸塞州传奇议员蒂普·奥尼尔（Tip O'Neill）有一段广为流传的轶事。作为一名交际广泛的政治家，奥尼尔从不畏惧社交场合。然而，他所能记住的人脸远远赶不上巡回演讲中他所接见过的拥护者的数量。为此，他总是轻轻地用胳膊搂住对方的肩膀，热情地和对方握手，然后亲切地询问："你的背还好吗？"由于大约 80% 的选民都经历过这样或者那样的背疼，他这句关切的话语总是能够引起人们的惊叹和赞美：太神奇了，他居然还记得我！

毋庸置疑，直立行走是人类拥有的最重要的能力之一。直立行走解放了我们的双手，提高了狩猎效率，并且促进了大脑的进一步发育。直立行走的人类很快就跨越了山川大海，来到地球上的各个角落，用他们的双手和大脑深刻改变了这个星球——尽管并不总是将它变得更好。在整个动物王国里，只有鸟类和人类是真正的专性双足行走动物。而大多数鸟类只能跳跃，只有像鸵鸟等部分鸟类才可以真正用双足行走，甚至奔跑。有些动物在某些时候会使用双足行走，比如长臂猿。然而，人类是唯一一种拥有一条竖直脊柱的双足行走生物。人类的脊柱就像一条铅垂线将压力从头传递到骨盆继而分散至双脚。一些演化人类学家认为，在所有动物中，只有人类获得独一无二的双足行走能力是有原因的——这是自然界一次下不为例的尝试。根据他们的观点，人类为双足行走付出了惨重代价。今天，人类肌肉、肌腱、骨骼上的各种常见疾病都源于历史上我们硬生生将脊柱掰了 90 度以形成现在这样竖直的状态。

我们以罗莎琳德·米歇尔（Rosalind Michel）的经历来说明上述观点。1951 年，在米歇尔 11 岁的时候，她第一次觉得自己的脊柱似乎有问题。她先感觉到腰背部和大腿疼痛。慢慢地，她的下肢开始变得无力，以至于放学后无法轻松地从车站爬上陡峭的山坡回家。医生很轻率地将此诊断为"生长痛"，并且打发她回家"继续生长"。然而，她的疼痛并未减轻，从车站步行回家也变得越来越困难。这段每天都要走的山路会引起腰背部的剧烈疼痛，以至于一进家门她就不得不平躺到床上缓解自己的背痛。

母亲觉得问题似乎很严重，于是带她去看了一位骨科专家。"医生看了一下我的背，对我说，弯下腰，用你的手去碰脚趾。妈妈看到我居然只能碰到膝盖，惊讶得话都说不出了。"医生告诉米歇尔，她脊柱里的某些东西可能滑脱了，需要接受手术治疗。事实上，她的最下方一节腰椎——L5 椎体从骶椎上方滑到了整个骶椎前面，导致整条脊柱折向了后方。对此，确切的医学诊断是椎体完全性前脱位（spondyloptosis）。这一疾病的发生机制尚不清楚，或许遗传因素在其中发挥了作用。米歇尔则将此归咎于在学校中的过度运动："小时候我有一个很坏的习惯，喜欢从高墙上跳下。我们学校的花园里有很多漂亮的小平台，我们经常比赛看谁能从最高的平台上跳下来。也许正是因为经常从高处跳下才造成了我的脊柱损伤。"

在医院里，医生首先为她进行了为期9天的牵引。他们在她的腿上钉入一些钉子，然后把她的双腿悬吊起来，试图通过身体的重力来拉伸脊柱，让滑脱的椎体归位。但是，拉伸并没起到预期的效果。于是，她接受了手术。那时候并没有今天那么多高科技骨科固定材料。医生们从她的骨盆取了部分移植骨，然后将 L5 椎体直接与骶骨融合，这样就能避免这节椎体日后再次发生滑脱。她术后在医院住了3个月。在这3个月里，她不得不裹着石膏平卧在床，等待移植的骨组织慢慢与椎体接合。此后，她又能站起来并继续她的学业了。后来，她考入医学院，成为一名麻醉师。虽然经过了手术修复，但是随着时间的推移，她的脊柱变成了一个翻转的 C 形，或者称为腰椎后凸（kyphosis）——正常情况下，腰椎的生理弧度类似于一个正常的 C 形。

米歇尔是全世界无数遭受骨骼疾病困扰的人之一。这些骨骼疾病包括背痛、腰椎间盘突出、严重的脊柱侧弯，以及从头颈一直到脚趾各种骨关节部位的不适和退行性疾病。许多人类体格学家和演化生物学家都将这组疾病归因于直立行走，而人类是地球上唯一始终直立行走的双足动物。困扰米歇尔的烦恼正是脊柱重塑的副产品，或者说是人类为直立行走所付出的高昂代价。最早提出这一观点的是来自宾夕法尼亚大学的法医人类学家威尔顿·克罗格曼（Wilton M. Krogman）。由于他对人类骨骼系统的渊博知识，费城警察局的同事们通常称他为"骨骼侦探"。1951 年，也就是米歇尔打着石膏躺在医院里的那一年，克罗格曼发表了一篇具有深远影响力的论文。如果米歇尔当时能够读到这篇题为《人类演化之殇》（The Scars of Human Evolution）的论文，那么她一定会产生共鸣。论文中写道："人类的演化看起来是如此随意而凌乱。不可思议的是，我们居然能够顺着这一演化轨迹生存下来！"

在克罗格曼看来，四足行走动物仿佛一座"移动的拱桥"。动物的

4 只脚犹如 4 个桥墩，脊柱如同搭建在桥墩上的拱桥桥面，而胸腹部则悬垂在桥面下方。当脊柱旋转 90 度以后，这一拱桥结构的优势变得荡然无存。为了适应垂直承重的需求，脊柱不得不演化出 3 个不同的弧度以分解垂直方向的重力。初生婴儿的脊柱会有一个天然的弯曲，当婴儿学会抬头后，颈部将出现一个自然的 C 形弯曲，称为颈椎前凸。在婴儿开始直立走路之后，腰椎会形成另一个前凸。而在腰椎和颈椎之间的胸椎则顺势出现后凸，从而形成人类脊柱自然的 S 形结构。为了保证脊柱拥有充分的活动度，每一节椎体都被塑造成楔形结构——前端相对较厚，而后端逐渐收窄，其构造就好像那种会扭动的玩具蛇一样。这种类似铰链的活动结构带来一个潜在的问题，即某一个椎体可能会通过相邻椎体的斜面滑脱出来，尤其在承担重量负荷的腰椎区域更容易发生。

为了实现双腿站立，脊柱下端、骨盆和骶骨都进行了相应的结构重塑，而这正是问题的来源。人类骨盆的重心与脊柱并非在一条直线上，而是相互成角。髂骨变得短而宽，以便在直立行走的情况下能够支撑我们的内脏，避免内脏过度下垂。人体的重量被集中到骶骨与髂骨交接的地方。在人类体内，骶髂关节的接合面变得很长，其结果是骶骨进一步下降，直接缩窄了产道的空间，增加了胎儿正常分娩的难度。克罗格曼解释，这一区域的结构具有天然的不稳定性，正是许多腰背部疼痛的根源所在。

人类腹腔中的内脏很重。由于重力的关系，这些内脏具有下垂的倾向，使得人类容易患上疝气。心脏处于相对较高的位置，下肢血液必须克服 4 英尺的势能才能返流回心脏，因此容易造成下肢静脉曲张。而直肠下端黏膜极易充血则是痔疮发病的生理基础。

接下来，克罗格曼分析了双足站立后人类双脚结构发生的变化。在演化历程中，人类双脚的功能已经从早期以抓握为主演变为主要用于分散和承担身体的重量和负载。"脚趾的长度缩短了,与脚的其他部分更好地融合到一起。跗骨组成了脚跟、脚踝和脚背,这些区域的长度大约是足部总长的 1/2。作为比较,大猩猩的后足中,这部分长度只占 1/5。人的足部包含一个非常坚硬的足弓,并且有两条横向运动轴:一条以脚踝为中枢,另一条则主要依赖趾骨的运动。"根据克罗格曼的观点,这并不是非常精密的设计,"扁平足、拇囊炎、老茧和各种足部疼痛本质上是因为演化和适应并没有给我们带来真正完美的双足结构。"

2013 年 2 月,一群当代克罗格曼的拥趸在美国科学促进会主办的一次专题讨论会上,以不同的视角诠释了"人类演化之殇"这一传统论调。《科学》杂志资深记者安·吉本斯(Ann Gibbons)回忆说,凯斯西储大学人类学家布鲁斯·拉蒂默(Bruce Latimer)本人曾接受过背部手术。在那次会议上,他蹒跚着走上讲台,不断扭曲和弯折一段悬挂在讲台上的脊柱模型,用以说明为什么直立行走会给人类的脊柱和骨骼带来特异性的损伤。人类的 S 形脊柱始终在承担压力。久而久之,自然弯曲因为反复承压而变大,导致腰椎前凸、驼背和脊柱侧弯等问题的发生。拉蒂默认为,人类脊柱最大的问题在于下腰部那个巨大的 C 形结构。这一结构对于防止产道阻塞、平衡躯干和下肢之间的力量分配具有重要意义。问题在于,这一结构极易磨损。拉蒂默表示:"如果你平时加以注意,那么你的脊柱也许能够很好地为你服务 40 ~ 50 年。此后就听天由命吧。"人类的行走姿势是双脚交替迈步,同侧的手臂向相反方向摆动。长期以这种姿势行走,椎间盘将受到持续的磨损,并且造成椎间盘的突出。拉蒂默认为,在所有的物种中,只有人类易患髋关节骨折、拇囊炎、疝气、扁平足、半月板撕裂、胫骨内侧应力综合征、椎间盘突出、椎骨骨折、椎弓崩裂(由于背部过伸或者过度弯曲造成的椎骨背侧特定部位的损伤)、脊柱侧弯和脊柱后凸等疾病。

在我们行走和奔跑的时候,各关节承受的应力是人体体重的数倍。

对于行走而言，因为膝盖的 15 度弯曲能够吸收许多能量，因此这一过重的负荷并不会带来过多问题。事实上，如果走路时膝盖能进一步弯曲，那么就能分散更多压力。但是，只要尝试一下你就会发现，这样走路实在是太累了。然而，当我们奔跑时，下肢恰好在承受最大力量的同时保持完全伸直的姿势。从大猩猩的解剖结构来看，股骨以垂直的方向与骨盆连接，小腿的骨骼也以同样垂直的方向与股骨连接，大腿与小腿之间没有角度，因此膝关节左右两侧受到的力是对称的。而在人类的解剖中，膝关节有一个向内倾斜的角度。这是因为人类的双足必须位于重心的正中以维持身体平衡。所以，人类膝关节两侧受到的应力是不均匀的，导致关节软骨会被持续磨损。

波士顿大学的杰里米·德席尔瓦（Jeremy DeSilva）赞同克罗格曼的这一观点。他也认为，人类还没有经历能为我们带来完美双足的足够长的演化历程。在他看来，如果人类的脚部设计足够精良，那么足部治疗这一价值 10 亿美元的产业就将不复存在。鸵鸟的双足毫无疑问更适宜跑步。鸵鸟的脚踝和足部的其他骨骼融合成一整块单一的坚硬骨头，很像残奥会上我们看到的在跑道上飞奔的那名"刀锋战士"。鸵鸟的脚有长而厚的肌腱，用于在双足奔跑时储存弹性势能。鸵鸟的双足经历了大约 2.5 亿年的演化。而人类的演化历史大约只有 500 万年。人类的祖先是在树上生活的猿类。猿类的足部由很多不同的骨头组成，由此协同它们强大的下肢肌肉完成复杂的旋转运动，以保证它们在树上完成各种抓握动作。由于承继了祖先的这些特点，人类的足部依然由 26 块不同的骨骼组成。当然，在演化过程中，这些猿类的脚已经在人类身上被塑造得更适宜行走和奔跑。德席尔瓦表示："人类双足拥有很强的功能性。自然选择为我们塑造了一双能够吸收地面反作用力的脚，它们拥有足够的坚硬度，能够支撑前行的步态，甚至赋予了我们极富弹性的足跟和跟腱，这些与猿类相比具有显著的不同。"尽管如此，他依然强调，这一演化塑造的结果谈不上是"明智的"。简单来说，这根本就不是出于什么精良的设计，而完全是在演化过程中不断试错的结果。作为类比，德席尔瓦将这些结构上的重塑比喻为"修正液"和"修正带"式的涂改。演化不同于为刀锋战士——残奥会运动员奥斯卡·皮斯托留斯（Oscar Pistorius）设计假肢的人类工程师。它无法从一张白纸开始绘制蓝图，它也不能推翻所有设计回溯到物种起源的那一刻。当人类开始慢慢直立起来的时候，我们的双脚还是那种具有高度灵活性、带有长而对置的大脚趾、非常适宜缠绕树枝的结构。根据德席尔瓦的说法，这种偷工减料的演化结果导致了一系列潜在问题：脚踝扭伤、足底筋膜炎、扁平足、跟骨骨刺、足底腱膜（连接跟骨和脚趾的韧带）炎症，以及拇趾脱位造成的拇囊炎。

背痛是一个世界性的问题。在美国，每年因为背痛寻求医学治疗的人超过 2 000 万，由此带来的医疗开支超过 850 亿美元。在英国，员工每年因为背痛问题而请假的天数总和达到 8 100 万天，英国国家卫生系统为此支付的医疗开支高达 3.5 亿英镑。这一高企的发病率直接催生了一个庞大的行业：诊断与缓解背部、腿部和足部的疼痛与不适。如果你参观过 2014 年 7 月在伦敦奥林匹亚展览中心举行的背痛展览会，那么你就能看到这个行业的全貌：步入式 MRI 人体扫描仪和各种诊断仪器；按摩仪、功能椅、功能床、功能沙发、功能靠垫等各种保健器具；瑜伽、α 脑波音乐治疗、骨科牵引、磁疗、骨强化营养补充剂、植物提取物等各种治疗产品。

皮特·梅（Peter May）是一位体育专栏作家，也是一位典型的腰背部疼痛患者。他每次亲身体验过自己所写的体育锻炼项目后，都不得不蹒跚着去找他的理疗师寻求帮助。在 20 多岁某次 5 人制足球比赛时，他第一次感觉转动腰部的动作会引发背部疼痛。从那以后，他已经受腰背痛折磨差不多 30 年了。"我的理疗师住在伦敦北部的一座山上，需要走一段很长的上坡路才能到他那里。记得有一次，为了去接受治疗，我不得不打了一辆出租车上山，而我的理疗师最后还不得不开车送我下山。我在街道上蹒跚而行，无法正常走路。有一次背痛发作，我正在康沃尔海边散步，那条小路泥泞不堪，我滑倒了，双腿被重重地压在身下，第二天，我就站不起来了。"他的理疗师就像维修老旧汽车的机械师一样，通过修修补补让他能够继续行走。通常来说，像皮特这样的情况很难得到确切诊断。他看起来并没有什么明显的病证，但是他就是感到疼痛。现代医学只能很模糊地说，脊柱后侧那些非常精密而脆弱的关节受到了刺激，从而诱发了腰背部的疼痛。而这一情况可能永远不会得到改善。

行 走 的 谜 题

从表面上看，人类似乎为演化的结果付出了高昂的代价。拉蒂默指出，虽然年纪越大，腰腿部出问题的概率就越高，但是有充分的证据显示，很多严重骨骼肌肉疾病的发生与年龄并无关联。如果双足行走必须付出高昂的代价，那么似乎应该有足够充分的理由来解释这一不利影响。显然，并不缺乏相应的理论。然而大多数理论都是假设，由于森林面积日益缩小，人类祖先开始从森林迁移到炎热而宽阔的非洲稀树草原，而那里正是双足行走现代人的演化主战场。问题在于，迄今为止并没有一种足够令人信服的理论能够证明双足行走的必要性。

"提防（watch out）假说"是首先受到质疑的理论。这一假说认为，人类通过双足站立获得了更好的视野，从而能够透过更长的草丛看到远处的物体。然而研究发现，大猩猩和吉拉达狒狒在野外几乎从不站起来扫视远处。发现露西的著名古人类学家唐约翰松（Don Johanson）非常现实地提出，对于类似非洲南方古猿这种只有 3.5 英尺高、60 磅重、跑得并不快的人类祖先而言，站起来让更多身形矫健的捕食者看到并不是什么好主意。

"解放双手（freeing up the hands）假说"一度看起来非常具有说服力。这一假说认为，促使人类站起来的原动力是解放双手，从而可以使用工具、武器，更好地采集食物，并且进行自我防御。然而，唐约翰松注意到，在使用双手从事食物采集、自我防御等活动和直立行走两者之间实际上存在一个长达100万年的间隔。事实上，大猩猩和其他猿类都可以用前肢来采集食物，他们也会相互打架，但是并没有发展为专一双足行走的动物。另一些学者认为，直立行走能够释放母亲的双手用于携带婴儿。原因在于，随着人类毛发的不断减少，婴儿无法通过抓握母亲的毛发而安全地悬挂在母亲身上。来自曼彻斯特大学的两位科学家针对这个问题进行了一项有趣的研究。他们分析了女性以不同姿势负荷相同重量时消耗的能量。一组女性携带了重量平均分布的物品——穿10千克重的背心或者携带两只相同分量的哑铃；另一组女性则模拟怀抱婴儿的姿势，在一侧大腿上携带或者怀抱相同重量的物品。结果发现，在负荷对称的情况下，女性消耗的能量远低于负荷不对称的情况。由此他们推测，双手怀抱婴儿这一不经济的方式很难成为双足直立行走的演化动力。

类似的，唐约翰松以非常通俗的视角回应了所谓的"体温调节（thermoregulation）假说"。这一假说认为人类直立行走是为了能够降低太阳辐射带来的热量。在唐约翰松看来，在正午的太阳下躲在树荫下休息无疑是更为理想的解决办法。最后，"水生猿（aquatic ape）假说"提出，人类的一些结构特征——体毛稀疏、出汗散热、拥有皮下脂肪等都是为了在演化进程中更好地适应水中生存，而不是为了适应非洲大草原。虽然这一荒诞的理论很容易被驳倒，但是德国人类学家卡斯滕·尼米茨（Carsten Niemitz）提出了一种调和的解释。根据他的解释，当人类祖先在过膝深的水中行动时，他们的双足支撑依然不够稳固。因此，站立起来、发展为专一双足行走的动物显得更有利。问题在于，人类为什么要跑到鳄鱼、河马、蛇和巨型水獭出没的水里去呢？这对我们的祖先有什么好处呢？

唐约翰松认为，关键在于我们看待问题的视角始终是有问题的。对于"为什么我们的祖先会站起来"这样的问题是不可能获得统一答案的。与此相反，我们更应该关注的问题是："在早期原始人类从四足行走演化为双足行走的过程中，他们到底获得了什么好处？他们又是在何时、何地最大限度地享有了相应的好处？"这些问题很难回答，因为早期人类留下的化石线索极为有限。在现代同位素技术广泛应用之前，要重构人类祖先的生活环境非常困难。然而随着研究深入，人类祖先的生活场景也正在被逐渐揭开，而由此获得的一些新线索却出乎意料。

包括直立人（erectus）、能人（habilis）和海德堡人（heidelbergensis）在内的所有早期人类祖先都是专一双足行走的动物。但是，到底是从什么时候开始我们的祖先真正直起身子了呢？在坦桑尼亚利特里发现的著名的阿法南方古猿（Australopithecus afarensis）脚印表明，至少在 350 万年以前，我们的祖先就开始双足行走了。这些脚印与人类的足印非常相似：它们有明显的足弓，拇趾已经变小并与其他脚趾基本齐平。从脚印的形态推测，该动物拥有比大猩猩大很多的跟骨。拉蒂默曾经嘲讽地说，出于体貌特征的相似，即使他们来到今天的佛罗里达海滩，大概也不会因为看到现代人而感觉过分惊恐。来自利物浦大学的罗宾·克朗普顿（Robin Crompton）采用 fMRI 对利特里的足印进行了 3D 建模，以此与当代人类足部进行比较。通过电脑模拟，他们测算了足部所承受的压力，试图探究利特里的足印是在怎样的步态下才被印到化石里的。根据他们的研究，南方古猿的行走姿态与四足行走的大猩猩完全不同。相反，他们的姿态与今天直立行走的人类非常相似，步伐由前脚，尤其是前脚的拇趾驱动。

他们会爬树吗？德席尔瓦曾经研究过很多南方古猿的足部化石碎片，他认为南方古猿的踝关节与人类类似，呈方形，而大猩猩的踝关节则是梯形的。梯形踝关节能够带来更大的活动自由度。当大猩猩爬树的时候，它们的踝关节会充分屈曲，以至于足部可以完全贴近胫骨。南方古猿并不能这么做。显然，它们的攀爬能力远逊于大猩猩。由此看来，尽管南方古猿或许可以通过爬树来获得一些食物、逃避敌人的追击或者在夜间找到临时休憩场所，但是他们的主要活动场所在地面。话虽如此，但并非所有化石证据都支持基于南方古猿的推理。约翰尼斯·黑尔-塞拉西（Yohannes Haile-Selassie）和拉蒂默在 2012 年时发现了一个灵长类动物残留的部分脚骨碎片化石。这些化石可以追溯到 340 万年以前。化石到底来自哪种动物目前尚不清楚。但是，它们很有可能来自拉密达猿人（*Australopithecus ramidus*），一种曾经与阿法南方古猿生活在同一时代的猿类。化石标本足以表明，这些动物有很大的、可以用于抓握的拇趾。研究人员认为，这种代号 BRT-VP-2/73 的动物在树上活动的敏捷性应该显著强于地面。这一研究结果提示，双足动物的演化并不是一条线性的单一路径。在同一时期，存在着以树栖为主的双足动物和以地面行走为主的双足动物等不同种类。

科学家很快发现，这一化石的很多特点与一种被称为始祖地猿（*Ardipithecus ramidus*）的更早期古猿有很高的相似性。而这种古猿生活在大约 440 万年以前，大概是人类祖先与黑猩猩祖先从演化上开始分支的时刻。"地猿"这一称谓从根本上改变了我们对双足动物起源的认识。我们应该都很熟悉科普动画片中经常出现的那段描述人类演化的经典片段：双前肢撑地行走的大猩猩逐渐变成以笨拙姿态双足步行的南方古猿，经由背部渐渐抬起的直立人（*Homo erectus*），最后成为步态优雅的现代智人（*Homo sapiens*）。然而，越来越多的古人类学家认为，这段经典动画片应该被扔进垃圾箱了。地猿毫无疑问是双足行走的动物。地猿的骨盆宽而平坦，与人类和南方古猿极为类似。结合目前发现的一些股骨碎片、几段压碎的肋骨和一节胸椎后部化石，几乎可以断定这些地猿能够直立行走。然而，她的脚大而修长，同时拇趾能够进行对趾以实现抓握。

欧文·洛夫乔伊（C. Owen Lovejoy）和蒂姆·怀特（Tim White）的研究团队认为，地猿演化为双足行走是为了更好地适应树栖生活。他们的脚部结构可以保证其在树冠上"行走"的时候能抓握住小树枝以支撑身体的平衡。他们同样可以在地面使用双足行走，尽管走起来可能没有南方古猿那么灵便。"长期以来，我们都在寻找双足动物从树上慢慢走向地面的证据。而始祖地猿显然填补了这一空白。"进而，他们指出，"基于对非洲猿类运动方式的观察来推测双足动物的演化时间表看起来是站不住脚的。"

由于人类及人类直系祖先手腕和指骨的构成与大猩猩和黑猩猩极为相似，因此许多人类学家长期以来认为人类的直立行走步态是从"猩猩步"逐渐演化过来的。然而，特雷西·基维尔（Tracy Kivell）和丹·施米特（Dan Schmitt）却发现，尽管黑猩猩和大猩猩在行走时会利用手背的指关节进行支撑，但是很多腕骨和指骨结构与它们非常类似的猴类和猿类并不会采用同样的方式行走。相反，一些手部骨骼完全不同的动物却能够采用类似的方式移动。

地猿的发现使人们对人类早期演化进程中的某些物种产生了更深的兴趣。人们开始注意到那些原本处于演化树边缘的物种，并逐渐将它们带入演化的中心舞台。因为直立行走的演化不是一蹴而就的，这些演化树的旁支可能正是 900 万年前在茂密的森林中演化为我们祖先带来的不同答案。我们可以以山猿（*Oreopithecus*）为例。发现于地中海西岸西西里半岛和撒丁岛的山猿化石并不属于地猿，但是却与地猿有很大的相似性。它们的胸廓宽大，手指和脚趾修长，拥有活动度极高的关节。它们的腰椎向前突出，提示能够完全直立行走。它们看起来既能非常灵活地在树上活动，又能在地面上行走——尽管可能走不了很快。山猿的拇趾向外倾斜，与脚的轴线形成一个大约100度的角度。因此，它们的脚就好像一副三脚架那样能够起到保持平衡和稳定的作用。在距今约650万年联通非洲的大陆桥出现以前，它们在自己的栖息地里似乎没有天敌。凶猛的掠食者沿着大陆桥侵入西西里半岛和撒丁岛以后，山猿很快就灭绝了。2000年，在肯尼亚图根丘陵地区发现了一种早期类人猿，命名为图根原人（Orrorin）。图根原人的牙齿比南方古猿和地猿都小，而它的髋关节转子构成与人类极为相似。这一特征提示，虽然图根原人是一种主要在树上活动的动物，然而它也可以双足行走。2001年，法国古人类学家米歇尔·布吕内（Michel Brunet）在乍得发掘出一具扭曲变形的头骨化石，将其命名为乍得沙赫人（Sahelanthropus）——他还用法文为它起了个叫做"Toumai"的小名，意为"生命的希望"。这具头骨混合了人类与猿类的面部特征，但是由于脊髓出颅的地方留下的巨大开孔位置靠前，因此布吕内坚信这是一种双足直立行走的动物。

尽管尚未明确上述动物与人类之间的关系，但是这些发现至少说明，双足行走的演化并不仅限于大猿猴和人类，而是在类人猿类生物中广泛存在的。据此，克朗普顿认为，人类的行走步态不太可能是从用指关节支撑行走的类似黑猩猩那样的姿势直接演化而来的。假如我们的祖先是直接从黑猩猩演化而来的，那么在演化路径上必须先站起来（类似图根原人和乍得沙赫人这样的类人猿），然后再趴下去（变成猩猩和大猩猩），接着再站起来（南方古猿类和直立人），最后成为今天双足行走的智人。这一反复而曲折的过程显然不符合自然演化的一

般规律。以此为出发点，他们认为人类和大猩猩在更早的时间点从同
一个双足行走的祖先开始分别演化似乎更合乎逻辑。当从演化树上分
支开始，类人猿祖先就一直沿着双足行走这条路走下去了，而黑猩猩
和大猩猩则走了另一条不同的演化道路——它们在祖先双足行走的基
础上进而发展出自己四足行走的独特姿势。有时候，它们还可以使用
三足站立的方式进行实物的采集、争斗、示威或者爬进树冠。

　　克朗普顿的理论看起来有一些自相矛盾的地方。对此，他是这样
解释的："从化石证据、环境变迁和实验证据推测，双足行走演化的原
动力是为了能够满足更好的树栖需求。这是为什么呢？猿猴在攀爬小
树枝的时候都会尽可能弯曲前肢和后肢以此降低重心，避免摔落，同
时能减少树枝的震动。我们假设双足行走对于树栖猿类来说是一种有
意义的演化，因为它们善于抓握的脚趾可以一次抓住多根树枝以增加
它们在小树枝上移动时的稳定性；解放的前肢可以分配身体重心、保
持平衡或者进食，以此争夺灵长动物学家所谓的'末端分支生态位'。
我们发现，当猩猩在宽阔的平面上行走时，它们通常采用四足着地的
方法；当它们需要在纤细的支撑物上移动时，它们通常会采取上肢悬
吊的方法；而当支撑物变得非常小时，它们会像人一样采用双足行走
的方式。"

　　竖直的脊柱在演化树上出现的年代远比我们想象得还要早。大约
400 万年前，南方古猿已经演化出了高效的双足行走能力。它们的腰
椎在结构和构成方面都和人类相似。它们能够保持稳定的站立姿势而
不晃动。它们的胸廓构造和黑猩猩不同，更接近人类的桶形结构——
整个胸廓类似圆锥体，下方宽大的敞口可以容纳大型腹腔脏器，而上
方狭窄的结构则有助于肌肉附着，允许它们能够更有效地在树上悬挂。
黑猩猩的腰椎节数也少于南方古猿，因此黑猩猩并不能真正站起来。

　　这一演化观点得到了最近的研究支持。有证据显示，人类和黑猩

猩在演化树上的分支点时间确实要大幅提前。在 2013 年之前，一般认为人类和黑猩猩分道扬镳的时间大约在 400 万～ 600 万年之前。然而，如果依据这样的理论，地猿必须以闪电般的速度才能演化为双足行走的动物。科学家们通过分子水平测定研究了猿类的分化差异。他们比较了不同猿类在基因变异方面的差别，并且计算了出现这些差异所需要的代数。保守估计，人类和黑猩猩在演化树上分离的时间至少要被推回到 750 万年之前。这一新的时间表带来的重大结果之一是，图根原人和乍得沙赫人成了人类演化分支的一部分，而黑猩猩则从更早之前就走上了独立的演化进程。

虽然南方古猿在双足行走的时候没有现代人这样高效，然而它们依然走得比黑猩猩更有效率。迈克尔·索科尔（Michael Sockol）、戴维·赖希伦（David Raichlen）和赫尔曼·庞策（Herman Pontzer）计算了具体的数据。他们发现，由于黑猩猩的后肢较短，当它们采用双足直立的姿势行走时，每次迈步都需要克服更大的阻力。这也意味着需要消耗更多能量。它们笨拙的屈髋、屈膝步态会将身体的重心移到髋关节前方，使得伸髋肌群必须进行强烈的收缩才能对抗这一重心前移。蜷伏的姿态也使得它们的膝盖必须承受更大的压力。对于黑猩猩来说，无论使用四足还是双足，无论行走还是奔跑，它们都将比人类消耗更多的能量。黑猩猩用于移动的总体能量消耗达到人类的 4 倍！这一研究结果提示，早期类人猿如果能够稍微增加伸髋的程度或者下肢的长度，就可能在演化过程中获得某种适应的优势。在食物匮乏的环境中，这一适应就变得更有意义。

唐约翰松相信这是人类先祖逐渐演化发展的基础："我们人类的先祖，比露西更久远的祖先，在浓密森林的保护中慢慢演化出双足行走的姿势。森林是它们所熟悉的生存环境。在能够娴熟地双足行走以后，它们才走出森林进入稀树草原，并在那里用它们在森林中已经习得的技能拓展了自己的领地。它们在森林中的'预适应'在面对不同环境时展现出了强大的适应优势。可以自由地利用双手来操控工具，能行走更长的距离去采集和搬运食物，能够透过高高的草丛扩展自己的视野等。即使双足行走并非无懈可击，但是它依然是一场引领人类演化和发展的行为革新。毋庸置疑，人类始终被扁平足、疝气、腰背痛等疾病困扰，双足行走带来的副作用从来不曾被真正解决。然而，这依然是带来今天人类成就的根本性转折。正是因为直立行走，才促使人类能够更好地创造工具，大脑容量进一步增大，因而获得了远超其他动物的智力水平。"

可 塑 的 骨 骼

那么，人类脊柱的结构到底是演化目标的完美匹配，还是如同一些演化论专家所说的是在解放双手的过程中各种临时拼凑的产物呢？在咨询了许多整形外科专家和比较解剖学家的意见以后，我觉得应该对这一问题进行更为细致的考究。显然，演化人类学家对人类脊柱似乎抱有某种近乎偏执的不满。我们依然以腰背部疼痛为例。约翰·奥多德（John O'Dowd）是伦敦圣托马斯医院的骨科医生，他也是一位享誉世界的脊柱医学专家。他并不质疑腰背痛在全世界范围的流行趋势，但是他强调，明确的诊断对于专科医生来说是困难的。问题在于，脊柱损伤可以不伴随腰背痛，而腰背痛也可以在没有任何病理改变的情况下发生。许多研究指出，背痛在伴随脊柱病变人群中的发生概率并不高于不伴任何脊柱病变的人群。奥多德认为，疼痛可能来自肌肉和韧带，而这些组织的损伤往往很难在影像学检查中被发现。此外，疼痛也可能来自大脑而不是背部本身。尽管单纯由精神因素引发的背痛很少见，但是精神因素确实在背痛的发生中发挥了作用。假设你和你的爱人生活在一起，你是一个背痛患者，而你的爱人年复一年地照料着你。某天，医生给你做了一次全面检查，然后告诉你，你的脊柱并没有任何问题。你的爱人会怎么想？你们的家庭关系是否会遇到问题？同样，很多人在拿到影像学报告之前就会预先假设报告的内容，因为他们希望报告能够验证自己的背部确实存在问题。对他们来说，最糟糕的事情莫过于一切正常！

还记得米歇尔吗？她在 12 岁时因为椎骨滑脱接受了外科手术，医生将她最下方一节腰椎和骶骨进行了融合。你也许猜测她此后的人生会陷入一场与腰背痛的持久战。事实上，手术后她顺风顺水地度过了 50 年！脊柱问题完全没有影响她的职业，也没有影响她的生育。人类向前凸起的骶骨末端会压缩产道，从而给分娩带来困难。而融合的腰椎和骶骨使得米歇尔的产道变得更为狭窄。即便如此，她依然先后生育了两个孩子。每一次医生都跟她说必须剖宫产，但是最后孩子们都机灵地从她的骨盆里钻了出来。

直到 60 多岁，问题才开始逐渐浮现。由于手术改变了腰椎正常的前凸造型，造成腰椎后凸。经年累月，她的腰越来越弯，她不得不像乌龟那样努力伸长脖子以保持平视的姿势。脊柱由于缺乏正常的 S 形结构，她在保持平衡方面慢慢地出现了问题，走路变得越来越累。最后，她选择再次接受手术。这一次，医生为她进行了截骨——从第二腰椎处挖除一部分 V 形的骨骼，从而伸展她的腰椎，改变她的姿势。术后她一度感觉极为疼痛和难受。因为移除了部分椎骨，背部、腹部和腿部的各种肌肉、韧带都必须进行相应的调整以适应脊柱的新造型。5 年以后，她觉得自己的状况又开始走下坡路了。然而，这是以她自己的"严格标准"来认定的。就在最近，她还完成了从坎布里亚出发到北海岸纵穿英格兰的徒步旅行，全程大约 100 英里，其间必须翻越数条山脉。她经常参加为期一周左右的徒步旅行，每天能走 10 英里路。

她真切希望这次手术能够永远解决她的问题。

奥多德认为，人类脊柱的设计有利于分散垂直方向的负重。对于大多数人来说，脊柱结构足够维持 80 年的使用需求。即使在高度承压的情况下，人类脊柱依然足够坚固，并且富有高度的灵活性和弹性。在他看来，人类脊柱是一部经过超水平设计的机械。比较解剖学家赞同奥多德的观点。他们进一步强调，人类脊柱并没有什么显著缺陷。许多人类脊柱的问题在其他四足行走动物中同样存在。

人类脊柱在演化上的独特之处在于其 S 形的造型——向前凸起的颈椎和腰椎，中间由后凹的胸椎连接。大多数理论认为这一结构对于保证人类的站立姿势至关重要。然而，如果仅仅考虑这个问题，那么或许你不得不承认，一根完全垂直的、僵硬的脊柱同样可以起到支撑人类站立的作用。布里斯托尔大学比较解剖学教授迈克·亚当斯（Mike Adams）认为，人类脊柱的 S 形结构主要是为了吸收震动。如果没有 S 形结构抵抗压力，那么坚硬的骨骼就会承受极大的力量负荷。每当我们移动的时候，S 形脊柱就如同席梦思里的弹簧一样会发生轻微形变。它们始终保持着一定的张力，从而能够稳定地吸收能量。但是，脊柱这一类似弹簧的变形被限制在极小的范围里。与脊柱平行的强大竖脊肌，或者称为骶棘肌会拉住脊柱，避免其发生过度形变。

当然，S 形脊柱本身也可能带来问题。脊柱侧弯和脊柱后凸都是与此伴随的疾病。然而，一旦脊柱发生问题，却通常总是位于腰背部，或者说腰椎区域。这些问题通常是由脊柱承受的压力所引发的。脊柱所承受的压力被竖直向下传递，分散到每一级椎间盘。身体本身的重量是构成这一压力的重要原因之一。由于下部承受的重力要大于上部，因此，腰椎所受的压力更大。竖脊肌（paraspinal muscle）本身的张力是压力的另一个来源。为了保证躯体能够竖直，竖脊肌始终处在一个紧张的平衡之中。竖脊肌给脊柱带来的压力与重力相当，而在提取重物的时候，竖脊肌造成的脊柱压力甚至要高于重力。人类脊柱的演化在一定程度上能够适应这种压力负荷。脊柱下部的椎体粗大而强壮。如果我们计算压强，或者说单位面积所受压力的话，那么脊柱任何一节椎体所承受的压强都是相当的。腰椎更容易发生病变的主要问题不在于竖直方向的压缩，而在于脊柱弯曲时的受力变化。

诺丁汉大学解剖学教授多纳尔·麦克纳利（Donal McNally）之前是亚当斯的同事。他同意亚当斯的观点，即肌肉给脊柱施加的压力在人类和四足动物中是一样的。他说，想象一下猎豹全力追逐瞪羚的场景。骤然加速的爆发力、极速的奔跑、不断伸展扭动的曼妙身姿，所有这一切都需要竖脊肌不断地收缩与舒张，而这将对脊柱施加大量的压力负荷。竖脊肌的收缩和痉挛非常强烈，以至于存在潜在的破坏性。举例而言，猪的背部肌肉非常发达，屠宰场宰杀猪时会使用电击枪。但有时候电击枪的不正确使用会引发濒死的猪背部肌肉发生强烈痉挛，压碎椎骨，导致椎骨骨折。我们经常可以在买来的肉里面找到这样的碎骨片。人类在癫痫发作时也有损伤椎骨的可能。

尽管听起来有悖常理，但是在人类从四足着地演化为双足直立行走的过程中，脊柱所承受的压力并没有发生太大的变化。原因在于这种压力的主要来源是背部肌肉的活动，而不是重力本身。一个中等身材的成年男性搬运重物时腰椎承受的重量大约为 2 000 牛，其中只有 300 牛来自手部、头部和胸部的重力。麦克纳利认为，人类脊柱的受力方式与四足动物之间并无二致。脊椎动物脊柱的最初"设计"并没有因人类直立起来而被破坏。事实上，在麦克纳利看来，人类对于行走姿势的独特适应来自相对"扁平"的身体。与大猩猩相比，人类胸廓的前后径明显更短。扁平的身体能够大幅降低弯腰的难度，从而减少脊柱的受力。

竖脊肌为脊柱施加如此强大压力负荷的原因可以由生物力学进行

解释。如果希望降低弯腰时肌肉直接施加给脊柱的负荷，那么在理想情况下竖脊肌应该远离脊柱，获得一个更长的杠杆。然而，这一理想状态无法在现有解剖位置下实现。竖脊肌紧贴脊柱两侧，与脊柱平行相伴。这决定了它们收缩的力臂非常短，因此会给脊柱施加强大的压力。假想你现在弯腰去提一个 50 磅的重物，此时你的身体呈前倾的姿势，竖脊肌必须进行收缩以平衡前后不等的重量载荷。由于你一般会伸手去够需要提取的物体，这时候你的手距离脊柱大约有 40～50 厘米长，这个杠杆的长度差不多是竖脊肌与脊柱之间杠杆长度的 10 倍。因此，竖脊肌的收缩力要达到重物的 10 倍，你才能把重物提起来。而对于你的脊柱来说，在弯曲的同时被施加了强大的压力。在从事搬动重物、松土、种花等工作时，我们通常会弯着腰、伸出前臂，使用双手进行相应操作。对于脊柱而言，这是一个长杠杆。而为了对抗这一杠杆上的力量，竖脊肌必须进行强烈的收缩，最终椎骨和椎间盘承受了强大的压力。这种压力会导致腰椎间盘发生变形。值得庆幸的是，楔形的椎间盘构造允许它们在椎骨之间发生 25 度范围内的位移。但即便如此，在强大的压力之下，依然可能出现问题。

麦克纳利解释，演化给人类带来的是一套高度可塑的骨骼肌肉系统。人类的骨骼肌肉系统可以随着时间发生变化，在功能上进行一定的重塑，从而应对它们所承受的压力负荷。如果持续增加负荷，骨骼、肌肉和韧带都会变得更强壮。这就是为什么背痛并不仅仅发生于经常从事重体力劳动的人群中。因为这些人的背部肌肉、骨骼和韧带都在经年的劳动中获得了重塑，他们能够承受更大的压力负荷。相反，一个平时并不劳动的人，在某个阳光明媚的周末下午突发奇想地决定到花园里去松土，这种情况更容易诱发与压力相关的背痛。

麦克纳利指出，很多困扰人类的脊柱问题在四足动物中同样存在。这种问题在参加体育竞赛的动物，比如赛马和赛狗中更为普遍。此外，如果动物的寿命足够长，脊柱的问题也会随之显现。过去几十年，随着兽医水平的不断提高，动物寿命也获得了显著延长。一些伴有软骨营养不良的犬种，例如腊肠犬、北京犬、小猎犬和贵宾犬都有软骨发育障碍，因此体型格外娇小，在出生后 18 个月内即会发生椎间盘退行性病变。即使那些不携带软骨营养不良突变基因的犬种，比如德国牧羊犬、拉布拉多犬和杜宾犬，大约也会在 8 岁时表现出与人类相似的椎间盘退变。

亚当斯认为，从解剖学的角度来看，人类脊柱演化的失败在于其违背了简约和简洁的原则。人类脊柱的容错范围非常窄。人类拥有粗壮的腰椎，并且椎骨之间衬垫着具有高度弹性的椎间盘，它们能够缓冲压力，抵抗运动损伤。事实上，人类椎间盘的强度要远胜过骨科医生使用的人造椎间盘。问题在于，一旦椎间盘损伤，就很难修复到最初的状态。椎间盘区域几乎不存在血供，因为任何伸入椎间盘的血管都可能在强大的压力下破碎。软骨内的细胞密度也很低。由于缺乏充足的血运，在受伤之后无法获得新细胞的补充和修复，导致一旦受损，椎间盘就会逐渐发生退化。在亚当斯看来，演化始终将我们置于危险的边缘，并没有给我们提供足够的后备方案。而将我们进一步推向危险境地的是生活方式的变迁。西方社会的生活习惯使我们的脊柱逐步失去了可塑性和灵活性。我们终日坐在椅子上，运动日益减少。亚当斯说，可以对照一下非洲人和印第安人，他们虽然一直在弯腰劳作，当然，这也已经是 50 年前的情况了，然而成年以后，他们的脊柱依然拥有和儿童相似的灵活性和柔韧度。如果你的腰椎足够灵活，椎间盘就能像儿童一样有充分的前后活动空间，这样它们就不容易受损；如果你的脊柱变得僵硬，那么一点点弯腰用力的动作都可能带来损伤。

椎间盘损伤的内在原因有助于理解为何背痛会成为一个世界性问题。椎间盘没有血供、没有神经，它们只是椎骨之间的缓冲垫。因此，正常的椎间盘不会引起任何痛感。然而，椎间盘滑脱或者突出之后，会出现一些径向的小裂痕，于是神经和血管就会沿着这些裂痕逐渐进入椎间盘，保持椎间盘水分的活性分子会流失，而炎症因子则会随着血液进入，引起疼痛的正是炎症反应。

人类脊柱结构的设计并不是用于维持长久静态站立姿势的，但这却是今天我们生活的常态。长期的直立姿势会给椎间盘后部和椎弓根带来很大的压力。在你站立的时候，一大部分压力会通过关节突关节传递到脊柱后侧。生活中我们经常发现老年人的身高会缩短。这一现象的发生很大程度上源于椎间盘退化导致椎间隙变小，而关节突关节则承受了更大的压力。这些细小的脊柱关节在你年轻时大约只承受整个脊柱 10% 的压力，然而，在 50 岁时，它们将承受大约 20%～30% 的压力。当你用力向后弯腰时，它们承受的压力更大。当椎间盘变得极薄，超过 90% 的压力都将通过这些细小的关节传递，这会诱发骨骼的重构，从而引起骨刺活跃增生，并导致骨关节炎的发生。

尽管长期直立会带来这样的副作用，然而演化也为我们带来了有益的一面。在演化过程中，人类的骨骼系统具备了极高的可塑性。这种可塑性使得我们可以在短时间内适应环境的变化。如果你喜欢网球，那么一定对穆雷和费德勒再熟悉不过了。简单来说，他们强健的上臂拥有的骨量比正常人大约多 35%。另一方面，假如你持续卧床 6 个月，那么你全身的骨骼组织总量将减少 15%。骨骼系统的重塑可以通过结构改变满足机体对力量的需求，同时也能够在必要时通过减少骨骼组织含量以节省宝贵的能量。骨骼和肌肉的适应性重构是像博尔特这样的天才运动员能够刷新世界纪录的重要原因。而他的纪录也必将被后人超越——我们还远远没有达到重塑的极限。虽然我个人对拉蒂默关于人类脊柱的可怕预言持怀疑态度，但是确实有 3 个问题是我们直立行走的人类祖先和现代人所独有的：骨质疏松、妊娠分娩和脊柱侧弯。

折 衷 的 印 迹

　　骨质疏松是复杂的内分泌代谢疾病，但是这一疾病的发生存在生物力学因素。骨组织由两种不同成分构成：外层是坚硬的骨密质构成骨，而内部则是由骨小梁构成的疏松结构，称为骨松质。从颈椎到腰椎，人类的椎骨变得越来越大，如果继续向下，那么人类脚上还有一块非常大的跟骨。然而，椎骨虽然从上到下越来越大，它们的密度却越来越小。与四足动物相比，人类的下部椎骨含有更少的骨密质和更多的骨松质。长骨颈部也含有较多的骨松质，构造与此相似。在受力情况下，骨松质可以在一定范围内弯曲，使得这种组织能够很好地吸收来自外界的应力。

　　然而，骨松质这种善于缓冲外力的特点也使得它们极易发生骨质疏松。骨骼越细、越长，骨松质分布越多，所能弯曲的程度就越大。骨骼内部结构始终处于动态变化中。骨骼中的破骨细胞会不断吸收骨质，从而减少骨松质内部的骨小梁数量。骨松质内部结构疏松，大量的空间为骨骼重构提供了理想的场所。骨松质可以根据机体释放的信号改变骨骼内部的密度，以实现更好的功能。这些不同的机体信号包括了机械信号——骨骼所必须吸收的压力负荷。亚当斯指出，虽然在这个问题上存在着针锋相对的科学意见，但是有一个不容争辩的事实是，随着年龄增大，肌力逐渐衰退，骨骼所承受的应力也由此相应降低。骨骼不再像年轻时那样需要承受那么大的负担，于是它们开始降低自己的密度，使自身变得更轻。这体现了生物演化的一般规则：用进废退。对于老年人来说，踩到香蕉皮滑一跤就可能造成严重甚至威胁生命的骨折。

　　在 2013 年 2 月美国科学促进会的专题研讨会上，克罗格曼的观点激起了人类学家卡伦·罗森堡（Karen Rosenberg）的共鸣。罗森堡进一步指出，所谓"人类演化之殇"并不单纯局限于这些骨骼疾病。现代社会高企的剖宫产率也是人类演化在女性身体上留下的一条巨大伤疤。一方面，剖宫产体现了现代医学解决分娩问题的能力；同时，也体现了在自然选择压力下，人类骨盆为了适应功能需要，在自然分娩时给女性带来痛苦和麻烦的程度。为了支撑站立姿势，骨盆在演化过程中变窄了。然而，在人类发展到直立人阶段以后，由于脑容量的发达，婴儿的头部却变得越来越大，导致狭窄的产道无法满足正常分娩的需求。大猩猩宝宝娩出时其体重大约是母亲体重的2.7%，而人类胎儿娩出时体重大约是母亲体重的6%。

人类骨盆的形状是左右径宽而前后径短。两侧髋部构成了较宽的骨盆横径，因此胎儿在进入产道以后会进行相应的旋转，以使头部的长径与骨盆的横径接合。当胎儿在产道内继续下降时会遇到新的阻碍。主要的拦路者是两侧的坐骨，尤其是坐骨棘，以及向前突出的骶骨末端。这时候，胎儿必须旋转90度，以适应这段产道的内部结构才能继续下降。这一旋转动作将把胎儿的肩部一起带入产道。在临近娩出的时候，胎儿还要进行一次旋转，将自己的后脑勺对准妈妈的耻骨，以背对母亲的方式离开阴道。为了避免胎儿被自己的脐带缠绕住，或者强大的分娩力损伤胎儿薄弱的背部，必须有助产士或者产科医生的协助，才能保证分娩过程的安全。这一工作在现代医学出现之前通常由一名经验丰富的女性来完成。即使有他人的协助，在过去，分娩依然是非常危险的，也是女性和婴儿的主要死因。

罗森堡一直认为，人类危险的分娩过程是演化所遗留的缺陷。2007年，她在接受《国家地理》杂志记者珍妮弗·阿克曼（Jennifer Ackerman）采访时说："胎儿在分娩过程中面对的各种压力都是演化历史上见招拆招、拼拼凑凑带来的结果。它们确实起效了，但是相当勉强，不留余地。如果你来设计一个系统的话，肯定不会采取相同的蓝本。然而，演化扮演的角色是修补匠，而不是工程师。它并不能从头开始，而只能在过去的机器上修修补补。"今天，与我类似，罗森堡的观点发生了细微的变化。她依然认为自然选择是一个修补匠，然而无疑是一名充满创意的优秀修补匠。与其说分娩是不完美演化带来的伤痕，不如将它看作是在两个不可调和的矛盾之间达成的某种几乎不可能的折衷。

即使单纯看分娩过程本身，自然选择这位修补匠的工作也是很出色的。正如凯瑟琳·怀特科姆（Katherine Whitcome）、莉莎·夏皮罗（Liza Shapiro）和丹·利伯曼（Dan Lieberman）所展示的，人类女性以及女性祖先的腰椎具有非常独特的功能，这是明显有别于其他物种的适应。在怀孕期间，孕妇的体型会发生变化。胎儿8～9磅的重量会将子宫向腹腔前方推，使得孕妇的身体重心移到髋部以前。这一变化使得孕妇走路变得越来越困难，表现为典型的蹒跚步态。肌肉可以通过收缩来部分对抗这一重心变化，但是长此以往，肌肉会变得疲劳。演化为我们缓解了由此带来的问题。人类的腰椎外形是非常明显的楔形，由此形成腰椎后弓以支撑人类的站立姿势。男性的L4和L5腰椎，也就是最下方的两节腰椎楔形最明显。而在女性体内，L3腰椎也拥有相同的楔状外形。这使得女性在足月妊娠时脊柱能够向后弯曲达到28度，从而对抗重心前移的影响。女性脊柱的构造同时能够缓解由这一巨大弯曲所带来的强大剪切力。我们在之前已经说过，前凸的脊柱会通过关节突关节向椎体后侧施加更大的压力。女性脊柱拥有更大的关节突关节关节面，由此来缓解妊娠期间逐渐加大的负荷。这种男女之间脊柱构造的差异在黑猩猩中并不存在，但是在阿法南方古猿中则能观察到相似的情况。怀特科姆就此猜测，人类祖先怀孕时也和今天的孕妇一样备受腰背疼痛和疲乏的折磨，这会大大限制她们获取食物和逃避天敌的能力，同时也为妊娠时不断增加的腰椎前凸施加了强大的选择压力。

对 称 的 偏 倚

脊柱后凸和前凸构成的 S 形曲线是对直立行走和压力吸收的良好适应结果。老年人的脊柱经常会过度弯曲，这时候可能发生问题。然而，脊柱还会发生一种完全异常的弯曲，即脊柱侧弯（scoliosis）。脊柱侧弯在人群中的发生频率很高，而这是一种被认为仅在人类中才存在的情况——只有破坏性很强的手术才能在四足动物中模拟出类似的状况。似乎从人类开始直立行走之后，脊柱侧弯就一直困扰着祖先和我们。纳里奥科托梅男孩（Nariokotome Boy）——有时也被称为图尔卡纳男孩（Turkana Boy），是一具距今 150 万年前的直立人遗骸。人类学家通过对这具遗骸的检测，发现他存在脊柱侧弯。就在我写这一章的时候，新闻里播报了一条颇为轰动的消息：在莱斯特一个停车场的地下发现了国王理查三世的遗骨。虽然理查三世一直被描述为具有丑陋的驼背，然而他的遗骸证明，他其实并不是驼背（脊柱后凸），而是一名严重的脊柱侧弯患者。

罗莎琳德·贾纳（Rosalind Jana）是一名颇有才华的新星作家和博客作者。2011 年，年方 15 岁的她就斩获了《时尚》杂志年度写作大奖。由于受脊柱侧弯的困扰，她的少年时代是在与病痛的搏斗中度过的。早期，她偶然发现左侧胸腹部有一节肋骨凸出来了。她母亲也注意到了这个问题。"妈妈一开始觉得是不是衣服没穿好，但是很快就发现不是衣服的问题。"骨科医生告诉她，她患有轻度脊柱侧弯，但是并不会对她产生太大的影响，完全不用担心。她爸爸和表弟都有轻度脊柱侧弯。但是，她的脊柱侧弯此后日益加重，慢慢地给她带来了不适感。"我觉得身体被压缩了。我本来很高，双腿很长，现在我觉得躯干部分被压短了，整个身体的上下部分平衡受到了很大的影响。胸廓显著向左侧倾斜，我的左侧身体看起来好像长了一个巨大的肿块。同时，右侧肩胛骨逐渐被拉开，最后肩胛骨和脊柱近乎成了一个直角，就如同机翼一样凸在背部外面。那时，我正经历自己的青春期生长高峰。那年夏天我吃了很多东西，但是事实上我的身高却变矮了。可见当时脊柱侧弯的进展有多快！"

在 6 个月内，她的脊柱侧弯角度从 56 度快速进展到 80 度。疼痛越来越强烈，她已经无法继续上体育课了。在写作考试以后，她不得不躺下来休息，因为弯腰写作两小时已成为她无法承受的痛苦。呼吸也开始变得困难，以至于她已经很难进行爬山等体力运动。她知道应该去看医生了。她回忆道："医生坐在诊室里查看了我的脊柱 X 光片，仔细测量了角度，然后对我妈妈说，她的侧弯角度已经达到 80 度。一般情况下，只要脊柱侧弯超过 45 度，我们就会建议手术。当时妈妈问他：'如果她确实需要接受手术，您什么时候可以为她开刀呢？'我们预计需要等待几周或者 1 个月，但是医生又说，下周三如何？"手术中，医生让她的脊柱暴露出来，并且对肌肉进行了相应的松解。接下来，钛合金椎弓根螺钉被打入椎体里，并通过钛合金棒将螺钉相互连接起来并锁紧。手术以后，在钛合金棒的支撑下，她的脊柱侧弯被矫正了。

通俗来说，大多数脊柱侧弯是特发性的，病因不明。这是一种在很大程度上被研究者忽视的疾病。可以说，脊柱侧弯并没有得到医学研究者应有的重视。尽管如此，对于脊柱侧弯的发病机理仍有一些潜在的线索。特发性脊柱侧弯的进展高峰期通常是在青春期前，10 岁左右。这一现象表明，脊柱侧弯是一种与生长相关的疾病，而不是退行性疾病。轻度脊柱侧弯异常普遍。布里斯托尔大学开展的 ALSPAC 研究追踪了 14 000 名儿童从出生到青春期的数据，结果发现轻度脊柱侧弯的发生率达到 5%。而超过 10 度的脊柱侧弯发生率则很低。脊柱侧弯在女孩中明显高发，其男女比例大概为 1∶9。为什么生长中的脊柱会发生侧弯？为什么当脊柱发生侧弯时总是会向右侧弯曲？这或许与腰椎的前凸造型相关。很多罹患脊柱侧弯的女孩伴有相对明显的腰椎前凸。一些理论认为脊柱侧弯源于肌肉疾病，另一些理论则认为与脊柱相连的结缔组织有关，还有人指出这是一种骨骼无序生长带来的问题。然而，为什么不同原因造成的脊柱侧弯都会弯向同一侧？这依然是一个谜。一些学者认为，不对称的机械作用力诱发椎体外侧发生楔形化，由此引起了侧弯的发生。

　　所有这些科学假设都把注意力集中在脊柱自身结构和周边附属结构上，那么是否可能有更深层次的机制导致侧弯的发生呢？不少研究发现，特发性脊柱侧弯的发生与染色体上的特定区域存在关联。一个被称为 CHD7 的基因与脊柱侧弯的关联尤其显著，这个基因同时参与细胞内部的许多关键生理过程。CHD7 基因的病理突变会导致 CHARGE 综合征的发生。对于儿童来说，这是一种致命的疾病。罹患 CHARGE 综合征的儿童会表现出先天性心脏畸形、智力发育落后、耳聋、泌尿生殖系统畸形和脊柱侧弯等临床症状。CHD7 基因据信与一些胚胎发育调控分子间存在交互，而这些分子主要用于控制胎儿的对称发育。

　　顺着对称性这一线索，法国科学家多米尼克·鲁西（Dominique Rousié）和阿兰·贝尔托（Alain Berthoz）发现，脊柱侧弯儿童常常伴随内耳前庭功能异常。这些儿童平衡性不佳，因此他们走路往往较晚，学习骑自行车的时间也更长。从某种程度来说，可以把人类走路和奔跑的姿势看作是不间断的失衡与矫正的过程——因为当我们迈开大步的时候，总是使用一条腿支撑并调整身体平衡。顺藤摸瓜，鲁西和贝尔托发现这些孩子的胼胝体存在异常。胼胝体是居于大脑左右半球之间，连接左右大脑的结构。他们发现脊柱侧弯孩子的左右大脑信号沟通会发生障碍。而另一些研究者则发现脊柱侧弯患者在左右大脑的结构方面存在显著的不对称。

鲁西和贝尔托使用 MRI 扫描了脊柱侧弯孩子的颅面部结构，发现他们在眼眶、鼻中隔、下颌骨和颧骨等部位都存在显著的不对称。下颌骨和颧骨向上与颅底骨骼相连，而颅底上方容纳的是小脑，在脊柱侧弯孩子中同样发现小脑存在不对称，颅底同时是内耳骨迷路（bony labyrinths）的组成部分。如果骨迷路发生扭曲和变形，耳石（otoliths）（充满液体的内耳中存在的一种小颗粒物质）能够向感知重力和加速的感觉细胞传递信号，会向姿势感知系统传递信息，从而产生不平衡的感觉。根据鲁西和贝尔托的解释，来自半规管（semi-circular canal）的异常信号将经由前庭脊髓束（vestibulospinal tract）进行传递，这是一条用于控制平衡的运动传导通路。前庭脊髓束由脑干发出，沿脊髓向下传递信号，控制四肢和躯干的肌肉进行相应的收缩和舒张。前庭脊髓束受损会引起异常步态，非常类似于脊柱侧弯患者的表现。在生长高峰期，脊柱具有极强的可塑性。这种非对称的结构异常可能会在这一时期加速诱导脊柱侧弯发生。

卡罗琳·戈德堡（Caroline Goldberg）之前是爱尔兰都柏林克鲁姆林儿童医院的骨科医生，她亲自对脊柱侧弯儿童的对称性进行过测量分析。她使用手掌掌纹技术比较了脊柱侧弯儿童左手和右手之间的区别，发现他们的双手掌纹存在显著不同。戈德堡的这一测量所观察的是一种被称为波动不对称性现象（fluctuating asymmetry）。对称是胚胎发育的基本原则，而波动不对称性所描述的就是生物体偏离对称的程度。一些生物或者个体对环境干扰非常敏感，这会使得他们偏离正常的发育轨道，表现出解剖学上的不对称。戈德堡指出，早在 20 世纪 90 年代初期，德国科学家就曾经发现，女孩的波动不对称性比男孩更显著。她戏谑地说："女孩比男孩更不稳定，所以她们比男孩更为感性。"戈德堡分别绘制了男孩与女孩身高增长与不对称性发展的变化趋势曲线，结果发现，对于女孩来说，其身高增长高峰期与对称发展不稳定高峰期相重合，大约在 12～13 岁，而男孩的生长高峰期则要晚于女孩。尽管其他一些学者对她的结论不以为然，然而她依然坚持认为这或许是女孩发生脊柱侧弯频率远高于男孩的重要原因——青春期女孩的骨骼尚不够成熟，但是她们却可能长得非常高，就像贾纳那样。

亚当斯同样认为，女孩的青春期生长高峰是理解脊柱侧弯的关键。他指出，患有骨质疏松症的老年女性骨骼中矿物质沉积不足，在外力作用下很容易发生弯曲和变形。与此类似的现象只能在青春期女孩的骨骼中被观察到。快速生长对能量和营养的旺盛需求超过了机体供给水平，使得她们的骨骼无法获得足够的矿物质供应。在这一阶段，脊椎在数个小时里就能发生轻微的变形，并且形成一个非常小的弯曲角度。

尽管目前尚缺乏足够的证据支撑，但是基因和非对称性显然在脊柱侧弯的发生过程中扮演了关键角色。脊椎的非均衡生长、脊髓内神经传导束的异常、肌力不足或韧带过紧，或者所有上述因素的结合都会放大不对称性，从而造成脊柱侧弯。

那么为什么其他动物不会发生脊柱侧弯呢？这或许源于重力因素。对于直立行走的人类而言，任何脊柱结构上的不对称性（椎体、椎间盘、肌肉或韧带组织）都会被它所承受的重力放大。按照戈德堡的猜想，或许自然选择对于四足动物脊柱侧弯的容忍度要远低于对人类的容忍度。她说："想象一下，一只脊柱侧弯 40 度的猎豹飞奔着追逐瞪羚，这难道不是一幅可笑的画面吗？"对于人类来说，即使 30 度的脊柱侧弯也不会给患者的生活带来什么影响。他的背部依然如同脊柱正常情况一样强壮。轻度脊柱侧弯同样不会影响运动。要知道，博尔特也是一名轻度脊柱侧弯患者。查理三世带着他侧弯 70 度的脊柱在博斯沃思战场上英勇作战，直到敌人的宝剑劈开他的脑袋。贾纳在经历了青春期的阵痛以后描述道："某天，我背部的骨头在不经意间闯入我的意识，它们或许不够直，但是它们足够强壮。"

奔跑的技巧

认真审视人类骨骼的演化史后，我们得以清晰地看到直立行走的真正代价，以及自然选择面对复杂局面时做出的精妙平衡。然而，演化生物学在运动医学的一个细分领域却为我们提供了解决问题的强大工具，我们可以用演化理论来应对困扰很多人的问题：跑步损伤。

丹·利伯曼（Dan Lieberman）是一名酷爱跑步的哈佛大学演化生物学教授。他虽然不是一名跑步健将，但是他坚持每周至少 3 次慢跑几英里，通常沿着查尔斯河岸，或者在大学附近的马萨诸塞州剑桥等地。最近他受到一股跑步风潮影响，开始赤脚跑步。而这一风潮正是受到演化理论的启发。利伯曼一直希望解答的问题是，人类出色的奔跑能力究竟是在哪个阶段发展出来的？人类祖先的骨骼和肌肉又是怎样演化来为他们提供这一奔跑能力的？通过与丹尼斯·布兰布尔（Dennis Bramble）、戴维·雷克伦（David Raichlen）和其他一些同事的合作研究，利伯曼确定 200 万年之前进入非洲稀树草原的直立人是最早一批能够真正奔跑的人类祖先。

生物力学告诉我们，有效奔跑的关键是在奔跑时保持身体平衡。这就是为什么人类臀部非常宽大的原因——臀大肌收缩对于维持躯干的平衡起到重要作用，而臀大肌的发达正是在直立人中才出现的。内耳半规管是保持平衡的另一个重要结构。它们不但能探测加速度，还能感知头部的俯仰位置。有证据显示，半规管体积的增大也是从直立人开始的。利伯曼指出，在奔跑过程中，随着脚跟的不断着地和离地，人类的头部实际上会进行高频率的前后俯仰，这一动作带来对平衡矫正的需求将使前庭系统过载。演化为我们提供的解决办法是使我们的头部与肩部分离，两者之间可以以一定的方式进行联动，从而提供了一套有效的质量阻尼系统。黑猩猩的头和肩膀通过强大的斜方肌紧紧连接在一起，这一结构有助于它们进行攀爬。而在人类和我们的祖先直立人中，斜方肌的体积显著小于黑猩猩。同时，斜方肌与项韧带紧密交织在一起。项韧带是一条连接头颅后部与颈椎的韧带，这一结构也是在直立人中最先出现的。利伯曼解释说："跑步时，当你向前迈出一条腿，同侧的手臂会向反向摆动，也就是向后摆。手臂的质量与你的头大致相似。导致头部前倾的惯性同样会使你向后摆出的手臂受到一个向下的力。人类的斜方肌与项韧带一起组成了一个手臂和头部之间的联动支撑系统。当头部前倾的时候，手臂向后摆动获得了一个向下的拉力，这个拉力能够将头部拉回到居中的位置以获得平衡。相当了不起的构造！"

利伯曼认为，在直立人身体中，大约有 10 多种骨骼在结构和功能上都进行了重塑，从而使得他们更善于用双足行走和奔跑。然而，直立人的骨骼和躯体如何适应高效的双足奔跑并不是问题的根本。问题的根源在于，为什么奔跑对于人类的生存如此重要？其背后的逻辑在哪里？看到博尔特在百米赛道上飞奔，或者法拉赫在 5 000 米终点线上飞驰而过，可能会让我们对于人类的奔跑能力产生某种错觉。事实上，即使跑得最快的人，比如博尔特都没有一只兔子跑得快，更别提暴怒的黑猩猩了。黑猩猩百米冲刺的迅猛速度远快于人类。至于猎豹，那就更别提了。但是，黑猩猩的冲刺能力很快就会衰竭。而对猎豹而言，由于在奔跑时大量产热，以至于连续奔跑 1 千米后就不得不停下来散热。想象一下，是否存在某种怪诞的情境，使得龟兔赛跑的寓言在真实的世界里上演？利伯曼很快意识到，人类的身体并不是一部适合冲刺的机器，而是一部更适宜耐力跑的机器。

在奔跑速度上直立人几乎无法与同时代的其他猎物相媲美，但是他们却能够通过自己的耐久力将那些猎物拖垮。利伯曼坦言，任何身体健康的人（包括我们的祖先直立人）都应该能以每秒 5 米的速度跑上几英里。如果一条狗要跟上人的这一速度，它就必须快速冲刺，而不能小步慢跑。这意味着如果人和狗进行一场超过 1 000 米的长跑，那么人最终会战胜狗。虽然马能以每秒 9 米以上的速度飞奔，但是在长距离奔跑时，马只能维持每秒 5.8 米的速度。从理论上来看，如果人和马一起跑马拉松，最终马会败下阵来。事实也确实如此。自 1980 年以来，每年 6 月都会在威尔士风景如画的小镇兰尔提德韦尔斯举行一场22 英里的越野跑比赛。这一赛事的特点是人和马共同参赛。虽然大多数时候获胜的都是马，但是人和马之间的差距小到不可思议，有时马只是以几秒的微弱优势胜出。2005 年，第一次有人在该项赛事中胜出。休·洛布（Huw Lobb）以 2 小时 5 分钟，领先最快赛马 2 分钟的速度获得冠军。两年以后，两位人类选手以领先赛马 11 分钟的速度分获冠亚军。

许多周身覆盖皮毛的动物都必须通过喘气才能降温。大口喘气是一种高频而浅的呼吸，而肺部不能被吸入的气体充盈，影响氧合效率，无法满足剧烈奔跑时对氧气的需求。因此，这些动物不能边奔跑边喘气散热。人类则没有这种限制，同时人类可以通过汗腺分泌汗液进一步散热。这显然是人类的一大有利因素。每分泌 1 毫升汗液就能带走580 卡路里的热量。如果一个人能在 1 小时内补充 1～2 升水分，他就能够在烈日当头的正午奔跑。利伯曼解释说，人类是非常奇怪的演化产物。因为总体来说，在速度和耐力之间，自然界更倾向于速度，这是由捕猎者和猎物之间的相互关系决定的（想象一下猎豹追逐瞪羚的场景）。肌纤维的组成对于耐力和速度而言非常重要。速度型动物肌肉里以 II b 型肌纤维（快速糖酵解肌纤维）和 II a 型肌纤维（快速氧化肌纤维）为主，而在耐力型肌肉里占优势的则是 I 型肌纤维（慢速氧化肌纤维）。速度型肌肉的快速收缩会产生更大的爆发力，但是无氧运动会使肌肉迅速疲劳。慢速肌纤维代谢以有氧氧化为主，但是它们产生的力较小。在人类腿部肌肉中，两种肌肉纤维大约各占一半。然而，演化在这里发挥了重要作用：耐力训练能够使慢收缩肌纤维的占比提高到 80% 以上的水平。

在强大的耐力保障下，我们的祖先可以进行长时间的狩猎。持续的追踪最后能耗竭猎物的体能，以至于利用非常简陋的长矛或者棍棒就足以杀死猎物。这一狩猎策略看起来是相对安全而高效的。利伯曼说，在麦当劳吃一个巨无霸外加一份中份薯条，你摄入的能量是 1 040 千卡。而追踪一只羚羊跑上 15 千米并最终杀死它所消耗的能量还没有你吃一个巨无霸和薯条来得高！一只大羚羊的体重通常超过 200 千克，其所能供应的能量远远超过一餐麦当劳。因此，哪怕狩猎只有 50% 的成功概率，也值得一搏。

利伯曼关于人类依靠强大奔跑耐力占据生态位的观点在现代医学中被证明是具有实践价值的。他于 2005 年在科学电子杂志 *EDGE* 的一次访谈中很清楚地谈论了这一问题。在那次访谈中，他描述了某次公开演讲中的一次奇遇。当时，他正在哈佛大学做关于奔跑和演化的演讲。他注意到前排坐着一位身材魁梧的男性听众，满脸大胡子，穿着背带裤。他没有穿鞋，只穿着袜子，然后缠绕了一些绑带以固定袜子。"我最初以为他可能是哈佛校园里来室内躲避暴风雨的流浪汉，但是事实上他是一名哈佛大学毕业生，目前居住在波士顿的牙买加平原地区，经营着一家自行车店。他会后来找我，并对我说，'您看，我非常热爱跑步，而且我是一名赤脚跑步爱好者。其实，我非常不喜欢穿鞋。人类是在赤脚跑步的漫长历程中逐渐演化而来的。您认为我的看法是否正确？'他实在是具有非凡的洞察力。"

当时，利伯曼患有足底筋膜炎，足弓部位的结缔组织肿胀引起严重的疼痛。这位着装怪异的听众是否能够给他带来某些缓解病情的启示呢？"我们把杰弗里带到实验室，让他在我们的压力测试器上跑步。他跑步的姿势美妙而轻快。我们大多数人在跑步时是足跟着地。我们平时穿着的跑鞋能够给予足部充分的支撑，让我们可以随便地将足跟砸向地面。杰弗里的跑步姿势与众不同。他跑步时以脚掌着地，然后足跟轻轻地落下。这样，脚部着地时就不会受到强烈的冲击。我突然意识到，在压力测试器上裸足跑步的杰弗里是以正确的姿势在奔跑，而穿着跑鞋的我则采用了完全错误的姿势。"

问题的关键在于我们的祖先应该是以和杰弗里相似的方式奔跑——赤足跑步或者穿着简单的兽皮鞋。跑步运动员通常备受伤痛困扰。在过去 30 年里跑鞋的设计和制造都取得了长足的进步。耐克和阿迪达斯等公司开发了诸如气垫、踝部保护、足弓支撑等多种不同技术。尽管如此，依然有 30%～70% 的跑步运动员会经历反复的运动损伤，频率大约为每年 1 次。最大的问题在于，我们并不确定问题到底出在哪里。演化生物学能否充当法官，为"高科技派"和"裸足派"之间的争论一锤定音？

高科技阵营认为跑步本身是一种对机体有害的动作。错误的姿势、久坐不动的生活方式、训练失当以及现代城市坚硬的铺装路面都会加重跑步对机体带来的潜在损伤。裸足阵营则认为，损伤是由错误的跑步姿势所引起的。用于缓冲压力的气垫打破了脚通过神经向大脑传递感觉的反馈通路，由此导致大脑无法协调身体以正确的姿势跑步。如利伯曼所说："在演化历史中，人类确实更适宜裸足奔跑。这一方式产生的冲击更小，人类可以更好地通过本体觉调整姿势平衡，并且增强脚部力量。我想这或许可以帮助跑步运动员和跑步爱好者避免损伤，当然，即使他们穿鞋跑步也会有所裨益。简单来说：一个人如何跑比他穿什么跑更重要。但是他穿什么跑显然会影响他如何跑。"

历史上，我们的机体更适宜裸足奔跑。我们今天穿鞋跑步的姿势或许和机体的设计初衷产生了一定程度的失配。当赤脚跑步时，通过脚底的触觉可以将地面是否坚硬、表面粗糙还是光滑、路面是否平整等信息分别传入中枢，由我们的大脑根据这些信息做出即时反馈从而避免损伤。现代高科技跑鞋极大地缓冲了我们受到的压力，但是这些压力依然在逐步聚集，直到某天醒来时我们感觉到脚部疼痛。利伯曼进一步指出："鞋子在一定程度上导致我们的脚部力量变弱，灵活性下降。尤其在儿童期，这一趋势会更明显。"鞋子上那些起到强大保护作用的结构，比如坚硬的鞋底、足弓支撑以及各种用于限制关节运动的设计，都会进一步降低人类足部对压力的适应性。我们都知道，长期进食加工过于精细化的食品会导致咀嚼力下降，进而影响下颌部肌肉发育。与此类似，在童年期穿着保护性很强的鞋子会导致足部力量的下降，对维持足弓的肌肉力量影响最大。这种力量改变会使得足部不容易维持平衡，并可能影响其他一些关键功能。"这一假设从未得到大范围的实验数据验证。但是，赤脚行走的人群通常能更好地维持足弓的正常形状，包括扁平足在内的各种足部畸形的发生率也更低。"

在利伯曼看来，李·萨克斯比（Lee Saxby）或许是世界上最为知名的裸足跑步教练。萨克斯比的教学一直以利伯曼的应用演化生物学原理为理论依据。我在位于伦敦市中心克勒肯维尔萨克斯比的健身体验馆参加了一天的裸足跑步训练，以观察演化生物学究竟如何被用于实践。在训练馆的一角悬挂着一幅真人比例大小的达尔文肖像，这位演化理论的开创者深沉地注视着整个训练的进程。在达尔文画像对面，悬挂着一具人体骨骼模型。在另一角，一名训练者正在跑步机上有节奏地慢跑，一台高速摄像机以特定的角度记录着他的每一个动作。萨克斯比健身馆的场地并不大，聚集着跑步教练、健身爱好者、普拉提教练，还有生物力学家。这些人都很能跑，并且都经历过不同程度的运动损伤，包括足底筋膜炎、莫顿综合征、膝关节损伤以及肌腱炎。例如，多米尼克是一名跟腱炎反复发作的患者。他的跑鞋内增加了特殊的支撑，以添加额外保护。路易斯的髋关节和膝关节都有伤。作为一名长跑运动员，他希望以非手术的方式进行治疗。他们都希望通过这位著名裸足跑步教练的训练缓解和改善自己的运动损伤。

　　萨克斯比首先给他们观看了一段视频。这段视频是萨克斯比在纽约市马拉松比赛中录制的。萨克斯比在马拉松比赛的路径上安放了一台摄影机，记录了每一名运动员的姿势。大多数运动员都穿着厚实的跑鞋，他们每次跨步脚跟都会重重地踩在地上。事实上，跑鞋后脚跟的气垫越厚，他们脚跟着地的力量也越大。那么，萨克斯比是如何在这里训练他的学生的呢？每一位学员的跑步视频都会被分析和打分。1分表示学员的跑步姿势极不理想，后跟承受了巨大的压力。他的髋关节通常是屈曲的，意味着地面的反冲力会完全通过脚跟和膝盖传递到髋关节。2分代表由姿势不良造成的扁平足或者足部摆动。这些姿势包括小腿摆动幅度过大、轻度前倾的躯干或者后撅的臀部。由此引发的地面反作用力大部分依然会传递到髋部。这是不熟练的裸足跑步者。3分代表的是熟练的裸足奔跑者：高频小步幅的奔跑节奏，以脚掌为着地的支点，身体放松并与髋关节、膝关节与脚保持垂直。萨克斯比提醒学员，根据利伯曼对哈佛大学田径队50名主力运动员的研究，使用脚后跟跑步受伤的概率将增加1倍。如果测试跑步时地面施加于人体的反作用力并绘制作用力的峰图，那么当使用脚后跟着地的方法时，在图上会出现一个尖锐的峰，其作用力大约可以达到跑步者体重的3倍。如果在脚部着地的过程中用到脚掌的某些部分，则会出现一个相对缓和的峰。在正确的裸足跑步姿势下，反作用力将会呈现低缓的双峰。

萨克斯比强调，能够让人更快、更有效移动的方式就是正确姿势的跑步。这一过程其实涉及重力、地面反作用力、弹性力以及能量守恒原理。他的观点与健身领域的传统理念相左。大多数运动员使用负重训练，即使这种负重对跑步运动员来说并没有效果。对跑步而言，肌腱的弹性收缩力是关键所在。人类的脚，尤其是足弓和跟腱，拥有优良的缓冲和吸能构造。它们能够释放吸收的能量以提供动力，就好像运动员脚蹬起跑器起跑一样。跑步时每次脚部着地，跟腱和足弓都能吸收大约 50% 的能量，转而通过释放能量而辅助人类奔跑。如果以足跟着地，这种能量的储存和再利用机制就无法发挥，所有的反作用力都将传递到膝盖和髋关节，从而造成累积损伤。如果你想亲身体验弹性反作用力带来的乐趣，那么不妨尝试一下：找一个节拍器，以每分钟 180 次的速度打节拍。按照节拍器的速度原地快速跳跃，以前脚掌着地，脚后跟轻轻地触地。你会发现这一动作毫不费力，身体似乎会自动弹起。现在把节拍器调整到每分钟 60 次，这是大多数慢跑者的步频。你马上会意识到腿部肌肉开始发挥巨大作用，尤其是你需要使用小腿肌肉来保持跳跃动作。

每分钟 180 次是职业跑步运动员和经过一定训练的长跑爱好者所普遍采用的步频。一名优秀的裸足跑步者并不仅仅满足于奔跑时使用前脚掌着地以及保持每分钟 180 次的步频。在慢跑或者行走的时候，身体姿势会倾向于使用脚跟着地；当速度增加时，跑步者需要逐渐将着地点移到前脚掌。体重越重的跑步者着地点前移的时间就应该更早。问题在于，这一着地点的改变依赖于大脑对感觉神经所传导的本体觉的反馈调节。气垫鞋的缓冲作用干扰了大脑对这一传入感觉冲动的分析和调节，使大脑无法正确判断地面施加于足部的反作用力。噪声替代信号传入中枢，于是躯体获得了错误的指令。如果足底能够直接接触地面，它们就能进行自我调节。

对于个体而言，最糟糕的其实是以错误的姿势完成前脚掌着地，也就是在这里被评为2分的那群人。如果你始终保持这一姿势，那么很快就会患上肌腱炎和筋膜炎。这是因为虽然你刻意使用前脚掌着地，但是你躯干的姿势异常。这意味着你的骨盆和小腿所承受的压力会超出正常范畴。人类的发育过程是先学会站，然后会走，最后会跑。由此，对于一名成人跑步者来说，要学会正确地跑，首先需要学会正确地站。

我在那里接受了一次站立测试，测试的结果发人深省。我赤脚站在压力测试台上。面前是一块液晶屏，上面以图像的形式实时显示我脚部的不同部位在测试台上所产生的压力。令我震惊的是，该测试显示我甚至不能正确地笔直站立。两只脚对工作台产生的压力存在显著差异；同时，所有的压力都汇聚在足跟。正确的站立姿势需要使压力均匀地分布到脚跟和全脚掌，而压力的最高点应该正好位于拇指下方。即使在视觉反馈技术的帮助下，我也很难将自己的站立姿势调整到正确的模式。好在我并不是唯一遇到类似问题的人。当天在健身馆里的那些专业运动员也无一幸免，他们都在测试仪上表现出各种异常的姿势。所有人都必须努力纠正他们的姿势。在进一步学习裸足跑步技术之前，每个人都必须先重新矫正自己站立的基本姿势。努力以演化理论的见解来解决实际医学问题的成功，使得利伯曼真正将演化生物学原理发展为实用演化医学。"我目前所做的是持续而缓慢进展的演化生物学实践中的一部分工作。我们希望能够积跬步而至千里，带来科学领域的重大变革。从演化的视角重新看待我们应该如何利用自己的身体，我意识到这也许可以解决当下某些棘手的医学难题。裸足奔跑就是其中的一个例证，它告诉我们，通过学习演化理论，将使我们更深刻地理解究竟如何才能更好地利用我们的身体。"

第 4 章

自给的眼睛

演化理论如何在与神创论的辩论中寻找复明的钥匙

长期以来，人类眼睛的演化解释对生物学家来说始终是棘手的问题。由于眼睛是由一系列精密部件构造而成的，设计论者和神创论者经常以此为出发点攻击演化理论。他们强调，眼睛拥有极为复杂的结构，并且这些结构无法进一步简化。这种精密的复杂构造几乎不可能由达尔文所谓的自然选择和逐步演化获得。与之相反，达尔文主义者则认为，使用演化理论完美地解释类似眼睛这样的器官能够进一步说明演化理论的普遍适用性。在本章中，你将看到一些杰出的生物学家是如何通过创造性的研究来解答关于眼睛演化的种种质疑。此外，你还将看到演化生物学理论如何在临床实践中帮助医生治疗眼科疾病并且帮助患者重见光明。

消 失 的 视 野

对于蒂姆·雷迪什（Tim Reddish）来说，1992 年是他人生的高光时刻。那年夏天，他在巴塞罗那残奥会上夺取了 100 米蝶泳银牌和 100

米自由泳铜牌。那年，这位盲人运动员正好 35 岁，而这却只是他辉煌运动生涯的开始。此后，在各类国际比赛中，他总共囊括了 43 枚奖牌，并当选为英国残疾人奥林匹克协会主席以及 2012 年伦敦奥运会组委会成员。

雷迪什患有视网膜色素变性（retinitis pigmentosa）。这是一种遗传性退行性病变。患者视网膜上的感光细胞会从外向内逐渐消失，视野持续受损。像雷迪什这样的患者最终只能保留大约 1～2 度的视野——仿佛从一根细小的管道里观看世界。雷迪什的视网膜色素变性发生于学龄期，但是在患病多年以后才被确诊。他一度以为自己是个手脚笨拙的男孩。在学校里，他戴着眼镜，经常撞到不同的东西上。"我当时想，我可能真是太毛躁了，像个愣头青一样，东撞西撞。"在 20 世纪 80 年代的英国，验光师为患者验光时并不会常规筛查眼底，因此雷迪什一直没有被确诊。他并不知道自己的视力究竟和别人有什么不同，直到出现夜盲，他才觉得事情似乎有点不对劲。"我戴着眼镜去找验光师，对他说，我不知道哪里有问题，但是我觉得晚上好像看不清楚。如果对着灯看，会出现明显的眩光。对我来说这是严重的问题，因为我骑车的时候根本就看不清路面。"验光师只是告诉他需要戴一副有色眼镜来解决眩光问题，然而他戴了有色眼镜后问题反而加重了。

直到 1988 年，他才被确诊患有视网膜色素变性。病情持续进展，他的视野越来越狭窄。同时，视野的清晰度也不断下降。在这种情况下，他受到一名学生的鼓舞，决定开始自己的运动员生涯。他回忆说："她是一名奥运会游泳运动员，我曾经指导过她。1988 年她参加了汉城奥运会，回来后告诉我关于残奥会的消息。她送给我一枚汉城奥运会纪念章，对我说：'希望你能给我带回一枚巴塞罗那奥运会的纪念章。'我当时感到很可笑，对她说：'我已经太老了，游不动了。'她却说：'你只比我大 1 岁啊。不游怎么知道自己游不动呢？'这成为我运动员生涯的开始。我这个人就是这样，一旦下决心，就会尽百分百的努力去做这件事情。"

2011 年，雷迪什的儿子提醒他去参加罗伯特·麦克拉伦（Robert MacLaren）在牛津大学拉德克利夫医院进行的一项临床研究。这项研究会为患者植入电子视网膜芯片。麦克拉伦招募的对象是表现出严重夜盲症的终末期视网膜病变患者。雷迪什最初对此并不在意。因为他已经接受了自己的身体状况。对他来说，残疾人事业的重点是接受残疾的现实，并且在有残疾的状态下更好地适应生活。同时，他也并不相信所谓的视网膜芯片能够解决任何问题。"我对儿子说，我并不需要视网膜芯片。我认为它并不能真正帮助我，我现在过得很好，我对自己的生活很满意。说实话，要改变我目前的状况恐怕必须是那种里程碑式的革新式发明。那必须是一种革命性的技术。"然而，执拗的个性此后占据了上风。他开始钻研技术细节，并且试图搞清楚其中的原理。他觉得或许自己善于分析的头脑能给芯片研发带来某些不同的见解。于是他申请参加了这项临床研究。在签署知情同意时，麦克拉伦的研究团队非常清楚地阐明了项目的潜在风险和获益。在最坏的情况下，芯片可能使他失去目前仅存的微弱光感；而在最好的预期下，这一研究或许能改善他在明亮环境下的视力，使其能自行走动。受试者不应对研究抱有过多不切实际的幻想。

2012 年 10 月，通过一次 10 小时的漫长手术，芯片被植入他的体内。外科医生先在他耳后的头骨上开一个小孔，在皮肤下置入一个电源。然后从太阳穴穿入一根直达眼眶的管道。通过这根管道，在视网膜上置入一块芯片，以期替代视网膜的部分感光功能。"当我第一次打开芯片开关的时候，效果出乎意外。一束光线突然闯入我的眼帘，而且是一束非常明亮的光线。如同在黑暗的房间中蓦然投下一束亮光一样，眼睛被刺得简直睁不开。"在实验室测试环境中，雷迪什可以读出黑色钟面上白色指针所指示的时间——10 次他能读对 9 次。他能更准确地看清静止的物体，前提是他自己也保持静止。在日常生活中，他能够识别出办公室里的一些物品。例如，他能通过电脑显示屏的亮光判断电脑被打开了，他也能很好地识别显示器的轮廓。但是，他无法看清显示器上的信息。夜晚，他能看见路灯的亮光，并且看到信号灯的位置。然而，在明亮的日光环境下情况改善得并不明显。

　　雷迪什觉得如果不发生排异反应，或许今后他视网膜的感光功能就要被芯片长期替代了。然而，芯片究竟能为雷迪什这样的志愿者带来怎样的视力改善，或者它能为我们预示怎样的视觉修复前景却并非研究者们唯一关注的问题。对于牛津大学的科学家而言，这同时也是一个学习的过程。他们希望通过这一试验了解视网膜上的细胞究竟如何在感光细胞和视神经之间建立新的联系。传统观点认为，一旦脑和脊髓这些神经系统的组成部分发生严重变性或者退化的话，就无法实现自我修复。除了感光细胞以外，视网膜上还存在其他类型的细胞，比如双极细胞（bipolar cell）和神经节细胞（ganglion cell）。这些细胞能够将感光细胞接收到的信号向脑部传递。当感光细胞消失以后，这些细胞是否会因为持续的废用而同样受损或者完全失去功能呢？雷迪什参与的研究证实，当芯片被植入视网膜以后，这些视网膜上的神经细胞可以在输入的感光信号与视神经之间建立新的神经连接，从而恢复部分视力。这一结论表明，视网膜上的其他神经细胞依然保留了完好的功能。具体而言，芯片上的 1 500 个光敏二极管刺激下游神经元，通过视神经向大脑传输信号，最终在视觉中枢拼合成一幅像素化的图片。这一结果使牛津大学的科学家相信，或许可以完全通过芯片来替代视网膜的功能。只要他们能在芯片上集成足够多的视杆细胞和视锥细胞，将芯片准确地植入到视网膜的感光层，保证正确的植入方向，这一芯片理论上就能完全替代已经死亡的感光细胞而发挥作用，让患者重见光明。目前，全世界都在使用不同的方法和技术模拟植入视网膜的感光层材料，牛津大学的研究只是其中之一。这些研究的源动力在于对脊椎动物眼发育生物学逐渐深入的理解——在胚胎发育时期，一团未分化的细胞到底是如何最终组装成眼睛这样一种复杂器官的。

视杯（optic cup）是其中一个非常重要的结构。这是人眼部一个由多个不同组织层叠而成的杯状构造。眼睛的最外层是由坚韧的纤维组织构成的结膜（sclera），结膜下方是血管丰富的巩膜（chorion）。结膜深层则是视网膜色素上皮层（retinal pigment epithelium），负责为感光细胞提供营养并且带走代谢产物。视网膜感光层包含 1.2 亿个视杆细胞（rod）和 600 万～ 700 万个视锥细胞（cone）。这两种细胞中，视杆细胞对弱光敏感，保留我们在黑暗环境中的视力；而视锥细胞则对亮光敏感，帮助我们识别色彩。视杆细胞主要分布在视网膜周围区域，而视锥细胞则集中在视网膜上一块仅有 1.5 mm 大小的黄色区域，这一区域被称为黄斑（macula）。黄斑中央直径大约 0.3 mm 的圆形区域是中央凹（fovea），视锥细胞在这一区域的分布密度最高，人类通过这一中央区域获得的视觉敏锐度和清晰度也最高。在雷迪什的外周视觉受损后，所遗留下的狭窄管状视野正是来自这一区域。

脊椎动物视网膜上的感光细胞会将感受到的光信号通过视网膜下层的双极细胞进一步向深层传递到神经节细胞。神经节细胞的轴突聚集在一起组成的纤维就是我们所熟知的视神经。视网膜内层除了上述细胞，还包括穆勒细胞、无长突细胞（神经元的一种）和水平细胞，所有这些细胞都在光信号向视神经的传递过程中发挥作用。吸收光子的细胞事实上位于视网膜外侧，因此，由此产生的信号必须穿透整个视网膜层，最后通过视神经纤维进一步向大脑传递。此外，由于视神经是由神经节细胞的轴突从视网膜内层发出的，这些轴突必须穿透视网膜内层然后继续向上延伸，因此在视网膜上存在一个盲点——即视神经穿出视网膜内层的地方，在这个区域里，不存在任何感光细胞。做个简单的小实验就能让你实际体会到什么是生理盲点。用手遮住一只眼睛，然后用另一只眼睛盯住某个点，不要移动视线。伸直你的另一只手臂，在眼前从左至右水平移动一支铅笔。在移动的过程中，你会注意到在一个范围内铅笔似乎不见了，然后它又会回到你的视野中。当你发现铅笔不见的时候，如果上下移动铅笔，也能重新看到它。

为了形成正常的视觉，除了复杂的视网膜以外，我们还需要通过晶状体（lens）将物象准确地聚焦到视网膜上。晶状体由不同的晶体蛋白构成，以调节折射指数。此外，虹膜（iris）可以调节瞳孔大小，通过减少或者增加视网膜的光通量来适应不同的光线环境。此外，控制眼睛运动的肌肉构成也非常复杂。

上面这部分概要描述可以说还未触及眼睛结构复杂性的皮毛，但是它们已经足够让我们了解自己的眼睛，并且使我们理解为何在人体内各种复杂的器官中，眼睛会成为 19 世纪神创论者和演化论者相互争论的主战场。尽管自达尔文提出生物演化论已经过去了 150 多年，但是神创论者的市场依然无比庞大，甚至比既往更甚。

哲 学 的 争 辩

道德哲学家威廉·佩利（William Paley）牧师是历史上神创论的著名支持者。18 世纪后期，他成为英格兰北部城市卡莱尔的大执政官。在他的专著《自然神学》（*Natural Theology*）中，他提出了上帝存在的证据以及上帝设计自然的证据。其中有一段著名的论证：一个在乡下散步的人偶然踢走了路边的一块石头。尽管这块石头在漫长的历史中一直就待在那个地方，但是他不会去想这个问题。因为石头出现在哪里都是无目的的，不需要任何解释。但是，如果散步者在地上捡到一块手表，当他检视手表内部复杂的结构时，他就不得不认为，手表的出现必然存在某种目的。它必然是某种设计的产物。手表理应是一个希望知道时间的人设计和制造的。显然，简单地检视任何动物的构造都能得出类似的结论，即这一结构的复杂性是出于某种目的而设计的。然而，既然没有任何动物能够理解自己的身体结构并且了解自身的设计目的，那么必然有一个有意制造这些结构的设计者，即上帝。上帝是设计了所有生命体的"钟表匠"。

半个世纪以后，达尔文提出了完全相反的观点，即动物以及动物体内的各种器官，包括像哺乳动物的眼睛这样极端复杂的结构都是自然选择的结果。达尔文认为，我们需要的只是找到眼睛逐步演化过程中关键步骤的证据，而这些关键步骤都能够显著提高物种的生存和适应能力，从而被自然选择所留下。问题在于，当达尔文于 1859 年出版《物种起源》的时候，他却没有找到任何相关证据。可以想象，神创论者非常喜欢引用达尔文的这段言论："坦率地说，对于眼睛这一独特设计的器官来自自然选择的假设从各方面来看似乎都是荒谬的……"

然而，他们只是断章取义地截取了这句话，而有意忽略了同一段落中另一段用于解释上面这句话的描述："尽管如此，理性却告诉我，假如在眼睛从简单向复杂演化过程中的每一个关键步骤对于某个物种都具有重要的作用，并且我们能找到这样的证据；假如眼睛的结构确实能够发生某些变化，并且这些变化可以通过遗传被固定下来——这显然是毋庸置疑的；假如眼睛的任何变化有利于某种动物对自然环境变化的适应，虽然看起来是那么荒谬，但是相信今天复杂而完美的眼睛是由自然选择而来的观点并非那么的不能接受。"接着，达尔文提出了一个看似合理的假设，即哺乳动物的眼睛是以皮肤上的单个感光细胞为基础逐渐演化而来的。在单细胞基础上，一群相似的细胞慢慢发展为一群色素细胞，继而逐渐向内凹陷，形成视神经连接，并且由一层透明的皮肤覆盖，进而由此形成晶状体结构。

自此以后，神创论者又找到了一个新的角度来支持自己的观点。他们对达尔文所谓的渐进演化不以为然。他们从人体的各种结构中看到了不可还原的复杂性，而眼睛则是其中突出的代表。眼睛是一种由各种不同复杂部件拼合而成的整体，繁复得几乎无可拆分，哪怕任何细微缺失都会带来功能的严重受损。弗朗西斯·希钦斯（Francis Hitching）1982 年出版的著作《长颈鹿的脖子》（*The Neck of the Giraffe*）现在看起来可能有点过时，但是这本书里关于眼睛的论述在神创论者中依然具有代表性：

要使眼睛能正常工作，必须保持干净而湿润的环境，这是由泪腺和眼睑运动相交互而维持的。光线透过一层薄薄的透明保护层——角膜，然后穿过晶状体，聚焦在视网膜上。在这里，1.3 亿个视杆细胞和视锥细胞通过光化学反应将光信号转化为电信号，最终传入大脑。目前我们已经非常清楚，这一系统里任何结构的细微差错，无论是角膜薄翳、瞳孔舒张障碍、晶状体模糊还是聚焦不准，都会严重影响最终的成像。眼睛是一部完整的工作机器，机器中的任何部件损坏，都会导致这部机器无法工作。

理查德·道金斯（Richard Dawkins），这位当代达尔文代言人在他1986 年出版的著作《盲人钟表匠》（*The Blind Watchmaker*）中引述了上述的观点。接着，道金斯指出，一只非常丑陋的眼睛或者一只深受疾病折磨的眼睛，依然远远好于没有眼睛。诚如雷迪什和成千上万眼病患者所体会到的那样，《盲人钟表匠》是道金斯对帕利、希钦斯以及其他贩卖"难以复制的复杂性理念"学者的反驳。1987 年，道金斯以《盲人钟表匠》为背景为 BBC 录制了一集纪录片，我有幸参加了录制团队。我们通过动画的形式演示了皮肤表面一排感光细胞如何可以通过"开"和"关"的不同状态来感受光线。随后我们把细胞放在一个逐渐加深的凹陷里，直到形成类似针孔摄像机的结构，将光线聚集到"视网膜"的区域里，从而可以分辨物体的形状。接下来我们假设这些细胞能够分泌黏液。随着时间推移，黏液汇聚成球形，遮盖了针孔，形成了晶状体的原型。由于具备聚焦功能，这一结构的产生显然能够进一步增加视觉的分辨力。道金斯和我都认为这一推论极具说服力。然而我们却惊讶地发现，摄制组里的大多数人仅仅将此看作一段动画片而已。我们并不能"证明"任何假说。可以理解，由于缺乏必要的计算和数据，我们无法为达尔文理论提供任何实际的证据支持，简单来说，这似乎只是一种自圆其说的推论。然而，来自瑞典的两位科学家却使用精巧的数学模型论证了眼睛可以在非常短的时间里以达尔文和道金斯推测的路径演化。

未 知 的 历 史

1994 年，来自瑞典隆德大学的丹－埃里克·尼尔森（Dan-Eric Nilsson）和苏珊·佩尔格（Susanne Pelger）阐述了他们对眼睛演化周期的悲观预期。根据他们的模型，眼睛演化所依赖的唯一选择变量是空间分辨率，或者也可以称为视觉敏锐度。在他们的模式眼中，空间分辨率的任何提升都会获得选择的青睐。需要指出的是，尽管这只是一个数学模型，但是在形态变异、选择强度和遗传度上都设置了真实而保守的参数。

他们首先设计了一个类似三明治的原始结构——中间一层是光敏细胞层，两侧分别是一层透明保护层和一层深色颜料图层。然后他们将这一基础结构置于选择压力下。他们所设置的选择压力是分辨率，即系统会保留更有利于增加细节分辨率的结构变异。在模拟实验中，首先观察到感光层和色素层开始向内折叠形成一个凹坑，而透明层则逐渐加厚形成凝胶状结构，使得模式眼变成一个半球形结构。这一形状变化会促进分辨率的持续改善，直到凹陷的深度与其直径相当。这时候，进一步加深凹陷似乎不再起作用。但是如果将凹陷的直径缩小到针眼大小，则视力又会获得极大提升。在这一阶段，眼睛就像一个空心的圆球，而在顶部出现狭小的开口，类似于一个圆形的花瓶。然而，随着光圈的不断收缩，尽管获得了更清晰的解像力，但是图像的噪声也不断上升。这是因为模型所接收到的光信号太少，系统的光通量过低，光子随机运动造成的光子噪声会严重影响成像清晰度。在这一阶段，要进一步提高视觉敏锐度，唯一的方法是引入晶状体。在持续的选择压力下，眼睛中间的凝胶状结构逐渐形成一个椭圆形的晶状体。晶状体首先占据了针孔区域。在进一步的选择压力下，晶状体移向眼睛的中央区域，椭圆的长轴略微变短，整个形状变得更圆，折射率进一步增加，从而加强了偏折光线的能力。平坦的虹膜随后形成，并且覆盖了晶状体和针孔。

这一模拟模型的最终结构与乌贼或者章鱼这些水生动物的眼睛非常相似。他们计算了在整个演化过程中每 1% 分辨率增加所需要的结构改变，结果发现大约需要 1 829 步结构变化才能累积 1% 的视力进步。这一模式眼的演化过程实际上需要多久才能完成呢？他们在公式中代入保守的遗传数据以及选择压力，结合眼睛各部分发生变异的步骤，假设每代的传递时间是 1 年（对于中小型水生动物来说，这是平均传代时间），计算结果显示，从平面感光细胞演化到类似水生生物这样复杂的眼睛结构所需时间小于 36 万年。对于演化而言，这无异于光速。有记录的最早的眼结构大约来自距今 5.5 亿年的寒武纪。自那以后，已经过去了足够长的时间。在这段漫长的岁月里，眼睛足够完成超过 1 500 次独立演化！

当然，这并不意味着在地球演化历史上眼睛真的被重新演化了

1 500 次。这一研究结果只是告诉我们，复杂的眼睛结构完全可以在极短的时间里由自然选择而成。在我们已知的地球历史中，有足够的时间通过演化获得今天这样的眼睛结构。此外，尼尔森和佩尔格的模型也能很好地解释自然界中异常丰富的眼结构多样性。模型演化过程中的许多关键环节都能够在现存的动物中被找到。通过比较解剖学研究，我们知道软体动物和环节动物的眼睛结构非常多样化。在这些动物身上，既有皮肤表面感光细胞简单聚集而成的视觉器官，也有类似照相机一般结构非常复杂的眼睛。

那么，在地球生命的演化进程中，眼睛到底经历过多少次独立演化呢？没人知道答案。著名的演化论专家恩斯特·迈尔（Ernst Mayr）和卢伊特弗里德·冯·萨尔维尼－普拉文（Luitfried von Salvini-Plawen）根据眼睛内部结构和感光元件之间的巨大解剖差异推测这种独立的演化过程可能出现了 40 ～ 65 次。瑞士巴塞尔大学的沃尔特·格林（Walter Gehring）研究了大量不同动物的眼发生和演化基因，他得出的结论有所不同。

格林长期关注和研究一个名为 PAX6 的古老基因。在脊椎动物和无脊椎动物分道扬镳之前，PAX6 是它们共同的祖先——两侧对称动物（bilateria）眼睛发育的关键调控基因。两侧对称动物是以左右两侧对称结构为特点的原始动物。事实上，在两侧对称动物出现之前，PAX6 基因已经存在。例如我们可以在箱型水母、海绵、水螅等动物体内找到 PAX6 基因。

格林认为，达尔文所提出的由单一感光细胞和色素细胞组成的原始视觉器官是由 PAX6 基因控制的，而其演化而来的各种复杂的动物眼睛表达和调控基因都是 PAX6 的下游基因。由此推导出的惊人结论是，今天自然界中的各种眼结构事实上都起源于大约 7 亿年前，也就是说，视觉器官的演化其实只发生了一次。所有今天我们见到的复杂视觉器官构造，包括人类的眼睛和昆虫的眼睛都是以此为基础逐渐演化而来的，而控制这一过程的正是以 PAX6 为核心的包括大约 2 000 个基因的庞大基因家族。

格林之所以将 PAX6 推到如此重要的地位，实际上是受到其他许多科学研究的影响。在果蝇中，PAX6 基因突变会导致"无眼"果蝇出生；在小鼠实验中，PAX6 基因突变会导致小鼠出现"小眼"；人类 PAX6 基因突变会导致先天性无虹膜综合征的发生。一系列巧妙的研究证实，如果将小鼠的突变引入正在发育中的果蝇，将会诱导果蝇在翅膀、触角或者腿等身体部位形成异位眼。这些实验提示，只要表达开启，PAX6 基因就能够控制眼睛的形成，无论在身体的什么地方。进一步的研究揭示，PAX6 基因不但能够启动眼睛的发育程序，同时也可以控制发育过程中眼内不同细胞的分化。格林指出："所有这些实验都提示，PAX6 是眼发生过程中的主要控制基因。PAX6 可以控制下游的许多基因发挥作用，而它自己则起到了眼发育的开关作用。无论在昆虫还是哺乳动物中，都是如此。"

达尔文提出的原型眼其实是存在的。真涡虫由单一感光细胞和色素细胞组成的简单的视觉器官就是其真实写照。由于真涡虫体内的 PAX6 基因与人类几乎完全一样，格林总结道："所有双侧对称动物的眼睛都可以回溯到一个单一的起源，即在真涡虫上找到的达尔文所谓的原型眼。由这一原型出发，自然选择最终产生了功能非常强大的眼。而各种不同的眼睛在历史上既可以是平行演化的产物，也可以是树状演化或者交叉演化的产物。"

今天，大多数演化生物学家认为格林在这一问题上的表述有所夸大。尽管 PAX6 基因缺失在眼发生过程中发挥重要作用，但是它并不是像格林表述的"主要控制基因"。无论在脊椎动物还是果蝇中，大量研究证明，即使在 PAX6 基因被敲除的情况下，依然能够启动正常的眼

发育过程。对扁虫来说，甚至完全缺少 PAX6 基因都不影响眼的正常
发生。因此，虽然 PAX6 很重要，然而它也只是眼发生过程中一系列
相关基因之一。PAX 基因家族出现在古老动物基因组内并不代表它们
一定与眼睛的演化和发生相关。尽管如此，所有演化论学者却在一个
问题上持有共同的见解。引用动物学家安德鲁·帕克（Andrew Parker）
简明扼要的评论：今天我们看见的各种复杂眼结构都是在大约 5.3 亿年
前的寒武纪生命大爆发期间"突然发生"的。今天地球上大多数具有
代表性的生物种类都是在几百万年的时间段里出现的。从那个时间点
开始，以三叶虫为代表的远古节肢动物（它们今天的近亲是昆虫、蜘
蛛和甲壳纲动物）发展出复眼结构，而以海口鱼（被认为是现代鱼类
的祖先）为代表的脊椎动物则演化出一对复杂的类似照相机结构的眼
睛。在体长不到 1 英寸（1 英寸 =0.025 4 米）、体重不过 1 盎司（1 盎
司 =0.029 57 升）的小型水生动物身上，却形成了包括晶状体在内的完
整眼结构。我们今天所见的各种眼结构——简单的针孔成像、昆虫的
复眼结构以及脊椎动物和一些软体动物具备的类似照相机的眼部结构，
几乎都是在那个时间段里演化而来的。一般认为，这种仿如裂变似的
快速演化是由视觉引导的狩猎行为推动的。视力敏锐的狩猎者为猎物
制造了选择压力，使得它们必须发展出更好的视力以躲避捕食者。反
过来，猎物视力的进步也逼迫捕猎者必须拥有更好的视力来完成狩猎。

　　那么，在寒武纪生命大爆发以前是否就已经存在眼睛的结构呢？
这个问题难以回答，因为生命大爆发之前所遗留的化石记录太少，很
难推测那些微小、柔软的生物是否拥有类似眼睛的结构。但是我们知
道，最早的两侧对称动物作为所有现生动物的祖先，在寒武纪之前大
约 1 亿～2 亿年就存在了。它们拥有简单的视觉组成部分，即一种被
称为光感受器的特殊细胞和光敏分子。这是能够追溯到的最早视觉器
官。尼尔森认为，光感受体并非眼睛所独有。植物、真菌和很多单细

胞生物都存在类似的结构。尼尔森进而指出，在视觉的早期演化阶段，关键点在于将光感受器用于感光，从而解封动物移动的巨大潜力。因此，在眼睛萌芽之前，光感受器就存在了。动物的光感受器一般可以分为两类：杆状结构（rhabdomeric）和睫状结构（ciliary）。在杆状结构光感受器中，视觉色素分子排列在一种叫做微绒毛的特殊外生细胞上；而在睫状结构光感受器中，它们则分布在由纤毛折叠构成的膜上。这两种光感受器中的视觉色素不同，感光之后涉及的化学级联反应也不同。而这一化学反应正是最终向上级神经传递神经冲动的过程。今天，大多数无脊椎动物体内的光感受器为杆状结构，而脊椎动物则以睫状光感受器为主。根据尼尔森的观点，这两种光感受器之间的差别极为显著，它们可能来自不同的演化起源。尼尔森解释，所有两侧对称动物的共同祖先可能同时拥有两种不同的光感受器，无论当时它们是否被用于视觉感知。当无脊椎动物和脊柱动物从两侧对称动物祖先那分家的时候，前者携带了杆状光感受器，而后者则携带了睫状光感受器，两者进而演化出有所差异的视觉器官。因此，尽管在生物演化的长河中，视觉器官经历了多次独立演化以形成有所差异的视觉器官胚胎发育过程和显著不同的复杂性，但是，无论哪种演化路径，都只能从这两种光感受器中选择一种为基础开始后续演化。爱尔兰国立大学的达维德·皮萨尼（Davide Pisani）和来自布里斯托大学的同事开展了一项关于光感受器中光敏色素的分子考古学研究。这些色素是将光信号转换为电化学信号的关键。这些色素被统称为视蛋白（opsins）。皮萨尼和他的同事依据视蛋白中不同视觉色素分子的组成构建了视觉演化树。这一演化树可以一路上溯到刺胞动物门（海绵和水母）、栉水母门（栉水母、海鹅莓水母、海胡桃水母、爱神带水母）和左右对称动物（地球上所有其他动物的祖先），最终归结于一种类似阿米巴的奇怪动物：扁形动物门（Placozoa）。他们推测，正是从那个时候开始，所有视蛋白的共同祖先分子开始通过基因复制的形式产生了原始的视蛋白编码基因和它的姐妹基因——褪黑素基因，而后者是一种用于控制昼夜节律的基因。在此后 1 100 万年的"短暂"时间里，视蛋白进行了快速演化，最终产生了能够用于感光的视蛋白。皮萨尼的研究将视蛋白基因的起源时间上溯到大约 7 亿年前，并且为我们进一步研究脊椎动物视蛋白基因家族的起源和彩色视觉的演化奠定了基础。当环境对敏锐的视力施加同等选择压力的时候——也许是为了更有效地捕捉猎物，也许是为了更有效地逃避猎捕者——拥有不同演化起源的视觉器官可以殊途同归地向相似的复杂眼睛结构汇聚。脊椎动物和头足类动物（章鱼和鱿鱼之类）非常相似的视觉器官构造——至少从表面上看起来如此——是趋同演化的经典例证。尽管头足类实际上属于软体动物，与脊椎动物在演化树上的关系非常远，但是两种眼睛都有一个杯状的腔，都拥有密布光感受器的复杂视网膜，同时它们都有可用于聚焦的晶状体。

感 光 的 奥 秘

讽刺的是，这一趋同演化的完美案例却成了神创论者和演化论者交锋的主战场。我们之前已经介绍过，以佩利为代表的神创论者认为眼睛这种构成极度复杂的构造是不可能由自然演化而逐步形成的。而演化论者则通过阐述鱿鱼眼和人眼之间的不同来反驳神创论者的观点——相比于脊椎动物，鱿鱼这类软体动物的眼睛似乎拥有更为优美的构成。

演化论学者所关心的主要是两者视网膜上光感受器的方向差异。这是脊椎动物和头足类动物眼睛在胚胎发生方面不同所导致的必然结果。在哺乳动物中，视网膜起源于中枢神经系统。在胚胎神经管中最终发育为额叶的部分中，最初会凸出一个小小的视泡，这就是视网膜的始基。视泡慢慢生长后与胚胎表皮外胚层接触，刺激该部位折叠成晶状体。随后，视泡逐渐加深而形成视杯。这一胚胎发育结果最终产生所谓的反向视网膜，即光感受器指向与入射光线相反的方向，而整个光感受器与视神经的连接面位于朝向晶状体的一面。在无脊椎动物的胚胎发育中，眼睛是由皮肤经过一系列复杂折叠而形成的。由此形成的视网膜其光感受器面向光线入射方向，而光感受器与神经的连接面则位于远离晶状体的一面，或者说在眼睛的后方。也就是说，无脊椎动物的光感受器不会受到神经连接纤维的影响，因为它们的神经连接纤维在光感受器的下方。此外，对于章鱼和鱿鱼来说，神经纤维是从光感受器的背面发出，然后直接继续向后汇聚成视神经的。因此，它们不必穿过视网膜的内表面，由此带来的结果是它们的眼睛没有盲点。相比脊椎动物的视网膜，章鱼和鱿鱼的视网膜是一种"反向的"或者说"倒置的"视网膜——它们的内外层构造正好和脊椎动物的视网膜相反。这一有所差异的构造使得章鱼和鱿鱼的视网膜看起来比脊椎动物的视网膜结构更合理、更富有设计感——至少，这一结构避免了盲点的产生。

即使严肃的演化生物学教授在与神创论者进行辩论的时候，也不得不因为章鱼和鱿鱼这些软体动物看起来比人类更精密的视觉器官设计而感到某种程度的困惑。造成他们思维紊乱的部分原因在于演化理论所经常引用的"不良设计"论证。为了说明人体结构来自演化而不是出于上帝的设计，他们经常使用这一论证方式。在谈及人类眼睛的起源时，不良设计论证经常被演化生物学家所采用。翻转的视网膜是显而易见的"设计缺陷"。在《盲人钟表匠》一书中，道金斯将脊椎动物视觉器官的设计视为失败工程设计的典型案例：

如果找一个工程师来设计视网膜，那么他一定会让感光面朝向光线入射的方向，而把电线布设在背向光线的一侧直接接入大脑。要是谁把感光元件安装在视网膜背面远离入射光线的位置，而把电线布设在最靠近入射光线的视网膜表面，工程师一定会对这种设计嗤之以鼻。而这正是脊椎动物视网膜结构的真实写照。在脊椎动物视网膜表面分布的是传输电信号的神经纤维，这些纤维聚集到一起，穿过视网膜并汇聚成视神经，从而在视网膜上留下一个洞——盲点。这意味着光线在达到感光细胞之前，必须先穿越视网膜表面由各种连接纤维构成的茂密"丛林"。由此，在感光细胞感光之前，光线可能已经部分衰减或者扭曲——尽管实际上影响并不是很大，但是无论如何这都不符合一般的工程设计选择。

　　演化医学领域先驱内瑟持有非常类似的观点。在 YouTube 上一次与道金斯之间的脱口秀中，他惊呼道："想想看，尼康或者宾得在设计照相机的时候，居然把电路装置安装在胶片和镜头之间！而这就是我们眼睛的真实状态！不止如此，我们的眼睛里居然还有一个根本看不见任何东西的盲点！"按照内瑟的观点，视网膜的这一倒置结构也是人类容易罹患视网膜脱落的原因之一。道金斯回应说："著名的德国心理学家亥姆霍兹（Helmholtz）曾经说过，如果哪位工程师交给他一个和人类视网膜一样的工业产品，他一定会直接扔还给那家伙。"

　　内瑟认为，人类眼睛在结构上完全无法与章鱼或者鱿鱼媲美："所有头足类动物都拥有着设计精良的视觉器官。它们的眼部血管和神经都从眼球后侧穿过，因此它们的视网膜不会脱落。它们的视野中没有盲点，因此不必像人类一样经常需要转动眼球以获得完整的视野。总之，它们眼睛的设计明显比人类的要更好。"认真倾听道金斯和内瑟的对话，你会发现脊椎动物的眼睛设计充满着缺陷。实际上，他们总是在强调："你看，有那么多存在重大缺陷的设计，因此这只可能是来自演化。哪怕上帝只是一个普通的工程师，他也不会犯下这样的低级设计错误。"我对类似的设计不良论证感到不安，无论有意或者无意，以此支持演化论观点的学者似乎总在给我们传达这样的信息，即演化似乎是一个毫无希望的"白痴"，又像是一名拙劣的工匠一样一直在继续他粗糙的工作。我认为演化不是一名如此莽撞的工匠。道金斯和内瑟应该是忽略了某些重要的信息，他们并没有对人类眼睛的结构进行足够深入的研究，以找到倒置视网膜在脊椎动物自然适应方面的积极作用。毕竟在生命演化的历史上拥有倒置视网膜结构的脊椎动物是非常成功的种类。所以不得不怀疑，脊椎动物的眼睛构造与头足类动物相比真的那么不堪吗？

　　一些科学家研究了脊椎动物视网膜结构的有利一面。如果以这些研究结论来看，道金斯和内瑟的理论将被完全推翻。罗纳德·克罗格（Ronald Kröger）是隆德大学视觉研究组的教授。克罗格解释说："真正的问题在于倒置视网膜为什么在演化历史上会如此成功，并且这一视网膜结构能够辐射到整个脊椎动物的视觉系统。"在他看来，拥有倒置视网膜结构的动物能在自然选择中胜出有其显而易见的道理：因为倒置视网膜是更好的结构。"这一结构有很多好处。事实上我非常惊讶那些头足类动物的眼睛在演化过程中居然没有形成相同的结构。要知道，它们的眼睛构造已经和我们非常近似了。"

　　克罗格和他的同事奥利弗·比尔迈尔（Oliver Biehlmaier）一致认为，倒置视网膜结构的最大好处在于节省空间。克罗格是小型鱼类视觉器官研究专家。这些小型鱼类通常需要非常敏锐的视觉，但是它们的体型却很小。在人类的晶状体和视网膜之间充填着玻璃体。但是在这些小型鱼类的眼睛里，晶状体和视网膜之间则基本被处理和传递感光信号的视网膜细胞占据。如果这些细胞都被搬到视网膜光感受器的后方，那么它们的眼睛就必须变得很大才能容纳这些细胞和组织。根据克罗格和比尔迈尔的计算，只需直径 300 微米的眼睛和 130 微米的晶状体就能容纳 100 微米厚的倒置视网膜。如果采用类似头足类动物的视网膜设计，那么同样容纳 100 微米厚的视网膜，眼睛的直径将增加到 420 微米，容积则增加 1 倍。因此，如果你希望拥有复杂的视网膜结构，又不想有一双凸起的眼睛，那么倒置视网膜就是最佳的选择。由于大多数动物的祖先体型往往都比较小，采用倒置视网膜的设计显得至关重要。很多动物的幼体非常小，但是它们同样需要良好的视觉才能生存。当然，随着动物体型的不断增大，倒置视网膜节省空间的意义则显得不再那么重要。应用简化的人眼模型进行计算，克罗格和比尔迈尔得出结论，倒置视网膜为人类眼睛节省了大约 11.3% 的空间，他们进而认为在实际的人眼中倒置视网膜结构大约可以节省 5% 的空间，虽然听起来并不怎么激动人心，但是在演化进程中依然是不能忽略的因素。除了节省空间以外，他们认为倒置视网膜结构能使光感受器紧贴视网膜色素上皮，从而能够更好地再生视觉色素。同时，这一结构能够在脉络膜血管为光感受器提供丰富血液的同时不影响入射光线，因为血红蛋白能够吸收光线，因此通过倒置的视网膜结构，可以保证在入射光路上没有过多的血红蛋白。

　　倒置视网膜的最大好处是增加了视网膜厚度，从而增强了视网膜处理复杂信号的能力。这意味着在向视神经传递信号之前，视网膜能够在眼内对视觉信号进行更为深入的加工和处理。神经科学家蒂姆·戈利施（Tim Gollisch）和马库斯·迈斯特（Markus Meister）指出，脊椎动物的视网膜事实上是由 50 余种不同的细胞构成的，这一细胞构成的复杂性远远超过了基本视觉感受，比如光适应和图像锐化的需求。多层视网膜结构非常类似通过局域网接入大型服务器的笔记本电脑。当面对快速移动的物体时，眼球会随之进行快速运动以完成视觉采样；当需要获得更为宽广的视野时，眼球也需要进行快速移动以采集许多不同的画面。由此获得的大量图像的拼合和计算不是在大脑中完成的，而是直接在视网膜上加工完善的。这些短程计算都是通过视网膜上各种神经元之间的交互完成的，并且这种信号传递是以模拟形式实现的。神经元之间传递的电势信号具有逐层递进的特点，而不是以全或无的电子信号形式进行传递。克罗格指出，通过这一模拟信号传递方式，视网膜这台计算机得以处理数量庞大且高度复杂的信号，以忠实履行计算机设计师的意图。最后，神经节细胞会采用电信号的方式向大脑传递经过加工的信号。这是因为视网膜与大脑视觉中枢之间的距离相对较长，电信号不易受到干扰或者发生衰减。

　　人类视网膜拥有超过 1 亿个感光细胞，但是组成视神经纤维的轴突只有 100 万根。如果每一个感光细胞都向大脑发出 1 根传入纤维，那么视神经的直径将超过整个眼睛。从这个角度来看，脊椎动物的"智能"视网膜可以在本地完成大量视觉信息前处理，具有非常强的适应性。这种适应性对于低等脊椎动物来说更为重要，因为这些动物的脑容量远小于哺乳动物，例如，鳄鱼眼睛中所容纳的神经元数量甚至要超过大脑里的神经元数量，所以良好的视力对于它们的生存来说至关重要。在克罗格看来，这是非常容易理解的事实。鸟类是脊椎动物倒置视网膜结构具有适应竞争优势的典型例证。鸟类因为飞行需要，在身体的各个结构构造方面都要尽可能压缩体积和重量，以提高飞行的敏捷性和耐久性。大多数的鸟类拥有极为敏锐的视觉。它们的视网膜非常厚，由此可以在向相对低容量的大脑传输信号之前进行更为复杂的视觉信号加工。如果以照相机进行类比的话，毫无疑问章鱼的眼睛要比脊椎动物的眼睛更为先进，因为在光线和感光器之前没有复杂的"电线"影响感光过程。但是，事实上章鱼没有色觉——它们只能感受亮度的变化。如我们所看到的，脊椎动物的眼睛并不单纯是捕捉光子的器官，它们同时是非常强大的信号处理设备。相反，头足类动物的视网膜构成远比脊椎动物简单。虽然它们的视网膜结构在方向上没有发生倒置，但是它们也不具备脊椎动物如此复杂而多功能的视网膜构造。它们的视网膜接受光子信号后，会直接将信号传递到叫做视球的结构中进行后续处理。视球位于两侧眼眶后面，是一个从大脑外生出来的结构。每个光感受器发出的纤维都直接传入视球，导致传递过程涉及很多长距离传输，更容易在传输过程中拾取噪声。克罗格指出，这个不经济的传输方式同时会耗费更多的时间，严重影响相邻光感受器对输入信号的甄别和处理，而这一过程对于颜色判断、运动侦测和快速识别都具有极为重要的价值。他总结道："脊椎动物演化为高度依赖视觉的种群，它们的生存对高频视觉分辨率有极高的需求。倒置视网膜结构既不占据过多的空间，也不会带来过大的重量负担，却同时可以提供强大的视网膜信息处理能力。"

2007 年，克里斯蒂安·弗兰泽（Kristian Franze）和他的同事发表的一篇论文在神创论圈中引起了强烈的反响，掀起了关于视网膜结构争论的又一个高潮。神创论者此后在他们的文献中经常引述这一工作，因为这似乎足以证明造物主在设计脊椎动物视网膜的时候具有清晰的目标和蓝图。弗兰泽着重描述了穆勒细胞（Müller cell）——这是一种两头呈漏斗状的细长形管状细胞，遍布整个视网膜。人们早先认为它是视网膜上的一种支持细胞，但是弗兰泽却发现这些细胞的分布方向与光线传递到视网膜的方向一致。先进的显微技术观察结果提示，它们可能在视网膜上为光线提供了一条低散射的传播通道。通过激光研究，他们得出结论，穆勒细胞所扮演的角色非常类似将宽带接入家庭的光纤——自然界的光纤构造。这些视网膜上的光纤能够巧妙地绕开位于入射光和光感受器之间的各种血管和各类细胞及轴突，避免所有这些结构对光线传播可能造成的干扰，将低畸变的图像准确传递给视杆细胞和视锥细胞。弗兰泽的发现受到神创论者的大肆吹捧，原因显而易见——倒置视网膜结构绝不是什么盲目演化的结果，而只能出自天才工程师的设计。这一研究成果令演化论者不得不采取防御的架势。他们不得不说，穆勒细胞是演化的典型代表，因为这是通过对缺陷设计的修复而实现的。他们其实根本不必纠结。

看起来视光学研究专家们并没能像神创论者们那样专注于弗兰泽对于视觉纤维的研究。尽管没有引起广泛关注，但是确实有一些研究对弗兰泽的工作提出了根本性的批评和否定。戴维·威廉斯（David Williams）是纽约罗切斯特大学视觉科学中心主任，一位享誉全球的人类视觉研究专家。他表示，有充分证据显示穆勒细胞在任何方面都不扮演所谓的光纤角色。视网膜解剖结构并不支持弗兰泽的研究。事实上，穆勒细胞的排列方向与光线入射光传感器的方向并不一致。威廉斯解释说，在视觉敏感度最高的中央凹区域，穆勒细胞只是松散地分布。而在视网膜的外周区域，穆勒细胞朝向眼球的中心呈辐射状分布，而不是朝向瞳孔的中心分布。外周视网膜上真正起到波导作用的是视锥细胞，因为它们的排列方向完全对着光线。威廉斯指出，使用自适应光学检测系统能够清晰地看到视杆细胞和视锥细胞，因为它们是人眼中真正引导光线的波导构造。在实验中，它们能够直接将从瞳孔入射的光线导入检测仪的照相机，从而在该位置产生一个光的亮点，但穆勒细胞并不表现出类似的特性。

皿 中 的 眼 睛

2011 年 4 月，《自然》杂志上的一篇论文中插入了一条指向某段视频的链接。这是一段精美的视频，描述了眼睛的发生过程。这段视频所展示的并不是胚胎眼睛的发生过程，而是培养皿中一段体外眼睛的自组装过程——皿中眼。这段有趣而令人兴奋的视频其内在价值不可低估。因为它为我们展示了很多有关眼发育的细节，告诉我们眼睛的发育蓝图事实上包括在自身的各种分化细胞内——换句话说，眼睛的发育是一个自我组织的过程，无须外部刺激。这一研究为全世界的眼科学家提供了某种用发育生物学理论实现复明的循证思路。

　　来自日本理化学研究所的本津义郎和已故科学家佐井吉木首先将一团小鼠胚胎干细胞和培养液、基质胶一起放到培养皿里，用基质胶覆盖胚胎干细胞以形成膜状结构。接下来他们为干细胞提供了一种被称为 Nodal 的蛋白质，这是一种在组织分化中发挥重要作用的物质。6天以后，培养皿中出现了一些空心球，而这些空心球又迅速发育成一些半球形的囊和囊泡。由于事先已将一种绿色荧光蛋白（GFP）基因引入干细胞中，他们得以通过荧光信号观察这些干细胞的发育状况。GFP 是一种从水母体内分离出来的物质，被广泛用于组织发育的可视化标记。当细胞开始分化时，GFP 得到表达，从而使分化组织显现出幽灵般的绿色。正是通过这一绿色的荧光，他们录制了这段精美的视频。如果没有 GFP 标记，这些囊泡直到被包裹进其他组织之前都很难被发现。

　　在 8～10 天，囊泡的外形开始发生显著变化。表面内缩形成一个杯状结构，其大小与胎鼠的视杯大小相同。视杯外层细胞开始分泌视网膜上皮细胞分化标记分子，而内层则开始分泌视网膜神经元细胞分化标记分子。公认的观点认为视杯发育必须由外胚层来源的晶状体诱导。但是，本津和佐井的研究则表明，视杯可以完全由细胞内在驱动力完成，不需要外界干预。他们随后小心地分离出一些囊泡，将它们转移到独立的培养皿中继续培养。差不多经过 14 天，这些囊泡非常神奇地分化出各种视网膜上的已知细胞类型：感光细胞、节细胞、双极细胞、水平细胞、无长突细胞和穆勒细胞。更为奇特的是，这些不同类型的细胞在解剖学上的排列与新生儿视网膜结构完全一致——双极细胞覆盖着感光细胞，而视网膜的最内层则完全由节细胞和无长突细胞组成。它们构成了一个完整的视杯结构，继而发育为视网膜。确切地说，这些结构完全是自发形成的——一只完全 DIY 的眼睛。诚如本津和佐井总结的那样："这一复杂的形态发生过程展现出隐秘的内部秩序，这一秩序包括上皮细胞的局部规则和内在驱动力的系列驱动下激发的自我形状修饰和自我信息管理。"他们期待在不远的将来可以通过这一 DIY 眼发生技术制造出结构完整的 3D 视网膜，从而实现感光组织的再生。

诚然，持怀疑态度的读者很容易指出，日本科学家并没有实现眼睛的完全再生，他们只是构建了视网膜和视杯。比如，晶状体是否也能以同样的方式再生呢？幸运的是，来自伦敦国王学院的安德烈亚·斯特赖特（Andrea Streit）向我们展示了视杯直接诱导晶状体形成的完整过程。任何胚胎的外细胞层、外胚层或者皮肤都有在其表面形成晶状体的潜在能力。这就是为什么实验人员可以在发育期的青蛙或者昆虫身体的任意部位诱导晶状体分化的原因。斯特赖特通过研究证明，位于胚胎中枢神经系统和皮肤之间的一群游离神经嵴细胞可以抑制外胚层分化为晶状体。这些细胞能通过细胞信号转导通路抑制 PAX6 基因的作用，而 PAX6 正是眼发育中至关重要的基因。然而，一旦视杯出现并不断凸出到皮肤以外，它就会形成一个套装结构，将一小块皮肤区域隔离出来，从而阻止神经嵴细胞进入该区域。由此，PAX6 基因抑制被解除，晶状体则在相应的位置成形。

伦敦眼科研究所的罗宾·阿里（Robin Ali）对日本科学家的研究感到非常兴奋。他从 2003 年就开始进行干细胞眼再生研究，10 年来一直在为开展人体试验进行准备。他说，你无法想象 10 年前干细胞研究领域的狂热。尽管根本没有什么可靠的数据，但是大家都雄心勃勃。我们真正需要的是枯燥而漫长的动物模型研究，让我们了解干细胞到底能做什么，不能做什么。他使用小鼠作为自己的研究模型，因为小鼠的视网膜出生后仍会持续发育。"先不考虑干细胞，我想知道在技术上能否完整地移植一个感光细胞，移植的细胞能否很好地和宿主视网膜接合？"他首先将出生 3 天小鼠的感光细胞移植到另一个同一发育阶段小鼠的视网膜上。果然，它们完美地融合在一起。"这一研究告诉我们，移植到视网膜上的感光细胞看起来应该是什么样子的。无论来自哪里，是干细胞或者其他什么细胞，它们都能保持正确的方向充分与视网膜整合，不是一个斑点，不是杂质，或者什么明显异常的部分。"

随后，阿里团队比较了使用不同发育阶段干细胞的移植结果。他们使用出生 3 天至 3 周小鼠的视网膜干细胞进行研究，以寻找最适合的移植时间窗。"我们可以从中看到细胞整合的效率。这一结果符合正态分布规律。完全不成熟的视网膜干细胞无法和宿主视网膜充分整合，它们会在宿主视网膜下形成一个小的视网膜，正好在我们注射干细胞的地方。这些细胞无疑是真正的视网膜干细胞，具有分化为视网膜的高度潜能，但是它们显然对自己的邻居不感兴趣。如果我们移植完全成熟的干细胞，结果什么也不会发生，根本无法形成感光细胞。因此，在正态分布钟形曲线的最高处我们找到了与感光细胞分化关系最密切的时间窗，差不多是在小鼠出生后 5 天。这就是移植视网膜干细胞的最佳窗口。"要实现感光细胞移植，干细胞并不是最佳选择。最适合移植的是那些刚刚开始停止分化，但是依然未成熟的细胞。

此后他们又花了 5 年时间证明向失明小鼠的视网膜上注射超过40 000 个前体视杆细胞后，它们可以与视网膜稳定地结合，建立功能性的连接，与双极细胞形成突触连接，并且向大脑传递视觉信息。通过迷宫实验，他们证明移植视杆细胞的小鼠视力获得了显著改善。正是在这一阶段，他们借鉴了本津义郎团队的研究成果，由胚胎干细胞培育出各种不同的视网膜前体细胞。阿里解释说："自那以后，我们开始采用日本科学家的研究方案，从胚胎干细胞获得了这些自组装的视网膜结构。在培养皿中从头开始制造一只眼睛和以新生小鼠视网膜为基础，再造视网膜存在惊人的相似之处，这就是为什么我认为本津义郎的研究在眼再生医学领域中是里程碑式的工作。"对于阿里来说，本津义郎的工作最为奇妙的地方在于免去了复杂的细胞培养过程，并且解决了最令人头痛的同步化问题——如何使各种前体细胞保持发育的同步，从而在植入的时候能够使用处于最佳同步分化阶段的均质悬浮细胞。本津义郎的 DIY 视网膜解决了所有这些问题。现在，他们已经制备好完整的供体视网膜，并准备将视网膜移植到受体小鼠体内。

复 明 的 憧 憬

年龄相关黄斑变性（age-related macular degeneration）会破坏视网膜中央视觉高敏部位的感光细胞，这个部位称为黄斑。患这一疾病的人会首先丧失中央视野的视力，视物逐渐变得模糊，随着疾病进展而最终致盲。澳大利亚国立大学解剖学教授和视网膜研究专家扬·普罗维斯（Jan Provis）从演化生物学观点提出了一种黄斑变性的发病理论。依据这一理论，老年黄斑变性是为年轻时敏锐视觉所付出的代价，是"秋后算账"的经典例证。她提醒我们，黄斑在视网膜上只占据大约4% 的空间，但是这 4% 的空间却换来我们在明亮光线下的主要视觉。黄斑由 3 个同心圆构成——中央凹、旁中央凹（parafovea）和中央凹周围区域（perifovea）。黄斑中央的小范围区域，也就是中央凹，是视锥细胞密集分布的地方，同时也分布着一些视杆细胞。据估计，中央凹区域的细微病灶就能损毁 225 000 个视锥细胞，并且切断从神经节细胞传入大脑的 25% 的神经纤维从而致盲。

人类视网膜的演化结果是在中央凹里面塞满了视锥细胞。这一结构为我们提供了清晰的视觉体验，但同时却带来了营养供给问题，即使感光细胞是人体内从血液中吸收养分能力最强的细胞，但是在如此狭小空间内挤入那么多细胞后，它们依然面临着严重的养分供给问题。这些视锥细胞的血液供应来自视网膜血管和脉络膜。脉络膜位于视网膜色素上皮和巩膜之间，供应这些感光细胞的血液最终分散到脉络膜毛细血管组成供血网络。在机体的大多数部位，血液供应通常受到自主神经系统调节。当组织处于高度活跃状态时，自主神经系统能自发地增加血液供给，满足组织需求。但是，视网膜却无法通过自主神经系统的控制增加血液供给。更严重的问题在于，视锥细胞高度聚集的中央凹区域根本就不接受来自任何视网膜血管的营养，为了尽可能增加感光细胞密度，血管也只能让路。如果脉络膜供血出现任何问题，中央凹区域就将处于严重的缺氧状态。正如普罗维斯所描述的："黄斑区域的神经细胞始终处在血液供给的紧张平衡状态中，这是一种一触即破的平衡。血流、氧气或者营养供给的任何轻微改变，都将打破这一平衡。"

　　这种中央凹血液供应的紧张状态从胚胎眼发生开始就一直存在。在胚胎阶段，视锥细胞的分化就早于视网膜血管的发育，为了缓解这一供血问题，视网膜中央凹在演化过程中厚度逐渐变薄，从而形成中央凹陷。同时，毛细血管的管径增粗，而位于脉络膜和视网膜色素上皮之间的玻璃膜厚度则减小，以此增加血液供应。普罗维斯说，对于健康的年轻人来说，上述补救措施在一定程度上保证了中央凹区域的血供。然而，也为日后的黄斑变性埋下了祸根。随着时间推移，由血液带走的代谢废物在静压差下更容易弥散到毛细血管外并沉积到玻璃膜以及玻璃膜和视网膜上皮之间的间隙里。这些代谢废物富含脂质，被称为玻璃膜疣（drusen）。这些代谢废物的沉积会逐渐影响视网膜血供，并且在局部引起轻微的血管炎症反应。黄斑处玻璃膜的脂肪含量大约是视网膜周围区域的 8 倍。当黄斑受到的供血压力进一步增大时，一种被称为血管内皮生长因子的细胞信号蛋白会被释放，这种细胞因子的作用是促进新生血管的形成。然而，这些新生血管通常并不足以代偿血供的不足；相反，它们不但很细，而且管壁很薄，并且非常容易渗漏。这是湿性黄斑变性的终末期病理特征。除了采用激光烧灼掉这些额外的新生血管以外，眼科医生并没有什么有效的手段来处理这一问题。

戴维·李（David Lee）患有青少年起病的黄斑变性，这种疾病又被称为 Stargardt 病。1988 年，他 22 岁，问题渐渐出现了。他回忆说："当时，我太太正在学习驾驶并准备参加驾照考试。在我们一起回家时，我让她报出路边一些车的车牌号码。她非常清楚地读了出来，而我却根本看不清具体数字和字母！"他觉得需要配副眼镜了，于是预约了一名配镜师。结果出乎意外，配镜师让他必须尽快去医院就诊。"他说：'在你的眼睛后面出现了一些很暗的区域。'经过差不多 2 周的检查，我被确诊患有 Stargardt 病，医生告诉我并没有什么有效的治疗手段。"

当时，戴维是一家砖厂的经理，他的工作需要经常读取砖窑的温度计数和各种电子读数。他渐渐无法看清楚这些读数。工厂出于安全考虑，最终批准了他的辞职申请。此后，他和妻子盘下一家甜品店，售卖各种派和三明治，并且一直经营至今。如今，他的视力损害已经发展到了非常严重的程度。白天，她太太负责在柜面接待，而他则在后厨烤制派并烹饪早餐。他依然可以按照顺序将三明治一层一层准确地排列起来。但是到了晚上，他则对汽车大灯的眩光感到非常痛苦。他总是待在相对熟悉的地方，这样他觉得更轻松。每当来到陌生的酒吧或者夜店，他会非常留心自己的位置，以免被别人的椅子绊倒或者踢到别人的手提袋。"一旦明确自己的方位，一切就还好。对我来说，厕所无疑是最恐怖的地方——我没法看清厕所门上男厕所和女厕所的标记。我必须在门口等待，直到看到有男士走进去，才能肯定自己不会走错！"

　　2012 年的某个晚上，戴维和妻子在 BBC 新闻中听到了詹姆斯·班布里奇（James Bainbridge）的访谈。班布里奇正在介绍一项旨在使用干细胞治疗 Stargardt 病的临床试验。他们当晚就给摩菲眼科医院发送了一封电子邮件。戴维很快就踏上了飞往英国的旅程，他需要接受一系列测试以确定是否符合入组条件。这是一项由马萨诸塞州先进细胞技术公司资助的临床研究项目，班布里奇负责在欧洲地区开展研究。他们完善了一项关于干细胞的技术。通过这项技术，他们能够从 5～6 天的胚胎中提取出干细胞进行富集，并诱导干细胞分化为视网膜色素上皮（RPE）前体细胞——RPE 紧贴感光细胞，能够为它们提供养分并且带走代谢废物。这项技术依然处于早期研发阶段，目前尚不能将干细胞直接注入患者的眼睛并诱导分化为 RPE 前体。他们在实验中发现，效果最好的 RPE 悬浮细胞是那些几乎完全分化，但是尚未着色的细胞。当将这些细胞注射入视网膜后，似乎在视网膜既有细胞的协同下，这些细胞能够最终成熟，并且与残留的 RPE 相互整合，形成有功能的细胞连接。因此，1 期临床试验的目的是验证向年龄相关黄斑变性和 Stargardt 病患者视网膜中注射 50 000 和 100 000 个细胞是否安全。

　　对于这些患者而言，他们视网膜中真正缺乏的是感光细胞。那么科学家为何要向他们的视网膜里注射视网膜上皮细胞呢？班布里奇解释说，Stargardt 病是一种机制复杂的疾病。感光细胞的某个编码基因突变是 Stargardt 病的致病因素。这一突变不会使感光细胞彻底丧失功能，但却会导致感光细胞向视网膜色素上皮排泄大量脂褐素和细胞碎片。由于脂褐素无法降解并且具有毒性，它们会在 RPE 上不断沉积并且导致 RPE 细胞发生变性。RPE 细胞的退化会直接干扰它们支持感光细胞代谢的能力，从而导致感光细胞死亡，功能失调和退变在这里形成了一种恶性循环。

　　要解决这一问题，理论上的最佳途径无疑是基因治疗。使用某种不具病原性的病毒载体，将有功能的 ABCA4 基因导入感光细胞的细胞核内。通常来说，要先将需要导入的基因插入病毒基因组内，然后使用病毒"感染"感光细胞，从而将新基因输入这些细胞。问题在于，ABCA4 基因非常大，大到无法成功插入病毒基因组，因此这一方法行不通。这也是为什么干细胞治疗会在这一领域这么受重视的原因。但是，究竟以什么为目标细胞呢？如果单纯替换感光细胞而不涉及 RPE 细胞，从理论上分析似乎是无效的；而如果不解决感光细胞的基因缺陷而只是补充 RPE 前体细胞，最佳结果也只能是避免视力进一步下降。由于目前无法实现对两种细胞同时进行操作，他们选择采取后一种方法。这些早期阶段的临床研究目的是在实践中检验理论。因此，他们并没有选择在黄斑部位注射 RPE 前体细胞，而是选择了一小片视网膜周围区域进行注射。这样做的原因是黄斑区域的感光细胞已经基本消失了，无论 RPE 前体细胞是否有效，都无法观察到效果；而在周围区域，依然保留了一定数量的感光细胞，这些残留的感光细胞对于观察 RPE 前体细胞的治疗效果是至关重要的。

根据《科学家》杂志汉娜·沃尔特斯（Hannah Walters）的报道，最早的临床试验是由加州大学洛杉矶分校（UCLA）朱尔斯·斯坦眼科研究所的史蒂文·施瓦茨（Steven Schwartz）领衔开展的。人类胚胎干细胞被诱导发育为早期骨骼和神经细胞，然后再分化成为 RPE 细胞，其纯度可以达到 99%。随后，50 000 个细胞被注射进两名患者的视网膜：一名 70 多岁的患有干性黄斑变性女性和一名患 Stargardt 病的中年女性。这两名患者都符合法律界定的盲人标准。植入细胞确实存活了，这两名患者都表示视力在某种程度上获得了的改善。当然，研究人员无法完全排除这种自觉症状的改善来自安慰剂效应的可能。此后，这两名受试者的信息得到了进一步公开。她们都来自南加利福尼亚，其中一人是 51 岁的洛杉矶平面设计师，另一位 78 岁女性生活在古纳海滩。在华盛顿邮报 2012 年 1 月的一篇文章中，接受治疗的设计师说："某天早上醒来，我先后睁开左眼和右眼，随后闭上一只眼睛，两者的反差是如此明显。卧室里有一组衣柜，衣柜上面雕刻着许多花纹。我用接受手术的那只眼睛注视着衣柜，可以看到所有的花纹。我一时间很想用这只眼睛看看所有的东西。感觉我似乎拥有了全新的眼睛。"现在，她可以看清视力表上的字母，能够穿针，并且能看到颜色。由于患有 Stargardt 病，她的视力从 20 多岁时就开始下降。她几乎失去了全部的中央视觉，无法分辨人的面容，看电视更成为不可能的事。而现在，她重新获得了足够的视野，甚至能够骑自行车。

　　而另一位接受治疗的老年女性以休·弗里曼（Sue Freeman）的化名接受了采访。她患有进行性黄斑变性。由于疾病的进展，她不得不终止驾驶，并且已经无法识别家庭成员的面容。"我已经不能去超市购物了，因为我无法看清标签上写的任何文字。我退出了之前参加的各种组织和团体。我也无法从事任何工作，因为我失去了阅读能力。视力损害完全改变了我的生活。令人绝望！"在接受治疗的 6 周之内，她就感受到了变化。"我告诉我丈夫，世界看起来似乎变得更为明亮了。我不知道是不是心理作用，但是感觉周围的景象确实亮了不少。"于是她让她丈夫带她去商场里尝试进行购物。"虽然必须在他的协助下购物，但是我的感觉比之前好多了。"她同时注意到自己能阅读烹饪书籍，并且可以看清楚手表上的指针了。

　　在戴维进行移植手术的同时，伦敦奥运会开幕了。当他从病床上转过身来，发现家人和班布里奇都在床边。他依然有些虚弱，为了避免注入的干细胞脱落，他不得不在床上平躺 9 个小时，并且尽可能避免身体活动。"差不多凌晨 1 点了，我能清晰地听到奥运会开幕式上燃放烟花的声音。这似乎是一个下床的好时机。整个伦敦都沉浸在一片快乐的气氛中，或许能够舒缓我躺在病床上僵硬的肢体。"尽管在术后常规检查中，他发现彩色点阵在视野中看起来似乎更为明亮了一些，视力有所提高，但是他从未对治疗抱有过多的幻想，他也从不认为一次手术就能魔术般地恢复自己的视力。他是一个体育迷。如果把眼睛凑到电视机前，能勉强看看足球比赛。他会和两个朋友一起出去跑步，穿上高辨识度的外套，循着朋友的脚步，以免发生意外伤害。他心里明白，Stargardt病是一种遗传缺陷，因此他会定期带孩子到医院接受眼科检查。他希望像自己这样的志愿者能够将干细胞治疗带入另一个时代，使得更多年轻的 Stargardt 患者获得有效的治疗。

本津和佐井在培养皿中有关 DIY 眼睛的研究，或许能在不远的将来促成班布里奇这样的科学家实现 RPE 前体细胞的成功制造和移植。这一手术的难度将会更高。科学家要先在视网膜上挖一个大洞以便人工 RPE 前体植入，并且还要保证视网膜能够获得正常的营养和代谢。尽管如此，人们依然对此满怀憧憬，期冀着在视网膜上播种整片森林，而不是散乱地移植零星的树木。而这或许还只是开端。"眼睛这种复杂器官居然拥有如此有序的高度自组织能力，"班布里奇说，"这是日本科学家展示的壮阔图景为我们带来的震撼。这一研究告诉我们，人体干细胞拥有强大的组织和分化功能，它们能够形成复杂的组织甚至器官。如果本津的视杯研究能够完全应用于临床，那么我们将能通过单一的未分化细胞群实现穆勒细胞、双极细胞、神经节细胞、感光细胞和 RPE 细胞的再造。因此，在可以预见的将来，我们将有望实现整个视网膜的再生。"

与此同时，在牛津大学，罗伯特·麦克拉伦（Robert MacLaren）的团队正在尝试不同的研究。他们并没有着眼于修复 RPE 细胞，而是从皮肤获得多能细胞，将多能细胞种植到视网膜并分化为视杆细胞。这一研究受到类似雷迪什这些接受了视网膜芯片移植的早期临床试验志愿者的启发。这些早期临床研究验证了一个事实：即使在感光细胞大面积坏死的情况下，视网膜上由双极细胞、神经节细胞沟通的纤维连接依然有效，它们仍然能够向中枢传递信号。以此为出发点，他们向小鼠视网膜注射数以千计的视杆细胞前体细胞能够恢复小鼠的视力，他们的研究在小鼠中获得了巨大成功。对于视网膜色素变性患者而言，这一方法从理论上来说可以用健康的视杆细胞完全替换视网膜上消失殆尽的原生视杆细胞。

在这一章中，我们看到了现代演化生物学如何通过实验和理论阐述眼睛的自我分化和发育机制，而这种自我组织的驱动力就潜藏在发育的细胞里面。那么，这些研究成果能否彻底击倒神创论者呢？当然不能！他们会进行简单的合理化：这些完美的设计只是上帝为了掩饰自己的存在而做的伪装而已。但是，DIY 眼睛实际上在很多地方发挥了作用，其功能并不局限于我们所阐述的这些用于恢复视力的临床研究。正是眼睛的 DIY 功能让科学家意识到细胞自我编程和自我组织的强大能力，眼睛的发生是一个依靠细胞自我调控、完全自给的过程，并没有受到外界的诱导和干扰。当然，这些研究也为眼科学家提供了更多实证资料与思路，或许在未来的某天可以完全实现光明的复建。今天，我们真的可以憧憬视网膜色素变性和黄斑变性这类眼科疾病有一天会成为过去时。

第5章

难缠的怪物

为何癌症几乎是难以治愈的绝症

飘 摇 的 性 命

上午 10 点 30 分，英国剑桥阿登布鲁克医院神经外科手术室里，55 岁的布赖恩·费恩利（Brian Fearnely）在全身麻醉下被平稳地移上手术台。他的头被牢牢固定在一个特殊的装置里以保证脑部手术可以顺利进行。神经外科医生科林·沃茨（Colin Watts）剃去了他左耳后一小片区域的头发。随后，通过计算机立体化定向技术，医生绘制出一块大约鼠标大小的手术区域。很快，一股刺鼻的焦煳味弥漫在手术室中，标志着手术已经开始。由钨钢制成的科罗拉多解剖针沿着术前的定位线精确地切开患者的颅骨。头皮被拨开，一小块颅骨随之被切下。当沃茨开始切开包绕在大脑表面的硬脑膜时，一片如同小鸡蛋般大小的区域突兀地映入他的眼帘。这块区域呈现出玫瑰红色，与周围健康大脑组织的苍白色调呈现出明显的反差。医生怀疑这是胶质母细胞瘤（glioblastoma），大脑中最常见的恶性肿瘤之一，同时也是恶性程度最高的肿瘤之一。

每年，沃茨的团队会开展大约 80～100 台胶质母细胞瘤手术。胶质母细胞瘤一般起源于神经胶质细胞，这是一些在大脑中负责为神经元细胞提供营养的支持细胞。胶质母细胞瘤是一种侵袭性很高的肿瘤，患者的预后通常很差。即使在接受手术和放化疗综合治疗以后，中位生存期也不足 5 个月，超过 3/4 的患者会在两年内死亡。预后不良的部分原因在于很难在不影响正常脑组织的情况下完全切除肿瘤，而术后使用的化疗药物又难以突破血脑屏障。因此，术后复发相当普遍。尽管沃茨为部分复发患者再次施行了手术，包括为一名患者实施了两次复发切除手术，但是，他发现再次手术对患者并没有太大的帮助，并会带来严重的不良反应。患者的状态在术后不会明显改善，同时患者的认知能力会显著下降，全身机能恶化，最终死亡。

从概率的角度来看，彼得·弗里亚特（Peter Fryatt）算是幸运儿了。他在 2011 年 10 月接受了胶质母细胞瘤手术。他还很自豪地向我展示了颅骨上的轻微疤痕，这是手术给他留下的唯一印迹。尽管医生实施手术时非常仔细，但是像这类手术依然非常容易伤害到正常组织，从而对认知产生远期影响。"他们尽最大努力切除了肿瘤，能切多少切多少，同时也碰到了一些正常的脑组织。所以，或许可以说他们在切除肿瘤的同时顺便切掉了一部分的'我'。"当他开始追溯自己罹患肿瘤的病程时，话语显得含糊不清。有时候他很难找到合适的词语表达确切的意思。患病之前，他是航空电子行业的高级经理。但是，他现存的思维和记忆都已经无法胜任曾经的高精尖工作了。

癌症最初并没有什么特异性症状。他只是因为流感而觉得疲乏。唯一不同的是这次感染持续的时间似乎太长了一些。他从全科医生那里意外地得知自己患有糖尿病，并开始服用降糖药。"我对医生说，我觉得并不是糖尿病这么简单，能不能给我做一个全面检查？"全科医生对此不置可否。CT 或者磁共振扫描对于英国国家卫生系统（NHS）来说属于昂贵的检查，显然全科医生觉得弗里亚特并不符合接受检查的条件。于是，弗里亚特决定动用商业医疗保险进行自费医学检查，因为他的身体持续告诉他，应该有哪里不对劲。他的感觉无疑是正确的。两天以后，在他上班的时候接到了医生的电话。医生在电话里告诉他，他的脑子里长了一个很大的肿瘤，弗里亚特用手指比划着尺寸，大概至少有两个指节那么大。

术后两年，他发现许多之前擅长的事情现在变得力不从心。他不再像之前那样精力充沛，他的阅读速度变得异常缓慢，很多时候，他因为无法完成阅读而不得不转向看电视。"所以我现在居然变成一个成天看电视的人了！并且不能开车！这对我来说简直是无法忍受的事情！"更糟糕的是，肿瘤复发了。最近的一次脑部扫描显示，有两处肿瘤复发病灶，大约都有指甲盖大小。医生给他服用了替莫唑胺进行治疗。"6个月后，其中一个病灶被化疗抑制了，但是另一个病灶却变得更大了。"医生无法确切回答他到底还能活多久。从医生的言谈间推论，他觉得自己或许可以活10年，又或者活不过明天。"我希望摆脱癌症的困扰，不用再吃这些可恶的化疗药。我希望身体变得强壮起来，能走得更远，可以打打高尔夫。别看医生讲起来头头是道，但实际上他们束手无策。"

回到手术室，费恩利的手术正在紧张的气氛中进行。医生在术前几小时为他注射了5-氨基乙酰丙酸（5-ALA）。5-ALA可以被恶性肿瘤细胞摄取，因此可以作为示踪剂。当使用紫外线照射这些摄取了5-ALA的肿瘤细胞后，它们会发出明亮的品红色荧光。外科医生可以根据荧光显示更方便地区分肿瘤组织、正常脑组织和坏死的脑组织。然而，在剑桥，沃茨还依靠5-ALA的荧光标记选择性地对肿瘤组织中的不同部分进行分别采样。在1小时内，他在肿瘤组织的不同部位分别切取了至少6块不同的组织样本，并将它们送往肿瘤遗传实验室进行检测，最后，他会分离整个肿瘤并将它切除。

繁 乱 的 细 胞

我们很多人都简单地认为肿瘤是由一群相同的、处于快速分化和增殖中的失控细胞构成的。但是，沃茨和他的同事却清楚地意识到，胶质母细胞瘤之所以具有如此强的侵袭性、如此差强人意的治疗效果以及如此不良的预后，都源于肿瘤组织本身的异质性（heterogeneity）。肿瘤并不是由一群相同细胞构成的整体，而是由不同遗传背景、携带不同突变、基因表达存在显著差异的不同亚群细胞整合起来构成的。但是，肿瘤构成的异质性之前从未被仔细研究过，因为肿瘤活检的标准步骤是从患者体内取一块孤立的样本进行检测。很遗憾，这一常规活检程序完全抹杀了肿瘤在时间和空间上存在的异质性，无法充分反映肿瘤细胞内的基因突变情况。因此，沃茨的团队在切除胶质母细胞瘤时采用分块切除的方法，在肿瘤的不同部分获取不同的组织样本，用于开展精细的检测和分析。

在过去的 20 年里，癌症研究领域开始受到演化生物学的影响。研究肿瘤演化的科学家将肿瘤看做一个由分布在整个肿瘤组织中的大量遗传异质性细胞克隆所构成的微型生态系统。这些细胞克隆之间为了生存展开斗争，仿佛自然生态系统中各种植物在气候、营养和选择压力下进行的相互竞争一样，由此导致演化的推进。肿瘤细胞需要竞争氧气和食物，同时它们必须逃避人体免疫系统的攻击并抵抗化疗药物的杀伤。这将在肿瘤组织内部选择出优势细胞，并且使得它们逐渐成为主要的"种群"。遗传异质性与肿瘤的恶性程度密切相关。肿瘤的异质性越强、内部的遗传变异越大，它就越难被消灭。演化理论不但启发了沃茨在剑桥针对胶质母细胞瘤的研究，同时也得到了全球各个肿瘤实验室的认同，并由此引发关于肿瘤终极问题的探讨：癌症为什么会发生？相对良性的肿瘤如何演化成具有高度侵袭性的恶性肿瘤？为什么恶性肿瘤有向其他器官和组织播散与转移的习性？为什么某些原发肿瘤会选择性地转移到特定的器官？为什么对于任何癌症患者而言，转移往往都是致命的？演化理论也为找到新的肿瘤治疗方法提供了线索。

英国癌症研究所演化与癌症中心的梅尔·格里夫斯（Mel Greaves）说，我们每个人都处在不断的突变之中。如果你是一个中年人，那么不妨看看自己的皮肤，你一定会看到皮肤上各种褐色和深色的斑点——我们更习惯称它们为色素痣。格里夫斯解释说，绝大多数痣都是完全无害的。但是，如果随机对这些痣进行遗传分析，你会发现很多痣在一种常见的癌基因 BRAF 上都携带了突变，而这些突变会导致细胞的无限生长。如果从中年人身上取一小块带有黄褐斑的皮肤进行检测，你会发现其中数百个细胞克隆都携带了 p53 基因突变，导致这一基因完全丧失功能。p53 是一种重要的基因。正常情况下，它能修复受损的细胞。如果细胞因为损伤而进入失控状态，p53 则能诱导它进入凋亡程序。当 p53 基因失灵时，它就无法抑制肿瘤细胞的增殖。格里夫斯说，"如果你和我今天接受一次全身扫描，那我打赌结果一定会让你忧心忡忡，所以我才不会做这种徒劳的检测呢！如果你要问是不是每个人体内都有癌细胞，当然是！"

如果我在你阅读本章时突然死亡，一名细致的病理学家在解剖我的前列腺时一定会发现一些癌前病变组织或者称为原位癌，尽管可以肯定我并不是因此而死的。类似的病灶也可能在我的甲状腺、肺、肾脏、结肠或者胰腺中被发现。丹麦一项针对非乳腺癌致死女性的解剖研究显示，大约 39% 的女性乳腺中可以检出原位乳腺癌，而她们完全没有症状。即使在恶性肿瘤发病率只有 1/800 的 1～15 岁儿童中，也有将近 1% 的人在出生时就携带静止的肿瘤基因突变，而这会成为日后急性淋巴细胞白血病的易感因素。如果算上神经母细胞瘤和肾脏肿瘤的遗传因素，格里夫斯总结说，至少有 1/5 的新生儿携带了具有潜在恶变倾向的基因突变。

从某种程度来说，癌症其实是从量变到质变的过程。例如，我们的上皮细胞和骨髓细胞每天能分裂产生 1 011 个新细胞。这一惊人的细胞分裂速度预示着即使在很低的突变频率下，突变细胞最终也会大量聚集。在现代生活中，我们可能经常去晒日光浴，喜欢进食大量的红肉，经常吸烟与饮酒，由于首次妊娠时间的推迟、分娩次数的减少、哺乳时间的缩短，乳腺组织和卵巢组织持续暴露在高浓度的雌激素水平中。生活方式的变化打破了演化进程中的很多设计平衡，释放了潜在的风险。例如高纬度地区的人类皮肤更白是演化适应的产物，但是日光浴却可能违背这一演化适应的初衷。而人类寿命的普遍增加为细胞突变的发生提供了更为充分的时间。"突变就像地下涌动的岩浆，大多数时候它们只是没有喷发出来而已，"格里夫斯指出，"以此看来，真正令人惊讶的是，在差不多 1/3 的人类面临各种癌症易感风险的情况下，我们居然还能活过 90 岁！"在预期寿命增加的同时，癌症患病率却并未增加，其中的主要原因在于大多数细胞突变都是中性的，或者并未改变细胞功能。它们只是匆匆过客，并没有将突变引向恶变的方向。即使原癌基因或者抑癌基因发生突变，它们也可能发生在"错误的"地方和"错误的"时间，以至于无法形成异常细胞的增殖克隆，抑或这些基因突变会通过刺激上下游基因发生变异而导致细胞死亡，又或者因为缺乏协同基因的变异导致恶变被终止。

如果这些癌前病变的发生频率远高于恶性肿瘤的实际频率，那么看起来我们应该完全忽略它们。问题在于，如果我们活得足够长，那么每 3 个人中最终会有 1 人在人生的某一阶段罹患某种癌症。一份最近的肿瘤调查报告则得出了更为恐怖的结论：如果你在 1960 年以后出生，那么你罹患癌症的风险将提高到 50%！我们必须理解恶性肿瘤发生的内在机制：为什么这些癌前病变能够在器官和组织里存在数十年或者自行消退，或者即使存在也完全无害，而另一些病灶则会在生命中的某个节点突然出现并且最终演变成威胁生命的疾病。找到恶性肿瘤演化的内在驱动力或许能为现代肿瘤学找到突破方向。癌症的治疗经常陷入进退两难的局面。一方面，看起来良性的病变最后可能演变为恶性肿瘤而被漏诊；另一方面，出于对恶变的担心，一些癌前病变被过度诊断和治疗，包括手术和化疗等手段在这些情境中也常被滥用。

奇 怪 的 打 击

格里夫斯最擅长的领域是白血病的治疗，目前已经取得非常不错的效果。从基因突变的角度来看，白血病治疗获得成功的部分原因在于，这种血液肿瘤比大多数实体肿瘤更简单。在白血病中，最值得一提的无疑是慢性粒细胞白血病（CML）的治疗历史。这应该是我可以想到的最简单的一种恶性肿瘤，因为 CML 是由一个特定基因突变所导致的。如同所有白血病一样，CML 起源于骨髓。在骨髓中，干细胞不断分化为红细胞和白细胞，并释放入血液。CML 所影响的是一种被称为粒细胞的白细胞。中性粒细胞是血液中数量最多的粒细胞。这是一种在人体被感染时能够趋化到炎症部位并吞噬病原微生物的免疫细胞。中性粒细胞通常会在感染部位死亡并且化脓，这也是我们皮肤表面受到创伤后自然愈合过程的一部分。

如果 9 号染色体和 22 号染色体发生易位，导致 9 号染色体长臂上的 ABL 基因偶然被易位到 22 号染色体上，同时，ABL 基因正好与 22 号染色体上的 BCR 基因相连，形成 BCR-ABL 融合基因，CML 就会被诱发。BCR-ABL 基因会产生一种变异的络氨酸激酶。这种激酶在正常情况下充当细胞分裂的开关。融合基因导致这一开关始终处于开的位置，由此引起的结果是使细胞陷入一种尴尬的死循环，它们无法完全分化为成熟粒细胞，而是以未成熟细胞的形式不断分裂，无法停止。最终，骨髓和脾脏中挤满了这些未成熟细胞，而正常红细胞和白细胞的生成则被抑制。鉴于此，医生使用一种络氨酸激酶抑制剂（最常用的络氨酸激酶抑制剂是伊马替尼，商品名叫格列卫）来治疗 CML。这种药物能够拮抗络氨酸激酶的作用，终止细胞无休止的分裂。格里夫斯解释说，患者只要每天服药就能控制住这种疾病达数十年之久，但是却永远无法根除它。因为当患者接受药物治疗的时候，恶性肿瘤干细胞就会进入某种静止状态。一旦某天停药，它们又能从休眠中恢复过来，再次开始分裂繁殖。CML 具有极强的遗传稳定性。在 CML 患者的癌细胞中，只有一种基础突变，并且所有细胞都带有这种突变。这解释了为什么络氨酸激酶抑制剂这种靶向药物能够起到如此显著的效果。当然，在持续用药之后，细胞也会发生新的突变从而产生耐药。

　　与 CML 相似，急性淋巴细胞白血病（ALL）的治疗效果也非常好。超过 90% 的患者可以获得缓解，当然，治疗效果取决于基因突变的复杂程度，但是，不同于 CML，ALL 的治疗更为复杂，往往需要联合使用多种化疗药物，也就是所谓的"鸡尾酒疗法"。最常见的 ALL 是由产生 B 淋巴细胞的干细胞恶变而导致的。B 细胞是人类适应性免疫系统中最为重要的组分之一。这些 B 细胞的抗原结合区域结构几乎无限可变。因此，当人体被病原感染后，具有相应抗原结合结构的 B 细胞克隆会被快速生产从而投入战斗。同 CML 类似，B 淋巴细胞白血病的促发因素也是融合基因，这次所涉及的两个基因分别是 ETV6 和 RUNX1。融合基因导致一群幼稚 B 细胞（immature B cell）不断分裂，并且聚集在骨髓中，严重干扰正常红细胞和白细胞的生产。患有 ALL

的婴儿或儿童由于缺少红细胞会表现出乏力和贫血，由于缺少血小板会表现出皮肤瘀斑和出血，而由于缺少白细胞会表现出抵抗力下降和反复感染的症状。

格里夫斯强调，融合基因并非遗传自父母，而是在妊娠期自发突变而形成的。由于在 6 周的时候胚胎即开始造血，因此这种突变可以在孕 6 周到出生之前的任何时刻发生。骨髓干细胞的增殖速度非常快，而在每一轮细胞分裂中最终都会发生某种分裂错误，因此大约有 1% 的新生儿携带这种突变的融合基因。但是，ALL 的发病率大约为 1/2 000，远低于这一比例。因此，大多数携带突变的个体并未真正患上白血病。为什么大多数携带融合基因的人最终并未发展为白血病呢？而那些因融合基因所致的白血病又是在什么因素的驱动下发生的呢？格里夫斯和他的同事认为他们快要寻找到解开这一谜题的钥匙了。他们认为，问题的关键可以从演化中找到线索。如同我们在"失联的朋友"那一章中曾经看到过的那样，ALL 的发生也与社会富裕程度密切相关。在西方社会中，ALL 的发病率自 20 世纪中叶以来已经显著增加，并且以每年 1% 的速度上升。格里夫斯认为，ALL 是一种"二次打击"所致的疾病。第一次打击在子宫中发生，由此产生融合基因。而第二次打击则是由出生后应对感染的异常免疫反应所致。这一打击一般发生在幼年期以后。通常情况下，新生儿和婴儿更容易被病原物质感染，而这种感染对于免疫系统的成熟至关重要。在免疫系统失调的情况下，延迟的"二次打击"可能给增殖的骨髓细胞带来压力，从而触发一系列关键的继发突变。格里夫斯的"迟发感染"（delayed infection）假说与卫生假说的内在逻辑高度相似。根据卫生假说，由于现代人生命早期缺乏对寄生虫、真菌和细菌等病原微生物的广泛暴露，因此过敏性疾病和自生免疫性疾病的发病率在当代社会中急剧增加。

2 岁和 5 岁分别是儿童白血病的两个发病高峰。12 岁之后得白血病的儿童则少之又少。尽管主流观点通常认为携带融合基因的前 B 细胞（B-precursor cell）最终会消失，个中原因并不清楚，但是格里夫斯却发现这些携带融合基因的前 B 细胞克隆经常能够存活到"二次打击"发生时。融合基因会激活促红细胞生成素受体。这种受体分子一般在红细胞前体中表达，它的作用是防止这些细胞死亡，并促进它们不断分裂。而携带融合基因的前 B 细胞则窃取了这种原本为红细胞准备的保命技术。根据格里夫斯的理论，携带融合基因的儿童在出生数年后遭受某种迟发的感染，而这一感染激起了强烈的免疫应答。为了平息过于强烈的免疫反应，机体最终会"祭出"一种被称为 β-转化生长因子（TGF-β）的细胞因子，它们能够抑制前淋巴细胞的分裂和增殖，从而切断免疫系统的招募路径。问题在于，TGF-β 对携带融合基因的前 B 细胞无效。由于 TGF-β 的作用，正常淋巴细胞的分裂趋于平静，而这些异常淋巴细胞却不断增殖，最终在骨髓中占据优势。由此，晚发感染和炎症反应帮助这些异常克隆快速抢占领地，驱逐正常细胞，最后逐渐发展为临床诊断的白血病。格里夫斯的研究阐明了融合基因为何会专一性导致淋巴细胞发生恶变，而其内在机制则来自演化设计中的某个关键缺陷。

格里夫斯解释说，B 细胞恶变的关键在于它们能够根据需要释放数以万计的抗体，这是它们对抗感染、发挥免疫效应的主要途径。我们的免疫球蛋白分子具有一个高度可变区，这个可变结构区可以通过不同的排列变换出无数的结构。大约 5 亿年前，脊椎动物的早期祖先在演化过程中获得了 RAG1 和 RAG2 两种酶。今天，这两种酶可以通过诱发抗体编码基因的重排实现抗体可变区结构的高度差异。这种重组酶仅在淋巴细胞中被激活，一旦重组酶完成相应的工作，B 细胞完全成熟并且停止分裂，它们就会失活。然而，对于携带融合基因的 B 细胞，它们处于持续的分裂和增殖过程中，不会分化成熟，所以 RAG1

和 RAG2 始终处于被激活的状态。这些重组酶很快就不满足于单纯切割和改变免疫球蛋白基因，它们会在基因组的其他地方寻找操控目标。在免疫球蛋白上，它们的重组操作短暂而精确，然而一旦转移自己的目标，一切都会变得混乱不堪。因此，这些陷入分裂和增殖死循环的未成熟前淋巴细胞在脱靶的重组酶作用下逐渐积累起 10 多个甚至更多的基因突变。格里夫斯说，"演化并不像你想的那样对我们的身体进行过精心设计，正是演化的结果导致在这种特殊情况中，细胞被持续暴露于重组酶的异常作用之下，并且最终促使癌症发生。从演化的角度来看，这些重组酶的设计似乎并不怎么聪明。事实上这些酶对于人体来说是非常危险的。"

由于儿童白血病在人群中的发病率总体较低，因此要找到感染在"二次打击"中扮演角色的可靠流行病学证据非常困难。但是，来自英国、斯堪的纳维亚和加利福尼亚等地癌症中心的研究确实发现，婴儿期经常参加团体活动或者小组活动能够增加病原微生物暴露的种类和数量，从而起到降低 ALL 发病率的作用。在前东德地区，政府为了让母亲尽早回到工作岗位，开办了规模庞大的托儿所以照看婴儿。德国统一后，托儿所被大量关闭，家庭成为婴儿的主要看护场所。东德的白血病发病率曾经只有西德的 2/3，德国统一之后这一差别迅速消失了。

在某些地区，白血病的发病率显著高企，这些地方似乎是白血病的聚集发病区。20 年来针对这些白血病聚集发病区的研究证明感染假说是正确的。在英国坎布里亚塞拉菲尔德核废料处理场旁边有一个名为锡斯凯尔（Seascale）的村庄。1955—1973 年，此处儿童白血病的发病率是英国平均值的 10 倍。人们很自然地认为这是由于辐射所导致的结果。然而，尽管在邻近的爱尔兰海中确实检测到核污染，一项顶级科学研究却证明，锡斯凯尔周边的核污染远未达到致癌的水平。牛津大学流行病学家莱奥·金伦（Leo Kinlen）指出，锡斯凯尔在那些年里经历的最大变化是旁边核电站里不断涌入的科学家和建筑工人。这些混杂的人群给生活在这个原本偏远而宁静村子里的儿童带来了许多他们之前未曾接触过的病原微生物。

内华达州法伦镇是美军精英飞行员训练基地。在这个小镇上，1999—2003 年总共报告了 13 例儿童白血病患者。如果依照平均发病率统计，这些年中最多只应有 1 例患者。当地居民认为这是由于美军泄漏和倾倒一种由煤油和苯混合而成的 JP-8 燃料所致。其理由是，仅在 2000 年，训练飞行员消耗掉的 JP-8 燃料居然就达到了惊人的 3 400 万加仑（1 加仑 =3.785 升）。然而，官方针对这一指控的调查结果却是环境中未发现相应致癌物，真正发生变化的同样是人群。法伦镇的常住居民原本只有 7 500 人。随着军事人员、建筑工人和后勤保障人员的涌入，到 20 世纪 90 年代人口数量激增到 20 000 人，而在 2000 年的时候则达到了惊人的 55 000 人！

格里夫斯目前正在研究米兰一所小学的白血病队列。他说："这所小学发现了 7 名白血病患者。听起来并不多是吧？但是，其中 4 人是在前后不到 1 个月的时间里相继发病的！实在令人震惊。要知道，如果以平均发病概率推算，这所学校每 15 年才会出现 1 名白血病患者。"这些孩子的发病年龄跨度很大，从 3～11 岁都有，这提示可能存在某种相同的环境激发因素。格里夫斯的研究团队追溯了发病前的情况，发现数月之前曾经在学校发生过一次猪流感。尽管这次猪流感的人群感染率大约为 1/3，但是这 7 名白血病儿童都感染了猪流感。"由于人数很少，因此从统计学上来看这些数据的说服力有限。但是，无论如何，猪流感作为'二次打击'的来源有一定的根据。"在格里夫斯看来，英国牛津大学 30 年来对 ALL 发病率的跟踪结果也能够支持自己的判断。在 30 年的追踪中，一共出现 2 次白血病发病高峰，而这两次高峰都与季节性流感的流行有关，并且均发生在流感流行后的 6 个月内。

永 生 的 筹 谋

人类对癌症的易感性可以一直追溯到 10 亿年前第一批多细胞动物出现在地球上的时候。在此之前，所有生命体都是单细胞生物，因此这些细胞可以任意增殖繁衍。但是，随着多细胞生命体的出现，细胞之间开始有了分工协作的必要性。细胞不能再毫无约束地分裂增殖。分裂能力被局限到干细胞（stem cell）以及由干细胞分化而成的祖细胞（progenitor cell）内，而祖细胞的分化和增殖都受到了极大的限制。由于这些祖细胞寿命有限，因此尽管某个细胞发生恶性突变的概率很高，但是最终能发展为恶性细胞克隆的可能性相当低。当细胞完成分化，最终成为肌肉细胞、肝细胞、皮肤细胞等完全分化细胞时，它就失去了永生的能力。因此，细胞永生化被严格局限在一小群干细胞中。这些干细胞在胚胎发生和发育过程中、在红细胞和免疫细胞的生产过程中以及老化组织的替换和更新过程中发挥着重要作用。换句话说，要使细胞癌变，那么这种突变必须发生在干细胞中，如同白血病的起源，或者完全分化与部分分化的细胞由于某个特殊的突变重新进入不成熟的状态，再次进入细胞分裂周期并拥有了不断分裂和增殖的能力。

生命进入多细胞时代以后逐步演化出各种不同的遗传机制和信号转导通路，以在细胞内和细胞间规范各自的行为。其中，DNA 修复成为阻止癌变发生的重要机制。如果细胞 DNA 的损坏超过某个限度，这些新的 DNA 修复基因就将诱导细胞进入死亡程序，因此它们也被称为抑癌基因。此后，又逐渐演化出通过阻断有丝分裂过程来防止细胞进一步分裂和复制的抑癌基因。这些基因被称作细胞周期检查点基因。

与此同时，脊椎动物也逐渐获得非常复杂的适应性免疫系统。淋巴细胞能够特异性识别病菌表面的抗原从而发挥抵抗感染的作用，与此类似，它们也可以攻击发生恶变的细胞以阻止癌症的发生。

科罗拉多大学的马蒂亚斯·卡萨斯－塞尔夫斯（Matias Casás-Selves）和詹姆斯·德格雷戈里（James DeGregori）解释说，动物演化的整体路径，包括组织、器官和整个机体构造决定了我们必须拥有预防癌症的功能，这就是为什么我们体内拥有如此强大的抑癌系统。我们必须有可靠的手段将那些拒绝遵守多细胞丛林规则的流氓细胞清除掉，并且在细胞通往恶性肿瘤的道路上建起重重屏障。癌细胞只有跨过这些屏障才能最终获得不断增殖的能力。2000 年，美国癌症研究人员道格拉斯·哈纳汉（Douglas Hanahan）和罗伯特·温伯格（Robert Weinberg）归纳出恶性肿瘤细胞的 6 个特征，也可以将此理解为细胞恶变过程中必须跨越的 6 个障碍。

第一，细胞必须实现生长信号的完全自给。在通常情况下，各种信号分子通过细胞膜上的受体与细胞结合从而进一步发挥作用。细胞生长因子能够将细胞从静止状态唤醒，并促使它们开始分裂。而肿瘤细胞能够实现生长因子的自分泌，完全不需要外界调控。血小板源生长因子（PDGF）和 β－转化生长因子（TGF-β）是它们分泌的两种常见信号分子。肿瘤细胞还能通过大幅增加特定基因的拷贝数以在细胞膜表面表达大量的生长因子受体，从而增强信号分子的作用。这将使肿瘤细胞对生长因子异常敏感。哪怕在正常情况下无法激活细胞的低水平信号分子刺激下，它们也能进入分裂周期。在大脑恶性肿瘤中，表皮生长因子受体（EGFR）经常过表达；而在乳腺癌中，人表皮生长因子受体 2（HER2）扮演了类似的角色。癌细胞还会生成异常的 RAS 蛋白，使得蛋白功能被持续激活，从而刺激细胞不断分裂。

第二，要成为癌细胞，必须对生长因子拮抗信号有极高的耐受性。

例如，在儿童急性白血病中，恶性细胞对 β-转化生长因子不敏感。

第三，癌细胞必须有顽强的生命力。生理情况下，一旦细胞发生突变或者染色体被破坏，细胞内部的修复机制就会开始介入并进行修复。如果损伤过于严重，细胞将进入凋亡过程——一种程序性死亡步骤。抑癌基因 p53 正是通过诱发 DNA 异常细胞进入凋亡程序而发挥作用的。当 p53 这类基因发挥作用以后，细胞会在半小时内死亡——细胞膜破裂，细胞器完全毁坏，细胞核碎裂，染色体则被降解。细胞凋亡后，残存的碎片会在 24 小时内被附近的吞噬细胞清除干净。因此，如果肿瘤细胞希望存活下来，它们就必须关闭 p53 这类基因。

第四，恶性细胞要发展到临床可以诊断的癌症，通常需要聚集超过 1 万亿个细胞的超级克隆。因此，肿瘤细胞必须获得永生和无限增殖的能力。人体内大多数细胞都是类似心肌细胞这样的完全分化细胞，它们不具有进一步分裂的能力。但是，人体中有些细胞则保留了部分分裂能力。例如，皮肤成纤维细胞在体外培养条件下能够进行数次的分裂增殖。但是，在多次分裂之后细胞陷入快速衰老程序，大量染色体发生无法被完全修复的畸变。癌细胞必须找到一条路径规避这一问题从而获得真正的永生能力。正常细胞染色体末端拥有一段重复的 DNA 序列，这段序列可以保护染色体上的其他序列免受伤害，它们被称为端粒（telomere）。端粒长度会随着细胞分裂次数的增加而不断缩短，最终变得越来越短，从而失去对染色体的保护作用，进而导致染色体降解、细胞死亡。癌细胞激活了一种在正常细胞中活力很低的酶——端粒酶。端粒酶能够在端粒变短时快速重建端粒，始终保持端粒的长度从而使细胞拥有无限分裂的能力。

第五，所有细胞的生理活动都必须依赖氧气和营养物质。一个肿瘤细胞的直径大约为 20 微米。如果它距离血管超过 150 微米，那么就会因为得不到足够的氧气和营养而死亡。血液供应成为肿瘤细胞增殖的瓶颈。要为肿瘤提供充分的血液就需要通过血管再生以形成许多新血管，但是这一过程却受到严格的调控。因此，一个"成功的"恶性肿瘤克隆必须能够通过基因突变产生刺激血管生成的细胞因子。一般而言，它们最常用的手段是增加血管内皮生长因子（VEGF）的分泌，而 VEGF 分泌的增加则往往是通过激活原癌基因 RAS 或者抑制抑癌基因 p53 而实现的。因此，科学家往往能够从仍在发育中的恶性肿瘤中发现 p53 的失活。

最后，癌细胞永生化的关键一步是细胞能够从原发肿瘤脱离，并迁移到身体的其他部位形成继发肿瘤。当然，前提是患者依然能够存活，这一过程被称为转移，这也是大约 90% 的恶性肿瘤患者最终死亡的原因。

在卡萨斯-塞尔夫斯和德格雷戈里看来，最费解的问题在于组织和器官中严格遵守行为规范的正常细胞到底是如何演化为无视规则和命令的反社会主义者的。彼得·诺埃尔（Peter Nowell）堪称癌症演化研究之父，他目前是宾夕法尼亚大学的荣誉教授。早在 1976 年，他就曾经详细阐述了细胞从良性演变为恶性的过程。诺埃尔是在癌症研究者中最早注意到恶性细胞会随着时间的推移不断无视和挣脱正常细胞所遵守的各种规范和束缚，从而强化自己增殖能力的学者之一。当这些细胞的行为越来越恶劣时，细胞分化的能力则会完全丢失。细胞器和代谢功能逐渐消失，它们从一个在组织中从事特定功能的细胞退化成一种更简单的细胞类型，集中所有的能量完成增殖和侵袭的目标。这些细胞内部会聚集一系列基因突变，以抵抗机体发出的各种控制信号，并开始无限分裂和增殖。这一结果使得肿瘤细胞相比周围的正常细胞更具有选择优势。原始肿瘤细胞克隆内部可以进一步积累新的突变从而演化出新的克隆。因此，在一个肿瘤内部会包含不同的细胞克隆，这些细胞在生物学特性、恶性程度以及对治疗的敏感性方面均存在差别。

梅利是加州大学旧金山分校杰出的癌症研究专家，他和格里夫斯都认为，诺埃尔当初的理论在 30 年后的今天已经被实践充分检验。"手术活检组织切片、穿刺样本、单细胞分析等都证实了诺埃尔的判断。现有研究发现，恶性肿瘤细胞的演化轨迹是复杂的，这种分支演化而形成的演化树结构和达尔文标志性的演化理论存在惊人的相似性。肿瘤组织中不同种类细胞之间的关系仿佛自然栖息地中的不同物种，比如加拉帕戈斯的地雀。"

在达尔文看来，生命的演化并不是一条简单的直线，而是像一棵永远分支的大树。地球上现存的每一种生物都是某个分支的末端。而在一个恶性肿瘤内部，肿瘤细胞的演化可以看作缩微的达尔文演化版本。即使肿瘤细胞已经积累了足够差异化的突变而表现出极大的异质性，但是只要你能够追根溯源，最终还是可以找到各种不同细胞克隆的共同起源，也就是大树的树干。加拉帕戈斯群岛为我们提供了差异性演化的鲜活例证。由于群岛在地理上的隔离属性，来自同一祖先的加拉帕戈斯地雀在不同岛屿上却分别演化出不同的后代物种，这是异域性物种形成的经典案例。肿瘤内外部微环境与此非常类似。在同一肿瘤中，不同部位的肿瘤细胞却生活在高度异质性的环境中，它们的血液供给、氧气传输、营养情况都有所不同，它们之间相互竞争，并且不同程度地面对免疫细胞的侵袭和干扰。

不同种类的癌细胞选择的恶变路径也截然不同。对于细胞恶变的不同途径，结直肠癌领域的研究最为充分。目前，已知至少存在 4 种主要类型的结直肠癌。乔·韦甘德（Joe Weigand）被称为超级突变体，因为他罹患了一种相对罕见的结直肠癌，这种癌细胞拥有疯狂突变的特性。大多数肿瘤属于体细胞突变，这些肿瘤细胞的突变往往是在人体中自发形成的，与遗传无关。但是，韦甘德所携带的这种突变却可以通过遗传传递给后代。韦甘德的医生早就警告过他健康方面存在巨大隐患，他的奶奶在 45 岁左右死于结肠癌，他的父亲也在差不多相同的年纪被诊断患有结肠癌。当时，内窥镜已经在临床广泛使用。通过肠镜检查，医生发现他父亲的结肠中存在数以百计的息肉，而这些息肉均属于癌前病变。那时候，韦甘德和他的妹妹还在蹒跚学步，父亲害怕这些息肉最终恶变成癌症而给自己的家庭带来巨大影响，因此，他选择切除了整段结肠。

　　源于家族史，韦甘德之前始终接受定期检查。由于他所从事的金融行业工作异常繁忙，他又处于职业快速上升期，因此差不多有 4 年时间未定期接受肠镜检查，直到出现非常明显的体重下降他才去看全科医生。"体重下降了大约 30%～40%，我看起来骨瘦如柴。我患有严重的贫血，全身乏力。"全科医生完全忽视了韦甘德的肿瘤家族史，仅仅简单地认为他患有缺铁性贫血，并给他开了补铁剂。"我在伦敦和我的哥哥同住。有一天，爸爸来看我们。他一看到我就大声叫嚷起来：'太愚蠢了，去他的英国国家卫生系统！你必须接受检查！我出钱，你去私立医院检查！'于是我去做了肠镜，并被确诊。"4 周后他接受了手术。术中在结肠里发现了二三十个小息肉以及一个体积像芒果那么大的肿瘤。医生完全切除了这个肿瘤，同时切除了他的大部分结肠。"实际上我的结肠只剩下大概三四十厘米了。幸运的是，我依然能够正常上厕所。"手术距今已经过去 8 年了，他现在的生活与常人无异，但必须定期接受肠镜检查，而息肉仍然不断地被发现。"就在上星期，他们又发现了 4 个息肉。每次检查时他们都会多发现几个。医生直接在内镜下把这些息肉切除，然后取出来去做病理。当息肉很小的时候，病理看起来很正常。而当息肉长大以后，细胞形态看起来就不太正常了，很多突变就会被找到。"

　　牛津大学的伊恩·汤姆林森（Ian Tomlinson）是研究此类癌症的专家，他给这种肿瘤起了一个外号：聚合酶校对相关息肉。DNA 通过复制将遗传信息传递给子代细胞。在 DNA 复制过程中有时会发生错误，造成异常碱基的插入。人体内存在两种能够检测并修复 DNA 错配的聚合酶。如果这两种聚合酶的编码基因发生突变，至少有一半的 DNA 复制错误会被忽略。因此，在一般肿瘤细胞中的突变数量通常在数千个以内，而在这种肿瘤细胞内，突变则可以达到上百万个。患者的临床表现存在很大的异质性，因为突变数量的多少并不与恶性程度呈正相关。目前还不清楚在这上百万的突变里面究竟哪些是真正驱动细胞恶变的关键突变。但是，这类肿瘤的侵袭性并不算很强。尽管细胞内存在大量突变，这些突变在很大程度上并没有帮助肿瘤细胞恶变，反而干扰了细胞本身的代谢，导致它们易于死亡。

　　与远端结肠癌或者直肠癌相比，韦甘德所患的肿瘤预后要好很多。远端结肠和直肠肿瘤细胞中通常并不存在如此大量的突变，因为这些肿瘤细胞的 DNA 修复功能并未受损。相反，它们表现出极强的染色体不稳定性。就像大多数恶性肿瘤细胞一样，染色体臂或者整条染色体会发生结构异常，导致其包含的数以百计的基因功能受损。晚近的研究已经证实，这种染色体不稳定与肿瘤恶性程度密切相关，它们在细胞恶变中所起的作用远胜于单个碱基的突变。

　　细胞核中的整个染色体被称为染色体核型（karyotype）。除了极少数个例，人体内绝大多数细胞都是二倍体细胞（diploid），包含 23 对染色体。每对染色体中的一条来自母亲，另一条来自父亲。染色体的正常分裂和分离是通过有丝分裂这一步骤完成的。源于有丝分裂的异常，大多数恶性肿瘤细胞在染色体组成上都大幅偏离了正常的二倍体性。

　　在有丝分裂中，每一条染色体会复制并形成一对姐妹染色体。在细胞分裂过程中，当细胞膜被不断拉伸，细胞质开始逐渐一分为二时，两条相同的姐妹染色体依然通过染色体中央一种叫做着丝粒的结构相互连接。此后，一系列微管蛋白构成的纺锤体结构分别与每条染色体相连，而这些纺锤体汇聚到两个相反的极点上。姐妹染色体沿着纺锤体的路径被拉向两个相反的方向，直到在相反的两极分别聚缩为新的细胞核。任何干扰这一精密过程的因素都会导致染色体无法正确抵达目标位置。有丝分裂异常既可能导致染色体的单倍体形成，即染色体总数少于 46 条，也可能导致染色体多倍体的形成，即细胞内染色体总数加倍。对于细胞中染色体增加或者减少的情况，一般统称为非整倍体（aneuploid）。

　　早在 1890 年，病理学家戴维·冯·汉泽曼（David von Hansemann）就在癌组织中观察到了这类染色体的异常。动物学家西奥多·博韦里（Theodor Boveri）首先指出，染色体分离错误会导致减数分裂异常，从而引起非整倍体，而这可能通过赋予恶性细胞 *schrankenloser Vermehrung* 无限生长的能力，促使癌症发生。苏珊娜·施托霍娃（Zuzana Storchová）和克里斯蒂安·屈费尔（Christian Kuffer）认为，在基因组时代，在普遍相信基因突变才是恶性肿瘤发生和发展原动力的当下，这一"古老的"观点无疑是开了历史的倒车。然而，近几年的研究却让肿瘤学家们重新看到了染色体不稳定的重要性。染色体不稳定并非继发于基因突变的遗传背景紊乱，恰恰相反，遗传不稳定是在肿瘤发生和发展过程中诱发突变、克隆多样性、促使细胞恶变和转移的重要因素。事实上，在大多数癌细胞中，染色体不稳定和基因突变同时存在。基因突变往往是触发染色体不稳定的导火索，而后者则进一步增加了突变发生的概率。

　　例如，为什么四倍体（tetraploidy）细胞会恶变？简单来说，对于正常的二倍体细胞来说，致命的突变可能因为四倍体细胞中染色体数目的增加而对于这些细胞不再致命，从而导致它们存活下来。一些重要的功能基因可能在染色体的某几个拷贝上被保留下来，而同源染色体则因为突变发生了某些功能上的改变。恶性肿瘤细胞各种混乱的非整倍体也许都遵循一种相似的发展路径。肿瘤细胞可能在最初先成为四倍体，随着时间的推移不断丢失基因组中的物质，造成染色体片段、整段染色体臂，甚至整条染色体的缺失。

染色体非整倍体既可以导致基因数目的增加，也可以导致基因数目的减少。如果一段染色体或者整条染色体丢失，那么染色体所携带的基因也会丢失。由于人体中的基因都是成对排列在两条同源染色体上的——称之为等位基因（allele）——染色体的丢失将使得该等位基因只剩下一个拷贝。如果这个留存下来的等位基因此后发生突变，那么这一基因的功能将完全丢失。假如这一情况发生在抑癌基因 p53 上，将导致突变细胞逃脱程序性死亡信号而获得永生能力。

染色体非整倍体还会增加染色体易位的发生概率。当染色体上的某些片段错误地转接到其他地方，有时候可能会产生如白血病中我们看到的那种融合基因，而有时候则会通过我们称之为扩增的过程造成基因拷贝数的大幅增加。等位基因数目的增减统称为拷贝数改变。拷贝数变化有时会带来惊人的后果。结肠癌、乳腺癌、胰腺癌和前列腺癌细胞平均丢失 25% 的等位基因，而丢失一半以上等位基因的癌细胞也并不鲜见。一项研究显示，与正常细胞或者二倍体肿瘤细胞相比，非整倍体结直肠癌细胞中多条染色体丢失或者增加的发生概率大概要高 10～100 倍。

有很多基因突变被认为是伴随着肿瘤细胞染色体不稳定而来的。这些基因或者能促进细胞增殖，或者能破坏有丝分裂，又或者能阻止癌细胞的程序性死亡。例如，BRCA1 和 BRCA2 是 2 个乳腺癌易感基因，它们同时也是人体内用于 DNA 修复和调节细胞分裂的基因。BUB1 和 MAD2 参与纺锤体的装配，APC 基因突变在结直肠癌早期发展中经常被发现，它在有丝分裂过程中同样参与纺锤体的形成和胞浆分离。此外，如我们所说，p53 基因突变将会导致 DNA 修复和程序性死亡功能被破坏。研究癌症演化的资深研究人员克里斯托夫·伦高尔（Christoph

Lengauer）和伯特·沃格尔斯泰因（Bert Vogelstein）认为，实际上很多基因一旦发生变异都会打破细胞固有的稳定性，而这种细胞不稳定则成为进一步恶变的土壤。染色体不稳定是恶性肿瘤进展和异质性发展的动力，由此也导致肿瘤与肿瘤之间存在极大的不同，并且任何单一肿瘤都包含了不同遗传特质的细胞，成了人类攻克癌症的绊脚石，或许也是我们在肿瘤治疗方面举步维艰的原因，这简直是肿瘤学家们的噩梦。

　　上述现象既与在剑桥从事胶质母细胞瘤研究的沃茨所观察到的结果一致，也可以解释弗里亚特的肿瘤为何会复发以及预后的高度不确定性。对于胶质母细胞瘤多部位活检样本的深入分子生物学研究揭示，在高度异质性的肿瘤细胞背后存在一个奠基者克隆，这一细胞克隆积累了大量的基因突变和染色体不稳定。从这一细胞克隆开始，逐渐形成复杂的细胞演化树，细胞克隆之间的差异越来越大，并且显示出不同的恶性习性。肿瘤演化的早期事件之一是由于染色体不稳定而形成的一种称为双微体（double-minute）的高度异常环形染色体结构。双微体可以实现自我复制，并且可包含数以百计的 EGFR 基因拷贝（正常细胞中只含有 2 个 EGFR 基因拷贝），导致细胞增殖和迁移的异常。在最早产生的细胞克隆中，同时能够观察到 MET 基因拷贝数增加。这会增强细胞侵袭生长的能力，是预后不良的指标。同时，抑癌基因 CDKN2A 和 PTEN 的拷贝数则会减少或者完全丢失。此后，这一克隆会分化为 2 个不同的亚克隆，获得部分染色体并丢掉部分染色体，在抑癌基因上积累更多的基因突变，并最终演化为 5 种完全不同的肿瘤细胞克隆。

突 变 的 暴 发

　　肿瘤细胞中染色体不稳定的发生有时候显得突然而反常，以至于研究人员不得不认为肿瘤细胞的演化不符合经典的生物演化理论。

2011 年，菲利普·斯蒂芬斯（Philip Stephens）和一组主要来自英国剑桥大学的研究人员报道了一名 62 岁慢性淋巴细胞白血病女性患者的白血病危象。在患者体内，数以百计的染色体发生了显著的畸变。他们为此创造了一个新名词——染色体碎裂（chromothripsis），用以描述这种染色体破碎的现象。这一事件发生在患者被诊断患有白血病之前。由此导致的直接后果是产生了一种抵抗阿仑单抗的细胞克隆，而阿仑单抗是用于治疗慢性淋巴细胞白血病的常用药物。她的病情迅速恶化。他们仅在 4 号染色体长臂上就发现了 42 种不同的基因重排。此外，在 1、12 和 15 号染色体上都发现了重排。这些重排导致大量基因出现拷贝数异常，其中绝大多数是丢失 1 个拷贝。研究人员说，这些基因拷贝数减少并不是单纯的基因丢失，而是由于重排在染色体上形成的大量断裂点所致。他们仔细研究了断裂点的细节，发现在大多数断裂区域，断裂后重接的染色体并非来自断裂的两端。染色体实际上已经被打碎了，结果是成百上千的 DNA 碎片在细胞核内不受约束地循环。这一染色体异常激活了 DNA 修复机制。就像给一件千疮百孔的衣服缝上补丁一样，它们随意地将 DNA 碎片粘在一起。"由此产生的这种 DNA 大杂烩根本就不是原来的染色体，而这种程度的基因组破坏具有潜在的致癌作用。"

这并不是某个孤立的事件。他们在肺癌患者中也观察到染色体碎裂现象。8 号染色体碎裂成数以百计的碎片，这些碎片随后被拼凑为一条异常的染色体。而其中的 15 块 DNA 碎片连接在一起形成一个高度异常的双微体（如同在胶质母细胞瘤中观察到的一样），包含超过 200 个拷贝的癌基因 MYC。MYC 基因高表达为细胞系提供了强大的选择优势，并使其具有高度的恶性习性。研究人员在肺癌、胶质瘤、白血病、食道癌、结肠癌和肾癌等许多肿瘤中都观察到了染色体碎裂现象，而染色体碎裂在骨骼肿瘤中尤为普遍。对于演化生物学家而言，核心问题在于染色体碎裂这一现象的发生究竟是随机的还是非随机的。在第一种假设下，正常细胞也许有 10 亿分之一的概率会偶然发生染色体碎裂，这一偶发事件给细胞带来了强大的竞争优势，从而引发导致细胞重塑和爆炸性增殖的一系列后续基因组变异。而在第二种假设下，染色体碎裂是肿瘤细胞在面临强大选择压力下的必然选择，是癌细胞应对压力的内在逻辑。

英国研究人员针对一群患有急性淋巴细胞白血病的儿童开展了一项研究。研究的对象都携带了同一种异常染色体——15 号染色体和 21 号染色体罗伯逊易位所导致的融合染色体。携带这一罕见染色体的个体罹患白血病的概率大概是正常人群的 2 700 倍。染色体易位发生后，不稳定的融合染色体会破裂并发生染色体碎裂。同样，染色体碎片会被细胞中的 DNA 修复酶杂乱地重新拼合起来。研究人员认为，融合染色体的异常结构是造成染色体碎裂易发的重要原因。

你可能认为这种随意拼接的不稳定染色体对于肿瘤细胞来说实际上是一种竞争劣势，对于演化而言，染色体碎裂是没有未来的死胡同。尽管染色体碎裂事件是随机而混乱的，但是这一过程会选择性地保留并复制染色体的某些区域，增加 RUNX1、DRYK1A、ETS2 等白血病相关基因的拷贝数和活性。

在染色体转化的最后阶段，融合染色体无一例外地会被复制，偶尔形成包含多个致癌基因拷贝的异常环状染色体。研究人员比较了融合染色体和肿瘤细胞 21 号染色体中基因拷贝数的变化情况，发现它们之间存在极大的相似性。他们注意到，染色体碎裂对 21 号染色体的重塑显然是非随机的。这种重塑毫无例外会保留那些驱动细胞恶变并导致白血病最终发生的基因。

所有这些基因拷贝数变化并非长期积累的结果，而是通过一次爆发性事件形成的。这一事实提示研究人员，在肿瘤癌细胞的怪异世界中，演化可能是以所谓间断平衡（punctuated equilibrium）的方式发生的。这一理论由奈尔斯·埃尔德雷奇（Niles Eldredge）和斯蒂芬·杰伊·古尔德（Stephen Jay Gould）在研究不同地质时期中多细胞动物演化时提出。间断平衡理论认为，长时间的演化停滞状态偶尔会被爆发性的剧烈突变所打断，随后再次进入一个相对停滞的阶段。这一理论挑战了演化生物学领域的主流理论，即演化是各种有利突变逐渐积累的渐进过程。

然而，染色体碎裂所带来的遗传物质巨变却足以产生一种比间断平衡更为突兀的演化理论。演化研究的"异端"理查德·戈尔德施密特（Richard Goldschmidt）使用"终极怪物"（hopeful monster）来冠名这一理论。戈尔德施密特是加州大学伯克利分校的著名遗传学教授，在其 1940 年出版的著作《演化的物质基础》（*The Material Basis of Evolution*）中，他挑战了主流演化生物学观点，提出突变的逐渐积累并不足以说明一个物种演化为另一个物种的过程。巨大的突变对于演化而言是必要的。此后，渐进演化学说最终战胜了戈尔德施密特的学说。他们认为基因组层面的大量突变对于多细胞生物来说是致命的。于是，戈尔德施密特的学说被逐渐淡忘了。然而，人们在研究细菌这类简单生物的时候发现，在选择压力足够强烈的情况下，突如其来的基因组剧烈突变虽然可能会造成很多个体死亡，但是偶尔也会产生正面作用。一些肿瘤学家重新想起了戈尔德施密特，因为肿瘤细胞核中这种突发的全面性混乱与他所描述的情况看起来很相似。戈尔德施密特的学说在癌细胞演化研究中被部分复活了。

来自英国伦敦癌症研究所的查尔斯·斯旺顿（Charles Swanton）已经阐释了四倍体细胞导致染色体不稳定并加速结肠癌演化的现象。在由 150 名结直肠癌患者组成的队列中，携带四倍体肿瘤细胞的个体其两年内复发的概率较其他患者增加 5 倍。他们研究了一些四倍体克隆肿瘤细胞，发现这些四倍体细胞克隆的基因组组成和二倍体肿瘤细胞之间存在很大差异，例如四倍体细胞经常表现出 4 号染色体大片段缺失，而这是预后不良的重要指标。斯旺顿相信，肿瘤细胞中的这种基因组倍增现象与染色体碎裂相似，都是癌细胞演化过程中所出现的"终极怪物"。这一现象在 18 世纪和 19 世纪被一些生物学家称为跃增或者突变，用以描述由于显著的突变而产生的爆发式演化进程。在达尔文之前，包括艾蒂安·杰弗里·圣希莱尔（Etienne Geoffrey Saint-Hilaire）和理查德·奥弗（Richard Owe）在内的绝大多数演化科学家都认为突发的剧变是从原有物种中演化出新物种的基石。"终极怪物"理论的提出者戈尔德施密特是 20 世纪突变演化理论拥趸。研究证据显示，肿瘤演化中的四倍体、非整倍体、遗传不稳定和拷贝数的快速变化都可以看做这种突变演化的实例，并推动了肿瘤的发展。

　　癌细胞毫无疑问是畸形的怪物。在显微镜下，癌细胞巨大而异常的细胞核代表了其内部异常的基因组成，而这种异常也可以被其他现代分子生物学技术鉴定。但是，这是一种终极怪物，因为它们获得了远高于其他细胞的存活概率。格里夫斯和梅利指出，癌细胞的倍增时间只需 1～2 天，但是肿瘤的倍增周期则往往需要 60～200 天。这一现象提示，大多数癌细胞在分裂之前就死亡了。然而，一些偶然的灾难性剧变却为部分细胞提供了关键性存活因素。格里夫斯说："在强大的环境压力下，肿瘤细胞逃脱压力并适应环境的一种对策是尽可能扰乱所能扰乱的一切，制造不稳定。这就是戈尔德施密特所谓的'终极怪物'。这一策略的内在逻辑是背水一战，只要能够换取 1 个细胞的生存，哪怕付出 99.9% 细胞死亡的代价也在所不惜。"如果这个内部紊乱的存活细胞最终形成 1 个克隆，那么危险的恶性肿瘤就驶上了发展的快车道。

　　伦敦圣巴塞洛缪医院巴茨癌症研究所的特雷弗·格雷厄姆（Trevor

Graham）目前正在从事一种在强烈环境压力下发生的特殊结直肠癌研究。这类肿瘤发生源于炎症性肠病。在这类疾病中，肿瘤细胞的选择压力来自肠道表面黏膜的破坏。几乎所有溃疡性结肠炎患者都会向你描述他们频繁而痛苦的排便过程以及经常发生的血便，这是因为他们的肠黏膜细胞被大量杀死并清除，肠道黏膜被严重破坏。格雷厄姆描述道，"在炎症性肠病患者惨不忍睹的肠腔内，选择压力是巨大的。"但是，与其他炎症性肠病相同，溃疡性结肠炎的发病具有间歇性的特点。在急性发作时，肠道黏膜被大量剥离，此后，肠黏膜会经历一定程度的重建。在"大屠杀"中幸存的肠黏膜细胞在重建和修复过程中开始增殖。如果其中某些细胞的增殖速度显著快于其他细胞，那么携带高频致癌突变的前癌细胞克隆就可能在肠黏膜上占据优势。这类细胞克隆无一例外会发展出染色体不稳定，并且能够占据超过 1 米长的肠道黏膜。格雷厄姆在一名患者肠道内发现这种突变克隆布满了整个结肠并延伸到直肠。

　　当然，即使这些潜在恶性细胞分布到肠黏膜的广泛区域，也并不代表它们一定会发展为恶性肿瘤。消化科医生通过肠镜检查会发现大量不典型增生——一种癌前病变，根据显微镜下的细胞形态，这些不典型增生被区分为低级别增生和高级别增生。按照格雷厄姆的解释，高级别不典型增生更容易发展为恶性肿瘤。检查中发现高级别不典型增生的患者大约有一半人会在短期内发展为结肠癌。但是，这也说明还有一半的高级别不典型增生最终并没有癌变。糟糕的是，对于不典型增生的分级是一个极为主观的过程。不同医生对不典型增生恶变概率的判断居然可以在 2%～60% 的宽大范围内波动。"所以检查中发现高级别不典型增生的患者都会接受结肠切除术，"格雷厄姆说，"这意味着你将不再拥有结肠，取而代之的是一个腹腔造口和一个造瘘袋。"

　　现阶段，我们尚无法准确地在炎症性肠病患者中区分出恶变的高风险人群和低风险人群。诚如格雷厄姆所说："提高炎症性肠病患者生活质量的最重要工作无疑是找到低风险患者，避免过度的医疗干预。这意味着避免对这些患者实施结肠切除术，使他们免受造瘘之苦。问题在于，我们必须很有信心地甄别出低风险患者，并且满怀信心地告诉他们不接受手术是很安全的，而这正是目前我们所无法做到的。"

甄 别 的 难 题

在这个领域中，研究的圣杯无疑是找到一种鉴别癌前病变是否会恶变的预测方法，从而将大量患者从不必要的手术中解救出来。然而，结肠癌细胞中往往包含大量染色体异常和遗传不稳定，各种复杂的基因突变排列，这些因素一起构成了结肠癌惊人的异质性，由此使得这种预测机制变得难以实现。哈钦森癌症研究中心的布赖恩·里德（Brian Reid）非常希望从不确定性中找到确定性的踪迹。他和梅利以及其他同事一起建立起全美最大的 Barrett 食管患者队列。Barrett 食管被认为是一种癌前病变。几十年来，他一直相当细致地监测着疾病的发展路径。如果说在结直肠肿瘤中避免过度诊断很重要，那么在 Barrett 食管中就更加重要，因为即使高级别不典型增生在 10 年内的恶变概率也只有 15%。里德解释说："当前的指南推荐在 50 岁时进行一次针对 Barrett 食管的筛查。这一筛查会发现很多非常稳定的不典型增生，这种增生会伴随患者一生，直到去世，但是，它们并不是致死的原因。然而，这一筛查会漏诊很多最终发展为癌症的 Barrett 食管患者。因此，我们过度诊断了许多并不存在恶变风险的良性病例，这个过度诊断的比例大约是 95%。同时，我们又漏诊了很多最终会发展为食道癌的癌前病变，这个漏诊的比率大约也是 95%，可见在这一领域中我们的工作有多差劲。"

里德认为，这是肿瘤筛查领域普遍存在的病程偏倚现象。这些筛查通常会选择性地检出那些缓慢进展或者静止的病灶却遗漏了快速进展的病灶。里德发现，在过去 40 年中，西方国家食道癌的发病率呈现上升趋势。在美国，食道癌是发病率上升最快的肿瘤。而在原本发病率很低的亚洲，食道癌也变得越来越多见。肥胖患者的食道癌发病率是正常人群的 3 倍，吸烟和酗酒也会增加食道癌的发病风险。此外，蔬菜与水果摄入过低同样是食道癌的高危因素。食道癌是一种预后很差的癌症，其病死率高达 85%。Barrett 食管是由于胃酸反流而引起的食道上皮细胞形态异常，胃酸刺激形成的持续慢性炎症会导致 Barrett 食管的形成，并逐渐发展为腺癌。预防食道癌的常规手段通常是在长期伴有胃酸反流的患者中开展 Barrett 食管筛查。一旦诊断为 Barrett 食管，则对患者进行积极治疗以避免癌变。在最坏的情况下，患者可能面临食道全切除，这是一种高难度手术。不久之前，食道全切术的术后存活率还不到 20%。里德期望通过对 Barrett 食管患者进行长期细致的监测，从而找到预测癌变风险的方法。

刘易斯·奎罗洛（Lewis Quierolo）在 1989 年时被诊断为 Barrett 食管患者。此前 10 年他一直备受胃酸反流的困扰。上大学时他是一名优秀的举重运动员，这导致他患上了食管裂孔疝，从而加重了胃食管反流。"我床边放了一瓶抗酸剂。每天晚上都不得不起来 3 ～ 4 次，每次吞下一大口抗酸剂，这样才能缓解剧烈的烧灼感，让我继续睡觉。"医生将其胃酸反流的原因归结于学生时代的生活和饮食方式。"他们让我在睡觉时稍微抬高头部，这样或许会有所帮助。但是因为我睡在一张水床上，所以抬高床的一端完全不起作用。"

1989 年，他最终决定去看消化科医生，并被诊断患有 Barrett 食管。医生向他介绍了里德正在开展的 Barrett 食管研究，而承担这项研究的华盛顿大学就在医院附近。当天，里德就在医院和临床医生进行闭门讨论。奎罗洛决定去试试运气。"在会场门口，我自称奎罗洛医生，然后就这样大摇大摆地走了进去。茶歇时，我找到里德，并且向他做了自我介绍，承认自己并不是一名医生。里德很亲切地将我拉到一边，并对我说：'我真的不建议你在会场听我的讲座，因为这会把你吓坏的。'他向我解释，他会介绍一些预后极差的患者，并且演示一些可能引起不适的幻灯，而这只是 Barrett 食管患者中极少数的情况。"奎罗洛最终加入了里德的临床研究队列。里德对他进行了内窥镜检查后直接让他签字入组。此后，他在里德那里随访了 25 年，食管并没有发生任何癌变的迹象。

来自密歇根的作家鲍勃·特尔（Bob Tell）的经历则比奎罗洛更惊险。在被诊断患有 Barrett 食管后，他差点失去了自己的食管。60 岁时，他被确诊为 Barrett 食管患者，病理检查显示为高级别不典型增生（原位癌）。在此之前，他患有差不多 35 年的胃食管反流，一直服用抗酸剂治疗反流症状。"我承认我的饮食很不健康，这大概是我多年来喜欢汉堡包、比萨和咖喱饭这些垃圾食品所付出的代价吧。"

他的 Barrett 食管是在偶然中被诊断出来的，他由于担心罹患肠癌而定期接受肠镜检查。在某次检查的时候，消化科医生对他说："你总是抱怨心前区有烧灼感，既然做了肠镜，不如把胃镜也一起做了吧。"他们把他的食道活检切片送到密歇根大学一位病理专家处阅片，这位专家认为细胞的病理状态令人担忧，建议医生尽快采取治疗措施。特尔马上感受到来自各方的强大压力，他们都建议他接受食管切除术。他的主治医生预计如果不接受手术，他会在 4 年内死于食道癌；他的堂兄，约翰斯·霍普金斯大学肿瘤系前任主任对他说，手术确实是一个坏消息，但是奉劝他千万别去冒癌变的风险；而一位从事病理学工作的朋友则对他说，如果这样的事情发生在自己身上，他会毫不迟疑地躺到手术台上。

特尔处于两难之中，因为他清楚地知道当时食管切除术的成功率有多低，而且食管切除后的生活质量非常差。"上帝设计人体构造的时候根本就没打算让外科医生触碰食管，食管切除术的死亡率实在太高了！"他的一位女性朋友曾经接受过食管切除术。医生切除了她的整条食管，把她的胃拉上来和食道残端进行吻合。从此她不再有吞咽反射，必须非常小心地小口进食，并且频繁呕吐。特尔心想，或许有其他解决问题的办法。于是他开始上网搜索。

他很快就在网上找到了里德在西雅图开展的研究。通过多方努力，他终于和里德的团队取得了联系。"里德的助手克里斯蒂娜为我做了详尽的解释，她对我说：'来吧，下周来做一个检查。可能只是食管炎症或者是低级别增生，至少让我们复查一下再说。'我想，这又没什么害处。"于是，几周之后，他带着焦虑和恐惧的心情坐在里德面前。"里德非常和气。他迅速舒缓了我的恐惧情绪。他花了1个小时向我解释了从 Barrett 食管非典型性增生向食道癌演化的过程，告诉我这个过程有多缓慢，以及为什么大多数罹患 Barrett 食管的患者最终都不会发展为食道癌。"接下来，特尔签署了知情同意书，里德的同事帕蒂·布朗特（Patty Blount）为他进行了内镜检查。她将食管划分为4个象限，并且在每个象限里以间隔1厘米的密度采集活检样本。"医生告诉我，每一块活检组织差不多有米粒大小。想象一下，每次检查都从你的食道里取出大约30～40个米粒的感觉。检查后的几天里我的喉咙都疼得要命。每次等待检查报告的那几天仿佛是一种煎熬。"令他惊讶，也可以说令他欣慰的是，西雅图治疗团队的意见与密歇根团队截然不同。西雅图团队认为他的食道病灶属于低级别增生，短期内并没有什么很大的危险。自那以后，他们一直监测着他的病灶，至今都未发生恶变。

里德每年对队列中的每位成员进行一次类似的检测，持续收集有关突变频率和时间的数据，并观察类似四倍体和染色体非整倍体等染

色体不稳定情况的发生。这项工作越来越体现出它的价值。他们根据
随访结果将队列分为两组，一组最终进展为恶性肿瘤，而另一组则没
有。他们比较了这两组患者多年来的内镜活检组织学表现以及基因突
变的类型和累积速度。他们发现，在食道癌发生前的 2～4 年是一个关
键的预测窗口期。在这个时期内，可以从两组患者中观察到极具价值
的差异。如果追溯到癌症发生 4 年以前，两组患者的食道内皮非常相
似。这一阶段内皮组织中存在一些明显的遗传物质异常，包括抑癌基
因突变、DNA 缺失、9 号染色体短臂缺失、8 号染色体和 18 号染色体
拷贝数增多等。这些遗传物质异常在非进展组中始终保持稳定。但是，
在最终发展为癌症的患者中，这种异常会逐渐进展，基因组最终会变
得越来越混乱。"我们观察到的实际情况是，基因组不稳定似乎是突然
发生的。大约在发生癌变前的 4 年，染色体开始发生大片段的缺失和
重复，或者发生整条染色体的丢失或者复制。而在 2 年以后，四倍体
的出现会成为决定性事件，这是一个关键的步骤。"

里德认为，基因组层面快速而大尺度的变化是在癌变患者和非癌
变患者之间最具区分性的现象。他没有提及戈尔德施密特，因为遗传
学家们认为"终极怪物"这一理论早在 20 世纪 40 年代就宣告破产了，
他们不愿意倾听任何与此有关的论述。但他认为，戈尔德施密特的理
论实际上正确阐述了研究中所观察到的现象。"从细胞永生的角度来
看，癌细胞是一种终极演化结果；但是从人类健康角度来看，它们却
是能杀死我们的怪物。尽管此类'怪物'分裂繁殖所产生的后代细胞
中大多数并不具备超强的生存能力，但是它们会以惊人的速度进行优
胜劣汰。一旦那些环境适应能力较差的细胞消失，肿瘤将以惊人的速
度生长。令人恐惧的事情是，我们不知道类似过程在肿瘤演化中到底
能发生多少次。要完全控制癌症，我们就必须在某个环节阻断'终极
怪物'的最终产生。"

特尔是这种非进行性不典型增生的典型病患代表。病变组织的基因组内部存在一定程度的不稳定，但是它们并没有进一步发展。目前，他依然根据临床研究协议在密歇根接受定期检查。对他来说，即使永远生活在癌症阴影和不确定性之中，也要大大好过忍受食管切除手术后的生活。他最近收到布朗特的来信。"布朗特对我说：'特尔，你已经 67 岁了，你知道，在这个年纪我们面临的风险越来越多，天知道会发生什么不可预测的事情。但是，我敢打赌，如果什么地方出问题了，那也肯定不是你的食管。'我不知该如何感谢里德，"特尔的语气相当激动，"是他拯救了我的食管。"

里德的研究凸显了对于 Barrett 食管患者进行定期、广泛活检以及早期发现恶变先兆在临床工作中的重要性。而这一步骤其实适用于所有可能致命的癌症。但是，这一观点在肿瘤学领域中尚未得到应有的认可。例如，最近一项针对英国消化科医生的调查显示，90% 的医生在内镜检查中并没能用正确的方法取得活检组织。进一步来说，74% 的医生认为伴有高级别增生的 Barrett 食管患者应该接受外科手术，尽管他们也了解患者在围手术期有较高的死亡率。

终 局 的 挑 战

对于肿瘤患者来说，如果肿瘤只在体内的一个部位生长，那么存活的概率会大很多。原发肿瘤很少直接杀死患者。问题在于，大多数肿瘤最终会扩散或者转移到其他器官。这往往意味着终局的到来——肿瘤细胞的致命一击。而且，它们会无一例外地获得成功。如果肿瘤是一团同质性的细胞，那么转移将不会发生。然而，正如我们先前所描述过的那样，当肿瘤不断生长之后，它们就不再是一团均质的细胞。肿瘤实质上是一个存在高度内部多态性的微型生态系统。在肿瘤组织的不同部位，养分和氧气的供给差异悬殊，血管供血情况大相径庭，它们对免疫系统的抵抗能力也截然不同。活性氧分子会持续攻击癌细胞。不同的癌细胞克隆之间也存在对资源的恶性竞争。当肿瘤恶性程度越来越高，内部细胞的生长和分裂也会进行性加快，它们所需的葡萄糖能量供给大约是正常细胞的 200 倍。大量葡萄糖分解后导致肿瘤环境不断酸化，而这也是终末期癌症侵袭和转移的重要推动力之一。肿瘤组织中央的氧气被快速耗竭，组织缺氧是造成肿瘤细胞迁徙的另一个要素。

根据肿瘤学家雅典娜·阿克蒂皮斯（Athena Aktipis）的说法，代谢水平高度活跃并且增殖迅速的癌细胞就仿佛大自然中无度挥霍环境资源的贪婪物种。如果用生态学理论来研究肿瘤，那么这种过度的贪婪就成了它们的阿喀琉斯之踵 *，但是同时，也为它们的迁徙提供了足够的选择压力。由于养分耗竭，环境恶化，继续停留在原地无疑将面对悲惨的结局。在肿瘤细胞间的激烈竞争中，一部分细胞被打败，它们只能抱团离开原来的地方，成为转移细胞。当然，迈出新步伐总会面临难以预计的风险。对于我们来说，万幸的是数以百万计逃离肿瘤的癌细胞中最终几乎都无法真正在身体其他部位定植。梅利解释道："假设你是肿瘤细胞的一分子，而你因为在肿瘤内部的竞争中无法获得足够的生存资源而选择到外面去搏一搏，那这对你来说可能是一次非常糟糕的赌博。因为你在其他地方能获得成功的概率大概只有百万分之一。"

在离开肿瘤之前，癌细胞必须先完成上皮—间充质移行。类似肠壁和乳腺导管这样的组织内壁都是由多层不同的组织薄层紧密包裹而

---

* 原指阿喀琉斯的脚后跟因是其身体唯一一处没有浸泡到冥河水的地方，成为他唯一的弱点。阿喀琉斯后来在特洛伊战争中被毒箭射中脚踝而丧命。现引申为致命的弱点。——译者注

形成的。当癌细胞穿入相对疏松的间充质层后，能获得更大的迁移动力。这一过程由缺氧刺激，并涉及细胞中一种被称为钙黏蛋白 E 的重要蛋白。钙黏蛋白 E 能够使得细胞紧密地附着在一起，在癌细胞移行过程中，钙黏蛋白 E 会丢失。尽管肿瘤一般都是坚硬的实体，但是肿瘤细胞却非常柔软，那些能够向远处迁徙的癌细胞则更软。转移的癌细胞非常善于穿过由纤维结缔组织构成的坚硬而致密的细胞外基质。它们像阿米巴原虫一样可以变形，从而挤出细胞外基质，并且穿过血管壁上的孔隙，随着血流转移到达另一个毛细血管床。这就是很多转移性肿瘤好发于肺部的原因——肺拥有庞大的毛细血管网，迁徙的癌细胞容易在这里定植，并且逐步发展为新的克隆。

为什么癌症发生转移后通常总是致死性的？事实上没人能真正回答这个问题，但是有一些理论用以解释这个现象。梅利解释说，当癌细胞扩散到其他组织和器官后，它们会面临不同的环境选择压力。导致每一个转移灶都会演化出不同的特点，同时也与最初的原发病灶截然不同。基于原发肿瘤所筛选出的治疗药物对这些转移病灶可能是无效的。此外，如果转移灶在定植组织中无法获得足够的生长因子或者营养支持，它们就会原地休眠。在这种情况下，它们几乎不可能被药物杀灭，因为化疗药物总是选择性地攻击增殖最快的细胞。肿瘤科医生经常说患者被耗竭了，他们所说的耗竭，又被称为恶液质，是造成 20% 癌症患者死亡的直接原因。恶液质造成组织疲劳和破坏，其中受影响最大的是肌肉组织。这既可能由肿瘤所释放的某些尚未被发现的物质所致，也可能由不同的转移灶所引发的大规模免疫反应所致。当机体衰弱时，感染最终会导致免疫系统崩溃，从而引发所谓的细胞因子风暴。各类炎性信号分子无节制地生成并进入循环，对机体的各个器官造成不可逆转的损害。

尽管各类病友组织和慈善团体总是呼喊着"共同战胜癌症"的口

号，但是目前癌症患者的总体预后依然不如人意。我们取得了一些成功的经验，比如白血病患者的生存率已经获得了大幅提高，西方国家的癌症死亡率也正在缓慢下降。但是，在过去 10 年中，大多数癌症的发病率并不是下降了而是上升了。我们并不怀疑饮食结构调整、戒烟、增加运动量、控制体重等举措能够将总体癌症发生率降低大约 1/3。但即便如此，估计到 2030 年，全球罹患癌症的人数仍然将是今天的 2倍。通过早期筛查及早发现癌症，使用诸如 HPV 之类的疫苗预防由病毒感染所致的癌症，不断改进外科手术，放疗和化疗等治疗癌症的技术手段在控制和治疗癌症中无疑都发挥着作用。然而，事实却是，肿瘤存在的时间越长，它的结构、克隆多态性、基因组突变就越复杂，而靶向治疗的效果也越差。而当肿瘤发生远处转移后，我们几乎束手无策。

　　现代肿瘤化疗手段有一个显著的缺陷，即它们实际上成了一种选择压力，以选择肿瘤预存突变中那些具有抗药性的突变。令格里夫斯感到震惊的是，与我们已经普遍意识到抗生素耐药性可能让人类陷入无药可用的绝境不同，绝大多数临床医生完全忽视了化疗药物这一问题。"即使抗生素耐药性已经足以作为前车之鉴，我也不认为他们会从演化的角度来考虑这个问题。"他说，"或许今天这一情况有所改变，但是肿瘤学家确实很少，或者说几乎从不会以对待抗生素耐药性相似的态度来对待化疗药物的耐药，实在是太天真了！"可以说，今天的化疗还处于石器时代。现代的化疗手段粗暴得惊人。简单来说，差不多就和古希腊人服食毒物治疗疾病一样——以毒攻毒。大多数细胞毒性药物都会攻击分裂速度最快的细胞，因为大多数癌细胞都处于快速分裂增殖周期里。患者会获得短暂的疾病缓解。但是，细胞很快会沉潜下来，如同处于巨大环境压力下的细菌一般，进入休眠状态。而一旦癌细胞进入休眠状态，它们就不再分裂，从而产生耐药性。化疗药物同时也具有遗传毒性。它们能破坏肿瘤细胞基因组的稳定性，诱导癌细胞进入更不稳定的状态，产生更多突变，而这恰恰是细胞恶变的始动因素。如我们已经介绍过的，仔细检视任何成熟的肿瘤组织都能够发现高水平的克隆多样性。"要彻底清除数目如此巨大的肿瘤细胞克隆需要极长的时间和付出极大的代价，而这一切都完全超出当代化学治疗能力可及的范围。"格里夫斯和梅利均得出了类似结论，"这是治愈癌症所面临的真正挑战。"每一个恶性肿瘤都是独特的，拥有极强的遗传异质性，预存了各种耐药突变，并且具备极强的转移倾向。在大多数情况下，化疗药物为肿瘤细胞施加了选择压力，促使肿瘤进一步恶变而不是向相反的方向转归。尽管里德、梅利、格雷厄姆和格里夫斯这些科学家通过开创性的研究让我们能够更好地预测癌前病变的恶变风险，为医生提供了甄别良恶性病灶的手段，但是他们都无法解决更为关键的问题：一旦病灶恶变，我们应该怎么办？这一问题在癌症研究人员中逐渐演化出一种革命性的观点——如果无法击败它，何不尝试与之共存呢？因此，他们开始尝试使用药物来稳定肿瘤细胞，而不是消灭它们。

在佛罗里达州莫菲特癌症中心，鲍勃·盖滕比（Bob Gatenby）、阿廖斯托·席尔瓦（Ariosto Silva）和鲍勃·吉利斯（Bob Gillies）试图通过数学模型了解为什么化疗药物在大多数情况下无法根除肿瘤细胞。在一个实体肿瘤中，越接近肿瘤中央位置，氧气供应越少，整个环境处于一种高度缺氧的状态。由于缺氧状态下的细胞不得不转入无氧呼吸状态，这个区域的酸度也会增加。在这一缺氧的酸性环境下存活下来的肿瘤细胞，成为对化疗药物最具抵抗性的群体。但是，在如此艰难环境下存活下来也必须付出相应的代价，任何干扰细胞代谢的因素都会导致它们死亡。几十年来，临床医生一直使用一种被称为2-脱氧葡萄糖的糖酵解抑制剂来对付这群生活在低氧环境、对环境变化高度敏感的肿瘤细胞。问题在于，他们往往将 2-脱氧葡萄糖和化疗药物联合使用。化疗药物会选择性杀灭肿瘤外围那些快速分裂增殖的细胞。外围细胞的死亡使得肿瘤核心能够获得充分的氧气供应，从而抵消了 2-脱氧葡萄糖引入的饥饿效应，导致糖酵解抑制剂无法起到预期的疗效。盖滕比的团队通过计算机模拟了在化疗开始前预先给予 2-脱氧葡萄糖的给药策略。此时，肿瘤中央出现了一群饥饿而垂死的化疗耐药细胞。随后，他们又引入化疗药物杀死外围肿瘤细胞。通过模型计算，他们发现，多次重复上述给药步骤后，肿瘤中央的耐药细胞群最终会完全消失。也就是说，肿瘤看起来似乎能够完全被化疗药物治愈。

将肿瘤遏制在某种可控的状态而并不强求将癌细胞完全杀灭，顺着这个逻辑他们提出了一种称为适应性治疗的想法。在应用化疗药物的时候，以周期性脉冲给药的方法替代常规的每日平均剂量给药方法。在一项小鼠研究中，这一方法取得了激动人心的效果。他们采用罹患肿瘤的小鼠模型。一组小鼠以每天 180 mg/kg 的剂量接受卡铂治疗，而另一组小鼠则接受周期性适应治疗，起始给药剂量为 320 mg/kg。最初，常规每日平均给药治疗下的小鼠应答良好，但是，肿瘤很快就复发了，这些小鼠最后都死亡了。而适应性治疗组小鼠接受的治疗剂量随着时间推移逐渐下调。实验证明，只要能够稳定地给予 10 mg/kg 的卡铂治疗，小鼠就能带着小而稳定的肿瘤负荷长期存活。

莫菲特癌症中心的吉利斯尝试了不同的方法。一般认为，在肿瘤中央部位低氧而酸性的环境下，那些具有更强远处转移和组织侵袭能力的细胞会得到选择的青睐。因此，他假设如果能够提高肿瘤中央部位的 pH 值，即制造偏碱性的环境，远处转移的发生概率或许也会随之降低。他采用了转移性乳腺癌和前列腺癌小鼠作为动物模型。他在这些小鼠的饮用水中溶解了碳酸氢钠，制成苏打水。尽管这一方法对原发部位的肿瘤大小毫无影响，然而却显著减少了肺、小肠和膈肌转移灶的数量，同时缩小了转移灶的体积。

众所周知，癌旁组织的炎症反应会刺激肿瘤细胞，使它们在遗传方面变得更不稳定，进一步加剧遗传不稳定和远处转移的基因组突变。里德研究了广泛使用的消炎药阿司匹林的作用机制，认为这种药物能够降低罹患食道癌的风险。另一些研究则表明，阿司匹林对多种肿瘤均具有预防作用。当然，阿司匹林的作用并不局限于改善基因组稳定性。"如果你在搜索引擎中同时搜索癌症和基因组不稳定，会看到无数条结果。"里德说，"如果你搜索阿司匹林和癌症，同样会看到无数结果。但是，如果你搜索阿司匹林和基因组稳定性，即使两只手数不过来的话，那么加上两只脚可能也就差不多了。没有人能明确说清楚阿司匹林和基因组稳定性之间到底有怎样的关联。但是，阿司匹林确实能以某些方式降低基因组的不稳定性，它同时能够减少肿瘤内部的新生血管，诱导细胞凋亡，减轻炎症反应——看起来是一种神奇的药物！"

没人真正清楚阿司匹林的作用机制。但是，如果阿司匹林真的有用，那么这无疑是一件极具讽刺意味的事情。要知道，制药企业每年在癌症化疗和免疫治疗上的花费和收入都是数以 10 亿计的。数十年来，关于肿瘤演化研究所得出的最具价值的结论恐怕就是谨慎对待化疗，为患者提供带瘤生存的方案，而不是想尽办法消灭每一个癌细胞。但能够收到近似功效的居然是两种既便宜又普通的化学药物——阿司匹林和小苏打！

同时，针对癌症这一"终极怪物"的研究也取得了诸多新进展，细胞克隆通向恶变和转移的邪恶演化面纱似乎正在被我们逐层揭开。大量的肿瘤研究都在达尔文演化理论的框架下开展。可以说，关于肿瘤演化的学说已经不限于某种特殊癌症，而是各种癌症发生的共同理论。在癌细胞光怪陆离的世界里，它们互相竞争，争夺氧气和营养物质；它们处在免疫细胞的层层包围之中；它们会突然受到化疗药物的狂轰滥炸。每一个肿瘤细胞克隆都在强烈的环境压力下挣扎，它们的基因组扭曲变形，以最快的速度疯狂寻找着能够带领它们突出重围的新突变。对我们来说这是极其不幸的事情。癌细胞占据着一个独特的生态位。在那里，它们遵循戈尔德施密特的"终极怪物"规则，它们不断恶变，不断转移，从而使得我们几乎不可能消灭它们。

第 6 章

锈蚀的管道

为什么心血管疾病会成为人类健康的头号杀手

虚 弱 的 心 脏

谈及预防心血管疾病，似乎总有许多关于该怎么做或者不该怎么做的老生常谈。不吸烟、少喝酒、少吃油、多吃鱼、多吃水果蔬菜、多运动、控制体重等。对于健康生活所给出的建议似乎无穷无尽。尽管如此，心脏病依然是西方国家的头号健康杀手。全美每年罹患急性冠脉综合征的患者超过 100 万，其中 60 万人最终死于心肌梗死。每年，美国用于诊治心脏病的医疗花费超过 1 000 亿美元。英国的情况也没比美国好多少，尽管在过去 20 年里，英国心脏病的发病率差不多下降了一半，但每 6 分钟仍然会有 1 个人死于心脏病——其中有 4.6 万人的死亡年龄为 10 ～ 60 岁，可见心脏病严重缩短了这些人的预期寿命。由于老龄化和对快餐食品的偏爱，日本心脏病的发病率也正在升高。每个成年人的血管壁上都会有或多或少的动脉粥样硬化迹象。从某种程度来说，人类就是带着一套毛茸茸管道行走的动物。

人类的冠状动脉极易发生问题。冠状动脉是一些管径极小的动脉，通常直径只有 2～4 毫米。因此，它们非常容易被粥样硬化斑块阻塞。即使如此，它们在人体内却发挥着至关重要的作用，因为它们是心脏的营养血管，而心脏负责为身体的所有器官运输血液和营养物质。自从我们的鱼类脊椎动物祖先发展出复杂的心脏以后，千百万年来，演化就一直在寻找为心脏这一机体内最重要的肌肉器官充分供血的解决方案。这一解剖结构上的挣扎可以借用哲学家伯特兰·罗素所提出的著名悖论"谁为理发师理发"来理解：在一个村庄里，理发师为所有人理发，那么，谁给理发师理发呢？心脏为机体内的所有组织和器官供血，那么心脏又如何保证自己获得足够的血液供应以高效地完成工作呢？在这一章中，我们将看到鱼类、两栖类、爬行类在演化过程中是如何巧妙解决这一问题的。但是，理发师解决自己理发难题的方法却在无意中将我们暴露在心脏病发作和猝死的风险中。人类心脏供血结构的设计是演化妥协的典型代表。与此同时，循着演化的足迹，我们也在修复心脏这套易损坏的管道设施方面取得了引人瞩目的成就。

将近 80 岁的彼得·贝里（Peter Berry）已经有 25 年的心脏病病史。1986 年，他 53 岁，他和妻子一同前往海边度假。刚抵达目的地还不到两个小时，严重的心绞痛就在毫无征兆的情况下骤然袭来。"我正坐在椅子上休息，胸口突然间感到一阵极度剧烈的疼痛。根本没有任何预兆。"他当时是一名电缆接线工，也是当地电力委员会成员。尽管坚持健身，但是他有长期吸烟的嗜好。他被紧急送往医院。医生对他说："如果我是你的话我就会戒烟，不然迟早会因此丧命。"他在医院里住了几天，接受了心电图检查，一边在病床上静养，一边接受药物治疗。

回到位于伦敦北部的家后，他到当地医院就诊。当地医院的医生告诉他："你必须继续休息并接受治疗，你需要服用一些药物，对你来说，心绞痛只是一次警告而已。"他在家里休息了 6 周，然后开始从事一些轻体力劳动，最后才恢复全职工作。他定期到医院接受检查，包括心脏听诊和心电图。轻微心绞痛偶有发生，尤其在过度劳累或者参加过重的体力劳动以后。在一成不变的表面下，血管里的粥样硬化斑块正在快速进展，并逐渐阻塞他的冠状动脉。最终，医院为他进行了冠状动脉造影（一种心脏 X 射线成像技术），发现他的一支冠状动脉已经完全堵塞了。在经历第一次心绞痛的 9 年以后，他接受了支架治疗。支架是一小段网状金属管，被植入冠状动脉管腔内，以保证管腔的开放。然而，治疗错过了最佳时机。在长期的缺氧环境下，他的左侧壁心肌已经坏死。因此，医生们为另一支也已经发生严重粥样硬化的冠状动脉植入了支架，以避免这支冠脉再发生堵塞。当时他已经 62 岁了，而公司正在寻找愿意自动退休的员工，于是他选择了退休。他对妻子说："至少我们现在能够一直待在一起，并且能做自己想做的事情了。"

　　资深心脏病专家安德鲁·雷格（Andrew Wrag）遇见过许多像贝里这样的患者。他在伦敦巴茨心脏中心的主要工作是对心脏和冠状动脉进行造影，找到冠脉血栓的具体位置，然后将支架置入冠状动脉——专业上称为冠脉成形术，以重新开放动脉。最严重的心脏病发作是一种叫做 STEMI 的情况。在这种情况下，一支冠状动脉完全堵塞。从本质上来说，心脏是一个电器官。所有心肌细胞在同一个起搏信号的控制下进行规律而有力的收缩，将血液泵向全身的组织和器官。想象一下，纽约每个人所戴的手表都和曼哈顿中央车站的大钟准确对时，保持一致。心电图上的每一次心跳都显示为一组复杂的波形，我们将这组复杂的波形划分为 5 个部分，并且用字母 P、Q、R、S 和 T 代表相应的波。ST 段代表的是心肌细胞在一次收缩完成后复极到静息状态以等待下一次收缩的过程。冠状动脉完全阻塞后，由其供血的心肌开始大面积坏死，这一病理变化在心电图上的特征性表现是 ST 段抬高。因此，这一情况被称为 ST 段抬高的心肌梗死——STEMI。

　　当急性心绞痛患者被送往医院，医生通常会常规给予吸氧和阿司匹林，然后是抗血栓治疗和吗啡镇静。如果急诊心电图显示出 STEMI 的特征，那么在急救治疗上必须争分夺秒。冠脉堵塞的位置需要尽快定位，心肌血供要在尽可能短的时间内恢复。这一过程在专业上称为再灌注，通过再灌注挽救的心肌细胞越多，心脏功能的保留就越好。

冠脉阻塞的具体位置需要通过往血管内注射 X 射线显影剂来确定。随后，一根纤细的金属导丝穿入血管，并定位到冠脉阻塞的地方。金属导丝表面覆盖了一层亲水涂层，避免它被黏附到血管壁上。技术的发展已经使得操控导丝在血管里的行进和拐弯变得很简单。到达血栓位置后，特殊的工具会通过导丝被送入血管，以取出血栓。接下来，一个可以膨胀的球囊被送入血管狭窄位置以撑开因为粥样硬化斑块导致狭窄的血管区段。随后，网状金属支架会作为永久性的血管成形工具被置入相应的部位。支架虽然很小，但是却非常坚固。即使在手术中需要施加很大的力量才能把支架固定到合适的位置，支架也不会变形。

支架植入后，患者会长期应用抗凝药物以避免血栓进一步形成。降脂药和降压药的使用进一步降低了远期并发症的发生风险。即使如此，依然有 30% 因心脏病死亡的患者是在被送入医院前就死亡的。另外 5% 的患者虽然被送到医院，但是无法支撑到支架手术开始。

怪 异 的 设 计

心脏和冠状动脉从设计上来看非常不利于在心脏收缩的时候维持自身血供。心室的强烈收缩会将血液泵入主动脉，因此，冠状动脉只有在心脏舒张期才能获得血液灌注。这一生理学特性给冠脉带来了极大的压力——随着运动负荷的增加，心率不断加快，心脏舒张期变短，冠脉的灌注时间也变短，但是心肌耗氧量却在增加。这就是为什么任何影响冠脉血流的因素，比如粥样硬化斑块通常都是在剧烈运动或者过度劳累的情况下诱发心绞痛的。

更重要的是，与大多数器官的供血网络不同，冠状动脉是没有侧枝的终末血管，就像城市路网中通往城郊地区的公路一样，只此一条，没有其他绕行方案。这意味着如果冠状动脉的某个分支发生堵塞，那么没有其他代偿方案可以将血液输送到远端血管。由此，这支冠脉负责供血的所有组织都会处于缺氧状态。对于许多患者来说，心绞痛并不意味着 STEMI。非 STEMI 心绞痛的发生有时候是因为冠状动脉的一个小分支堵塞，或者冠脉主干部分堵塞，这种情况下心肌组织会处于持续的慢性缺氧状态中而受到长期损害。由于临床表现和体征可能不是非常严重，患者和医生往往容易忽略这一情况，直到大片心肌发生严重坏死才引起重视。

这就是邓肯·奇泽姆（Duncan Chisholm）所遇到的情况。1983年，他 59 岁时发生了一次轻度心绞痛，此后他未接受任何治疗。但是，从那以后他开始戒烟。2000 年，他准备接受膝关节置换术。术前检查时麻醉师发现他的心电图存在明显异常。从心电图上来看，他的右侧冠脉堵塞了。尽管如此，麻醉师经过评估认为奇泽姆可以接受手术。因此，膝关节置换术如期进行，手术非常成功。但是，手术之后奇泽姆开始频繁发生心绞痛。最后，全科医生建议他接受进一步的心脏检查。冠脉造影显示，他的右侧冠脉阻塞，同时左侧冠脉也有病变迹象。2003 年，他接受了冠脉搭桥手术。尽管医生认为手术很成功，但是术后半年内，他就开始感觉呼吸急促。进一步的检查显示，大约60% 的心肌细胞已经死亡。尽管他从未经历过严重心绞痛或者急性心肌梗死，但是他的心肌细胞却处于持续的、不可察觉的缺氧环境中。

贝里的疾病发展情况也与此类似，其结局也同样不尽如人意。"那天，我在剧烈的胸痛中醒来，疼得直流冷汗。我妻子在边上睡得很熟。于是我走下楼，慢慢地喝一杯茶。但是疼痛毫无缓解。于是我回到楼上，坐到床边，叫醒妻子，对她说，我胸痛得厉害，给我叫一辆救护车吧。"医生对他说，或许只有心脏移植才能解决他的问题。但是他们并不建议贝里进行心脏移植，因为他们确信他根本无法耐受如此大的手术。他的心脏已经严重损坏，而医生并没有什么办法来修复损坏的心肌。他们只能通过一些药物来缓解他的症状。"我经常上气不接下气。我现在甚至都无法走完 50 米的距离。但是，我更担心的是我的妻子……"贝里的妻子患上了痴呆症，贝里始终认为他有义务在今后相当长的时间里照顾自己的妻子。"我总是想，我必须好好照顾她，至少让我再精心照顾她 7 年吧。"他的心功能仅残余了 20%，而他必须用这20% 的残余能力完成照护妻子的工作。"有时候我想或许少干点活对我来说能节省很多力气，但是我内心不允许自己这样。在结婚时我发过誓要和她一直在一起，直到死亡把我们分开。我坚信我们的誓言。所以我必须这样生活下去。"

长期以来，医生认为吸烟、缺乏运动，喜欢进食高盐、高脂和油炸食品等不良生活习惯是导致冠心病的高危因素。但是，近期针对饮食改变和冠心病发生风险之间相关性的荟萃分析却并未观察到预期的结果。越来越明显的事实是，这些生活习惯相关因素并不足以解释冠心病的流行程度。此外，改变生活习惯也不足以保护我们的冠状动脉免受疾病困扰。对这一事实的认可，导致关于心脏病发病机制的传统观念受到了巨大挑战。不同来源的证据均提示，我们可能忽略了冠心病发生过程中的一个重要组成部分——人体的免疫系统也许在其中扮演了至关重要的角色。

2011 年，来自瑞典卡罗林斯卡学院的斯塔凡·安弗（Staffan Ahnve）发布了一项长期研究结果。他收集了 1955—1970 年出生的瑞典新生儿数据，从中找到了在 20 岁之前接受过扁桃体切除术或者阑尾切除术的人。随后，他对这组人和对照组人群进行了长达 25 年的随访。这个研究队列入组的人数非常多，以至于他还专门划分了一个既切除扁桃体又切除了阑尾的亚组。经统计发现，儿童期摘除扁桃体将会在成年后增加44%的早期急性心肌梗死发生风险，而阑尾切除则会增加33%的急性心肌梗死发病风险。同时，摘除了扁桃体和阑尾的儿童在成年后罹患心肌梗死的概率则更高。

扁桃体和阑尾都是淋巴器官，它们是儿童免疫系统的重要组成部分。尽管在20岁之后，这些器官的重要性看起来不再显著，但是，上述研究提示（当然，如同任何此类研究一样，需要更深入的后续研究进行证明），切除这些器官可能导致免疫系统的发育出现问题，从而引发一系列由于免疫系统不成熟而导致的疾病。安弗表示，一些研究表明，霍奇金淋巴瘤和阑尾切除术或者扁桃体切除术存在相关性，并且这两种手术似乎都是类风湿性关节炎和克罗恩病（两种严重自身免疫性疾病）发生的风险因素。

尽管对安弗的研究不乏批评之声，例如认为他并没有考虑其他混杂因素。但是，近年的研究确实发现许多疾病的发生背后都有免疫系统的影子，而动脉粥样硬化只是众多疾病中的一种而已。从某种程度来说，动脉粥样硬化与我们在"失联的朋友"中所详细讨论过的自身免疫性疾病相似，是一种炎症反应性疾病。事实上，类似类风湿性关节炎和1型糖尿病这样的自身免疫性疾病会增加患者罹患动脉粥样硬化的风险。有意思的是，切除另一个淋巴器官脾脏会加速动脉粥样硬化的进程。科学家们并不清楚其中的确切机制。也许切除这些淋巴器官后降低了针对粥样硬化病灶的免疫反应强度；也许这些器官的切除减弱了机体针对病原微生物的免疫反应，使得这些病原有机会在局部定植，并且在血管内诱发炎症级联反应；又或许切除这些器官后引起的自身免疫性疾病，本身能够增加粥样硬化的发生风险；也可能与这些器官被切除无关，而是由于机体本身就存在免疫系统的异常，这种异常使得这些淋巴器官发生病变，从而不得不通过手术切除。总体来说，扁桃体切除术、阑尾切除术和动脉粥样硬化之间的关系只有当手术发生在 20 岁之前才成立，这在很大程度上消除了由于吸烟、生活习惯或者饮食习惯所造成的混杂因素。

莱斯特大学心血管科学系的马切伊·托马谢夫斯基（Maciej Tomaszewski）博士和同事近期针对超过 3 000 名成年男性的研究结果显示，父子之间在冠脉相关疾病的发病风险方面存在显著的遗传联系。他们的研究聚焦在 Y 染色体上。根据 Y 染色体携带的突变不同可以将男性分为不同的单倍群（haplogroup）。90% 的英国男性属于单倍群 I 或者单倍群 R1b1b2。研究发现，携带单倍群 I 的男性冠心病发病率比其他男性高 50%。这一风险的增加是完全独立的，与高血压、高 LDL 胆固醇和吸烟等其他冠心病高风险因素均无关。研究人员认为，单倍群 I 会对免疫系统产生直接的影响。具体而言，他们发现一些受影响的基因会增加白细胞穿越血管壁的能力，而另一些受影响的基因则会上调细胞因子水平。同时，调节免疫反应的一些基因表达则会下调。当免疫系统的调节能力受损，一系列自身免疫性疾病就会随之产生。莱斯特大学的研究团队着重指出了这一内在联系："研究结果提示，携带 I 型单倍群的男性其适应性免疫系统内稳态处于持续的失衡状态之中，这可能导致心血管系统更容易受到炎症反应的影响。类似的机制同样存在于炎症性肠病等其他自身免疫性疾病中，发生原因都源于免疫系统受损所引起的全身性炎症反应。"

可 怕 的 侵 蚀

医学家对于动脉管壁缓慢而悄无声息的病理破坏过程已经了如指掌。大多数人的血管内膜在进入青春期前就会逐渐出现脂纹。这些脂纹主要是由内部富含脂质的免疫细胞——巨噬细胞所形成的。一些人血管壁上的脂纹会随着时间的推移逐渐消失。而对于另一些人而言，脂纹最终会形成粥样斑块。而一旦粥样斑块形成，它们就会不断增长，经历数十年之后，直到两种严重的终末期事件最终诱发急性冠脉综合征才会被我们意识到。瑞典卡罗林斯卡医学院的戈兰·汉松（Göran Hansson）细致描述了粥样硬化发生和发展的过程。他指出，仅仅在5年之前，学术界还普遍认为粥样硬化只是胆固醇在动脉壁的被动沉积。如果我们可以将血压和血浆胆固醇水平控制在理想的范围内，就能消灭冠心病。现在我们必须承认，这可能只是一种美好的幻想。冠心病的发生显然是一种非常复杂的慢性炎症反应过程。

　　正常情况下，血管内皮层表面是非常光滑的。血管内壁就像不粘锅的特氟龙涂层，可以防止其他东西黏附在上面。但是，有一些因素会促使内皮细胞分泌细胞黏附分子，改变血管内皮光滑的特性，使它变得具有黏着性。这就是吸烟会增加冠心病发生风险的重要原因。烟草中含有的尼古丁和一氧化碳会破坏血管内皮。吸烟同时会降低血循环中的高密度脂蛋白（HDL）含量——HDL又被称为"好胆固醇"。一般来说，HDL能够清除低密度脂蛋白（LDL）——"坏胆固醇"，这是危害健康的真正危险分子，并且将它们转运到肝脏降解清除。而吸烟会打破HDL和LDL之间的平衡，使得血液中坏胆固醇的比例增加，并且促使这些坏胆固醇诱发并加剧粥样硬化过程。血管内膜的破坏使得循环中的LDL能够附着到血管壁上，并且进入血管内部。吸烟还会引起血压升高，而高血压本身就是导致血管内膜损坏的重要因素。血液会在人体循环系统的不同部位以不同的形式流动。血液在流经动脉分叉和弯曲的地方时会产生乱流和湍流。这会对局部血管壁产生剪切应力，从而激活内皮细胞的一些基因表达，产生细胞黏附分子和各种细胞因子，并进一步介导炎症反应。此时，粥样硬化斑块形成的基本条件就已经完备了。

当血管内皮的附着性发生变化之后，首先到达受损部位并且黏附上去的是血小板。血小板会分泌糖蛋白，吸引其他血小板黏附到相同部位，从而形成血凝块。有趣的是，血小板是哺乳动物体内所特有的血液成分。而哺乳动物和鸟类是仅有的依靠压力将血液从心脏泵入全身血管从而维持血液供应的生物种类。根据宾夕法尼亚大学马克·卡恩（Mark Kahn）研究团队的观点，血小板或许是哺乳动物体内一种高效凝血机制的演化结果，它们可以在处于高压下的动脉发生损伤时及时进行止血。而在演化过程中，这一保护性机制也带来了潜在的负面影响——为了保证高效的止血效果，血小板在粗糙的动脉损伤表面非常容易凝结，甚至有时候看起来是过分容易凝结了。

血管内皮细胞分泌的大量细胞黏附分子同时会驱使路过的白细胞附着到损伤部位。一旦白细胞锚定到损伤的血管内皮之后，趋化因子（一种化学信号转导分子）会促使它们穿透血管内皮，进入血管内膜并且定植于此。白细胞在巨噬细胞集落刺激因子的作用下会分化为巨噬细胞。这是一种能清除细菌内毒素和死亡细胞碎片等各种垃圾的吞噬细胞。这是冠脉疾病背后的关键病理变化，也正是莱斯特大学研究人员在 Y 染色体 I 型单倍群男性中所发现的确切问题。巨噬细胞还会吸收穿过血管内皮进入内皮下内膜空间的氧化 LDL。活化的巨噬细胞会进一步通过级联反应产生一系列炎性细胞因子、蛋白酶和自由基，随后逐渐转化为泡沫细胞（foam cell），成为成熟期粥样硬化斑块的组成部分之一。从这一阶段开始，血管壁上的免疫反应开始呈现出显著的病理特点。在血液中游走的辅助性 T 淋巴细胞（这是一种在心脏上方的胸腺中成熟、能够辅助其他免疫细胞和细胞因子完成工作的淋巴细胞）会被分化的巨噬细胞表面所表达的抗原吸引，并与巨噬细胞结合。T 细胞和巨噬细胞结合后就像在感染部位一样会分泌更多种类的细胞因子，从而将免疫反应进一步推向炎症反应的方向。

在这一阶段，粥样硬化开始进入急性期。粥样硬化斑块逐渐凸向动脉腔。斑块内部是由一大堆 T 细胞、肥大细胞、泡沫细胞、死亡的和垂死的细胞以及胆固醇结晶、各种促炎因子共同形成的内核。所有这些成分都通过一个纤维盖连接在一起。由此开始，粥样硬化病理会趋向两种不同的结局：如果斑块持续发展，那么它会越来越凸向血管腔。如果这一病理变化发生在冠状动脉，心脏的供血就会受到影响，心肌细胞将处于持续的缺氧之中。这一病理情况会导致心绞痛的发生。有时候，固定粥样硬化斑块的纤维帽会破裂，斑块内的部分物质溢出到表面。破裂口和溢出的内容物会进一步吸引血小板在此聚集。血液在此处凝固，由此形成的血栓或者完全阻塞管腔，或者脱落后随着血液循环进入血管，直到在狭窄的动脉管腔里发生卡顿，进而阻塞血流的通过。这时候，心肌梗死就发生了。

冠脉的源起

如果你曾经恐惧而痛苦地躺在重症监护室的病床上，胸口贴着心电监护仪贴片，在吗啡的作用下胡思乱想，或许你会百思不得其解，为什么对我们身体来说最重要的肌肉、为全身提供氧气和营养的肌肉的供血动脉却只有如此狭小的两个分支？人体的冠状动脉以及它们的分支为什么如此容易发生致死性的梗塞？为什么演化的最终结果是这样一套容易损坏的管道？

对此问题有一个简单的答案：演化并没有带给我们易于阻塞的冠状动脉。尽管近年来大量研究将目光聚焦于免疫系统在冠心病发生过程中的作用，但是从演化医学的观点出发，冠心病的发生并不是人体设计的缺陷，而应归咎于我们自身的某些问题。演化医学理论认为，冠状动脉对心脏的血液供应一直是有效、充足并且稳定的。而近百年来现代西方生活方式将吸烟、高脂饮食、缺乏运动和职业压力等各种因素混杂在一起，才使得这一结构显示出致命的缺陷。这是由冠状动脉结构和现代生活方式之间失配而造成的问题。在人类演化历史的大多数时候，我们都像旧石器时代的猎人那样依靠采集食物为生。而今天，我们的饮食和生活方式却与长期的演化历程脱节了。根据失配理论，心脏疾病是我们在新时代里自找的麻烦。但是，失配理论受到了来自各方的挑战。其中一种挑战来自围绕古代病理学开展的多学科研究。这些研究聚焦于我们是否拥有足够的历史证据证明人类饮食变化和冠心病之间的关系。

40 年前，时任曼彻斯特博物馆古埃及学负责人的罗莎莉·戴维（Rosalie David）召集了一批放射学、计算机断层扫描和其他医学成像技术领域的专家开展了所谓的曼彻斯特木乃伊研究项目。他们逐步收集了来自世界各地的埃及木乃伊组织样本，研究了很多木乃伊的解剖结构，发现心血管疾病在古埃及人中普遍存在。同时，他们研究了大量古埃及文献，从中找到证据证明心脏病的发生与生活方式存在相关性。事实上，他们并非最早从事相关工作的人。早在 1852 年，约翰·泽纳克（Johann Czernak）就曾发现木乃伊的主动脉存在钙化（粥样硬化斑块）。20 世纪初叶，欧洲古生物病理学先驱、开罗医科大学细菌学教授马克·阿曼德·鲁费尔（Marc Armand Ruffer）在公元前 1580—公元 527 年的数百具木乃伊身上发现了血管病变的痕迹。鲁费尔在解剖中发现一具木乃伊样本的锁骨下动脉被巨大的粥样硬化病灶完全堵塞了。这些古生物病理学先驱在梅内福塔、拉美西斯二世、拉美西斯三世、拉美西斯五世和塞托斯一世等法老的动脉里均找到了粥样硬化斑块。

2010 年戴维在《柳叶刀》杂志上报道称，研究团队一共找到 16 具保存程度足以进行心血管系统分析的木乃伊。而在这 16 具木乃伊里，9 具均存在明显的动脉钙化痕迹。同时，由来自美国加州大学欧文分校的格雷戈里·托马斯（Gregory Thomas）博士和来自开罗爱资哈尔大学的心脏病学教授阿德尔·阿拉姆（Adel Allam）博士共同牵头组成的美埃联合研究小组通过 CT 技术扫描了存放于开罗博物馆的 52 具木乃伊。在超过一半的木乃伊体内发现了动脉钙化的证据。研究组在公元前 1580 年出生的雅赫摩斯·梅雷特·阿蒙公主身上发现了冠状动脉粥样硬化的痕迹。这位公主卒年 40 岁，是有史以来记录的最早的冠脉病变案例。她心脏的所有冠脉分支都被堵塞了。

究竟是哪些因素导致了心血管疾病在古埃及的流行呢？在这个问题上学术界的认知开始出现分歧。戴维和她的同事认为，古埃及心血管病高发的原因与今天无异，高脂饮食无疑是其中最为重要的因素。戴维强调，只有拥有皇室血统的人和其他身份高贵的人才会在死后被制成木乃伊。有充分证据显示，这些人摄取食物的丰富性远胜过普通民众。戴维的研究团队翻译了寺庙墙壁上镂刻的象形文字，文字中详细描述了古埃及人供奉给神灵的食物，主要包括牛肉、野禽、面包、水果、蔬菜、蛋糕、葡萄酒和啤酒。其中许多种食物都富含饱和脂肪酸。祭司及其家人会在供奉结束后享用这些食物，因此它们很好地反映了上流社会的日常饮食习惯。戴维指出，鹅肉是一种常见的食物。鹅肉含有的能量中 63% 由脂肪提供，而其中 20% 是饱和脂肪酸。又如古埃及人所吃的面包里富含脂肪、牛奶和鸡蛋。古埃及人每日摄入的饱和脂肪酸含量远远超过今天膳食指南的推荐值。为了防止食物腐败，他们还会往食物里添加大量的盐，此外，他们也经常饮酒。戴维介绍了她们解剖过的利兹木乃伊，这是一具祭司的木乃伊，19 世纪时被运到利兹博物馆。墓穴中与其一同出土的铭文表明他经常食用寺庙中供奉的食物，比如宰杀的圣牛。研究人员在他的股动脉里观察到了典型的粥样硬化斑块。

戴维毫不怀疑这一推论的正确性。就心血管疾病而言，当代人无非是在重蹈古埃及人的覆辙而已。无论在今天还是在遥远的古埃及，饮食不节始终是心脏病的罪魁祸首。然而，托马斯和他的研究团队却持不同的观点。他们并不否认古埃及的贵族们过着朱门酒肉臭的奢侈生活，就像纸莎草纸上记录的那样，他们一边享用蜂蜜蛋糕和大块肥肉，一边无病呻吟。但是，今天心血管病的主要高危因素，比如吸烟和缺乏锻炼在古埃及人中是不成立的。古埃及人并不肥胖，他们也不吃炸薯条。与今人不同，古埃及人长期暴露在大量的病原微生物中，无论贵族阶层还是普通贫民在这一点上并无区别。疟疾和血吸虫是当时两种广泛流行的寄生虫病。看起来古埃及人的免疫系统永远处于一种对抗这些病原微生物的炎症反应中。而正如我们已经说过的，长期的炎症反应是触发动脉粥样硬化的高危因素。

另一个挑战戴维理论的证据来自奥地利和意大利边境上的一座冰川。1991 年，冰人奥兹在那里被发现。他大约在 5 000 年前死于奥地利一侧的阿尔卑斯山，此后一直被冰冻在冰川里。35～40 年的艰苦生活在他身上留下了磨灭不去的伤痕，而他的生命最终因为一条动脉的破裂而结束。他全身有多处箭伤，并且患有严重的骨关节炎。生命中的最后一餐是谷物和鹿肉，而在用餐后数小时他就死亡了。薄层扫描显示他的牙齿满是蛀洞。严重的龋齿很可能是因为高碳水化合物饮食所致。而龋齿会使他处于慢性细菌感染之中，这会引起慢性炎症反应，从而成为诱发冠心病的另一个高危因素。他的动脉里布满了粥样硬化斑块。最近，来自意大利木乃伊和冰人研究所的科学家从奥兹的遗体上提取了足够的 DNA 并分析了他的基因组序列。研究发现，奥兹的基因组内含有一些会显著增加冠心病发生风险的基因变异。

目前，托马斯和他的同事阿拉姆、迈克尔·宫本（Michael Miyamoto）正在参加一项大型的跨学科研究项目。该项目的负责人是堪萨斯城圣卢克中美洲心脏病研究所的兰德尔·汤普森（Randall Thompson）。他们已经完成了对 137 具木乃伊的全身计算机断层扫描成像。这些木乃伊来自古埃及、古代秘鲁、美国西南部的古代普韦布洛印第安人以及北太平洋阿留申群岛的阿留申人。粥样硬化普遍存在于这些来自不同文明的木乃伊体内。

他们注意到戴维关于古埃及上流社会大量进食高脂食物的说法。但是，他们同时指出，研究中所涉及的其他 3 种文明在食物构成上与古埃及存在显著的差异。秘鲁人种植玉米、土豆、木薯、豆类和辣椒，他们的主要动物蛋白来源是羊驼、野鸭、野鸟、野鹿以及螯虾。普韦布洛印第安人的主要种植物是玉米和南瓜，他们同时采集各种松果和草籽，他们的捕猎对象是兔子、老鼠、鱼和鹿。而阿留申人采集岛上的各种浆果作为食物，同时他们可以通过捕猎海豹、海狮、鲸和贝类等海洋生物获得丰富的食物供应。这些先民的食谱如果以今天的眼光来看的话绝大多数是健康的，或者说他们的食物中富含不饱和脂肪酸。他们也不可能存在久坐的习惯。

研究团队同时发现普韦布洛印第安人和阿留申人惯于在封闭的环境中用火来烹饪食物，他们在这些木乃伊的肺里发现了长期吸入烟雾的证据。这或许会成为他们罹患动脉粥样硬化的高危因素，与今天的吸烟类似。但是，对于这些古人来说，更为重要的或许是在他们生活环境中存在的庞大感染源。在 20 世纪依然以狩猎、食物采集以及原始种植为主要生活方式的人群中，只有 10% 的死亡属于自然死亡，而 75% 的死亡都是由感染造成的。研究人员认为，在进入现代社会之前，慢性感染所引起的炎症反应与今天的类风湿性关节炎或者系统性红斑狼疮（一种累及心脏、关节、肝脏、肾脏和神经系统等多系统的自身免疫性疾病）患者所经历的足以加速粥样硬化过程的炎症反应具有相似的特性。他们希望进一步分析来自木乃伊的 DNA。根据他们的推测，DNA 测序或许能在古人基因组中发现一些有助于在生命早期增强免疫反应从而抵御感染的基因变异，而这些变异的代价就是在生命晚期增加了炎症反应性心血管疾病的发生风险。

研究证据提示，动脉粥样硬化似乎是由免疫系统失调以及免疫反应偏离正常轨道而引起的疾病，而这种病理过程与许多人体疾病的发生有关。在人类社会发展为以营养过剩、运动缺乏、酗酒与吸烟为代表的现代生活方式之前，这一病理现象或许就持续存在了。对于冠状动脉而言，粥样硬化长期以来一直是一个有威胁的病理过程。要理解人类冠状动脉结构的合理性，我们就必须放眼整个脊椎动物演化史，了解在演化过程中所产生的各种不同的心脏供血方式。

犹他大学生物学教授科琳·法默（Colleen Farmer）绘制了一张心脏供血演化图，用以解释从距今 500 万年前的前寒武纪以来脊椎动物如何解决心肌供氧这一生死攸关的重要问题。法默解释，脊椎动物祖先可以追溯到海洋里的浮游生物，它们通过丛生的纤毛来捕获海里的食物，而这些纤毛逐渐演化成日后的鱼鳃。在这一阶段，呼吸是通过皮肤完成的。今天，我们依然可以通过七鳃鳗幼体来观察这类早期动物的身体结构。它构造简单的心脏直接将血液泵入位于喉咙口的纤毛处，富含营养的血液随之流遍皮肤，二氧化碳与氧气的交换在皮肤完成，血液随后回流进心脏。由于流入心脏的是经由皮肤完成二氧化碳交换的血液，因此心脏将始终获得富含氧气的血液供应。

当这些浮游生物逐渐演化为硬骨鱼以后，鳃失去了过滤食物的功能，转而变成气体交换的场所。这时，心脏从气体交换场所的下游器官变成了上游器官。心脏向鳃泵出充满代谢废物的血液，在那里进行氧气交换，而后再进一步将新鲜血液输送到全身组织。但是，当血液再次回流入心脏时，氧气已经被严重消耗，心肌细胞难以从中获得足够的氧气供给。对于那些多数时候处于静止状态的鱼类来说这可能并不是很大的问题，但是许多硬骨鱼是相当活跃的掠食者。这一血液循环系统严重限制了它们的活动能力，从而直接影响了它们的生存。对于这些依靠鳃呼吸的鱼类来说，它们的活动越剧烈，骨骼肌从血液中吸收的氧气就越多，回流入心脏的血液中所含氧气就越少，而这恰恰是心脏耗氧量最大的时候。呼吸产生的副产物进入血液后会造成血液酸化，酸中毒则会进一步降低血红蛋白结合氧气的能力，从而雪上加霜。所有这些因素合在一起将是致命的结果。法默注意到，剧烈运动所引起的这种致死性效应在今天包括鳕鱼、比目鱼、鲤鱼、鲑鱼、鲈鱼、黑线鳕和鳟鱼在内的各种鱼类中依然存在。这或许可以解释为什么在钓鱼比赛中捕获的一些鱼即使没有任何外伤也会死亡。心肌缺氧带来了强大的选择压力，使得演化过程趋向通过某种手段来缓解心肌缺氧的状况。

法默相信这一演化压力驱使很多鱼类转向依靠肺来呼吸。传统观点认为，肺是依靠鳃呼吸的鱼类为了适应浅海、咸水河口、淡水沼泽等氧气不足的水体环境演化出来的特殊器官。肺使得它们能够脱离水面，依靠空气进行呼吸。基于这一传统观念，一般认为肺的出现为早期两栖类动物完成从水下到陆地的迁移提供了基础。法默并不认同这一观点。她指出，在亲缘关系上和现生鱼类最相近的是两种古代鱼——肉鳍鱼（sarcopterygians）和辐鳍鱼（actinopterygians）的共同祖先，而这两种鱼都拥有肺部结构。在第一个两栖动物出现的 5 000 万年前，它们的共同祖先就已经生活在地球上了。此外，随着这些年化石证据的不断积累以及对这些动物栖息地了解的深入，人们很清楚地总结出这些早期鱼类最初都生活在浩瀚的海洋中，它们在富含氧气的海水中完成呼吸。因此，肺是那些生活在淡水沼泽中的硬骨鱼直接从祖先身上继承而来的，而非适应缺氧环境的结果。这是一种拥有悠久历史的结构，绝非来自晚近的演化变迁。进一步，今天依然存在的澳大利亚肺鱼和诸如雀鳝、弓鳍鱼等依靠肺呼吸的鱼类均生活在富氧环境中。这些事实提示，水的咸淡并不是肺的主要选择压力。

如果仔细研究肺鱼循环系统的解剖结构，其实它乍看起来并不是一套高效的体系。血液先从心脏泵向鳃，在这里完成氧气和二氧化碳的交换。换气后，一部分新鲜血液流向全身的其他组织器官，但是有一部分血液被分流到肺部。这些流向肺部的血液并不会进入周身组织，而是直接回流到心脏，在心脏中与从身体其他器官回流的血液相混合。这一循环不断重复。因此，从心脏泵向全身组织的血液是缺氧静脉血和富氧动脉血的混合血液。在法默看来，这种构造唯一合理的解释是肺循环在演化起源上并不是作为机体的供血循环出现的，而是专门为心脏供血而准备的结构。法默通过研究大量肺鱼的生活方式和生存环境来支持自己独特的观点。她发现，肺的出现与鱼类生活水域的深浅、水的咸淡以及水中的氧气含量均不相关。肺的发生似乎与运动强度息息相关。例如，人们曾经一度以为雀鳝是一种守株待兔型的捕猎者。事实上，它是一种高度活跃的迁徙性鱼类，而弓鳍鱼和大海鲢这两种用肺呼吸的鱼则喜欢通过追捕的方式猎取食物。她说，对于钓鱼爱好者来说，弓鳍鱼是在咬钩后挣扎最剧烈的鱼类之一。那么，为什么肺没有普遍出现于鱼类之中呢？现存鱼类中的绝大多数属于硬骨鱼类。它们的肺演化为在游泳时用于保持身体平衡的浮力装置——鱼鳔。鲨鱼是另一类分布广泛的现存鱼类。鲨鱼体内并没有鱼鳔，但是它们能够依靠填充了大量鲨烯的巨大肝脏、相对轻质的软骨骨架和游泳时产生的动态升力来维持水中的姿态。如果鲨鱼静止不动，它们就会慢慢下沉。

由于没有肺，现存的绝大多数硬骨鱼和鲨鱼都只能退回到依靠鳃来呼吸的阶段。而在演化进程中，有许多动物却逐渐适应了高消耗的生存方式。非常重要的是，七鳃鳗等鱼类，包括许多两栖动物和爬行动物的心肌在解剖结构上与高等脊椎动物之间存在极大的差异。哺乳动物的心脏是一个坚固而致密的肌肉组织。与此不同，大多数低等脊椎动物的心脏是由排列松散的心肌细胞网格构成的。这些心肌细胞向心腔内开口，被称为海绵状心肌（spongy myocardium）。进入心腔内的血液能够自由地流入海绵状心肌间隙的孔道，从而为心肌细胞供氧。但是这种结构存在一个严重的缺陷。海绵状心肌是那些在多数时候保持静止的鱼类所特有的心肌结构。尽管海绵状结构使得心肌供血变得很简单，但是这种结构无法提供足够强大的收缩力，从而不能满足剧烈活动对循环供血的要求。生命体的活跃程度越高，对心肌收缩的需求也相应提高。例如，致密心肌（compact myocardium）在狗鱼整体心肌细胞中的占比只有10%，而在鳟鱼中就达到30%～40%。运动能力更强的金枪鱼心脏中60%的心肌组织是致密心肌。

　　一般来说，在心脏中央部位紧靠心室的心肌细胞依然保留海绵状的结构，它们可以直接从心室内获得氧气供应。但是，心脏外围的致密心肌细胞与心室腔之间没有通路，因此无法直接由心室供血。在这些物种中，我们看到冠状动脉作为外围心肌供血的解决办法在演化过程中逐渐形成。鱼类的冠状动脉与陆地脊椎动物或者哺乳动物不同，鱼类的冠脉起始于鱼鳃供血血管的分支。它们的作用是进一步增加心脏供氧，而不是作为心肌的唯一供血来源。冠状动脉似乎只有对金枪鱼和鲑鱼这类活动度极大的鱼类才显得至关重要。有意思的是，在大西洋和太平洋之间洄游的鲑鱼居然也可能患上冠状动脉粥样硬化！加拿大西蒙弗雷泽大学的托尼·法雷尔（Tony Farrell）曾经在鲑鱼的冠状动脉主干里发现了严重的动脉粥样硬化病灶。这种病变也存在于幼鱼体内，并且随着年龄的增长变得越来越严重。法雷尔猜测这一病理现象最初可能是由剧烈游泳过程中冠状动脉扩张所引起的。扩张的冠脉会制约心脏血供，这一情形可能在鱼类游动到浅水产卵场时会更加明显，因为水中的氧气含量下降了。

两栖动物心脏从轮廓上看起来很像情人节贺卡上的卡通心形。心脏由左右两个心房构成，整个心脏壁都是由海绵状心肌细胞组成的。未氧合的血液从身体的各个器官回流入右心房，而氧合的血液则从肺流进左心房。但是，由于它们只有一个心室，所以氧合血液和未氧合血液会同时进入心室。在这里，未氧合血液占据心室右侧空间，而氧合血液则占据心室左侧的空间。尽管没有物理分隔，但是这两股血流就像高速公路上的车流一样保持着自己的车道和秩序，严格地区分彼此。它们被泵出心室时保持平行，随后未氧合血液进入肺血管，而氧合的血液则经由主动脉被输送到全身。这意味着右心的海绵状心肌接受的始终是未氧合的血液供应。两栖类动物似乎演化出了代偿这一问题的办法。在需要进行剧烈身体活动时，它们会通过皮肤进行氧合，从而增加回心血流中的氧气含量。

除了鳄鱼和鸟类之外，所有爬行类动物的心脏也都是三腔结构。它们的心脏同样由两个心房和一个心室构成，而心室中间则出现了不完全的间隔。如果氧合血液和未氧合血液之间没有任何混合，那么右心的心肌将永远无法接触到富含氧气的血液，而只能依靠未氧合的回心血流提供氧气。事实上，虽然爬行类动物的心室间隔并不完整，但是总体上来说，它能够将回流入右心的非氧合血液和流入左心的氧合血液完全分隔开，从而在两股血流之间形成一个间隔。从比较解剖学家的视角来看，这一结构是如此粗糙和不完整，似乎是演化过程中通向哺乳动物更为高效的心脏结构的某种停滞。但是，法默却并不这么认为。当爬行类动物处于剧烈活动状态时，它们的右心很快就会处于强烈的压力之下。这时候，它们能够分流部分左侧心室的血液向右跨过心室间隔，从而为右侧心室的海绵状心肌细胞提供氧合的血液。尽管这一过程无疑会降低机体的供氧，但是却保证了心脏的正常运转。这并不是演化过程中某种没有未来的随意设计。事实上，这一心脏对缺氧环境的适应结果为这些爬行动物服务了上亿年。

随着鳄鱼、鸟类和哺乳动物的演化，成熟的四腔心结构出现了。将肺循环和体循环完全分开，可以保证血液离开心脏进入主动脉时获得更高的压力，从而满足这些活动性很高的动物对能量供应的需求。与此同时，肺循环则可以运行在较低的血压环境下，以保护纤细的肺毛细血管。但是，这一结构带来的问题是，充分氧合的血液无论如何都无法进入右半心。此外，随着心脏演化，致密心肌组织占据了几乎整个心脏，心腔内的血液不再能够直接营养心肌细胞。尽管心脏是一个强大而高效的器官，但是至此为止，心肌细胞只能依赖围绕在心脏外围的冠状动脉来提供血液和能量。在心脏病研究领域，许多人从脊椎动物循环系统和免疫系统演化的视角出发，并基于发育生物学知识，试图开发修复心脏的医学新技术。这些研究尝试虽然有一些愚蠢可笑，却也不乏出色的项目。20 世纪 60 年代，印度心脏外科医生普罗富拉·库玛尔·森（Profulla Kumar Sen）率先提出一种恢复心肌血供的方法：使用针头在心肌上扎一些小孔，形成供血管道以恢复心肌的血液供应。他的灵感来自拉塞尔蝰蛇的心脏解剖。他发现，在蝰蛇心脏中，血液渗入海绵状心肌细胞间的孔隙，从而使这些心肌细胞完全浸浴在血液中。森毫不掩饰地将这项技术称为"蛇心术"。一些美国心脏学家其中包括得克萨斯心脏病研究所的著名心脏病学家登顿·库利（Denton Cooley）接受了他的想法，并且改进了他所采用的技术。外科医生使用 800 瓦二氧化碳激光刀在损伤的心肌区域打了一系列孔洞。心脏外侧壁上的小孔很快愈合，而在朝向心腔的内侧壁上则留下许多通往心肌组织深部的腔道，在心室的压力之下，血液可以流入这些腔

道。一些临床试验显示心绞痛患者的症状可以从该治疗中获得部分缓
解——不能排除安慰剂效应的影响。但是，研究者并未能精确评估手
术对肌肉血流灌注的影响，或者说，是否真的存在影响。不出意外，
此后再没什么人提及这项技术了。

自那以后，科学家进行了似乎更为明智的尝试。他们认为，既然
动脉粥样硬化本质上是一种免疫现象，那么理论上就可能研发出某种
疫苗来预防这一疾病。汉松是这一领域的核心人物。疫苗通过识别
细菌外壳上的外源性蛋白抗原来发挥作用。在动脉粥样硬化的发展阶
段，免疫系统中的 T 细胞会识别"坏胆固醇"LDL 上表达的抗原并
且攻击它们。这一过程导致炎症反应最终失控。正常情况下，LDL 存
在于血液、肝脏和淋巴结中，T 细胞不会攻击这些 LDL。但是，一旦
LDL 穿透血管内皮并定植到血管壁内壁，T 细胞就开始了放飞自我的
过程。汉松和他的同事意识到，如果能够封闭 LDL 表面 T 细胞的识
别受体，那么或许就能遏制 T 细胞过度的免疫反应。在小鼠模型上的
早期研究发现，疫苗的有效率达到 70%。他们现在正设法将该技术用
于人体。

心 肌 的 再 生

在"失联的朋友"那章中，我们已经谈到过被称为 Treg 的调节性
T 细胞亚群具有下调免疫反应的作用。这是我们肠道里那些友好细菌
定植到肠黏膜上皮并且躲避免疫系统攻击的策略。通过调节免疫应答
强度，它们伪装成"自己人"——至少从结果来看是这样。这些 Treg
细胞能够通过抑制失控的辅助性 T 细胞 T1 和 T2，预防今天困扰我们
的各种自身免疫性疾病和过敏性疾病。来自巴黎欧洲血管基因组协作
网络的汉松和同事们认为，Treg 细胞可以抑制粥样斑块的形成，如同

抑制自身免疫性疾病一般。他们在诱导出粥样硬化的小鼠病灶中注射
Treg 细胞，观察到其能阻止病变的进展。但是，一旦封闭 Treg 细胞的
结合位点，病情则会持续恶化，粥样硬化斑块变得比之前更大。

　　哈佛大学的保罗·里德克（Paul Ridker）坚定支持炎症反应在冠心
病发病过程中扮演重要角色这一理论。里德克指出，炎症反应在疾病
发生过程中所发挥的重要作用在过去的半个世纪里得到医学界的广泛
关注。但是，由于冠心病研究领域始终将目光投向血脂，尤其是血液
中的 LDL，炎症反应几乎被遗忘了。现在，则是炎症反应在冠心病领
域的闪亮回归。它给我们带来了冠心病治疗的新憧憬。里德克的研究
出发点在于他从实践中观察到大量急性冠脉综合征和中风患者并不合
并高胆固醇血症。由此，胆固醇作为主要风险预测指标显然存在重大
缺陷。他在过去 20 年里致力于寻找潜在的冠心病预测标志物。里德克
发现，自身免疫性疾病和过敏性疾病患者血液中经常能够观察到的白
介素 -6、α-肿瘤坏死因子等促炎因子水平在冠心病高危人群中普遍升
高。但是，在实验室中分析这些炎症因子的水平既复杂又昂贵。临床
医生真正需要的，是某种既能准确预测风险、又能在常规实验室中方
便检测的分子指标。他最终发现 C 反应蛋白是不错的标志物。基于里
德克团队的研究，我们目前已经知道 C 反应蛋白是比 LDL 更可靠的冠
心病风险预测标志物。C 反应蛋白能够预测既往没有冠心病史的男性未
来发生中风和冠脉综合征的风险，同时也能预测健康中年女性将来发
生冠心病的风险。他汀类是一种被广泛使用的降脂药。但是里德克发
现，这种药物也能够降低血液 C 反应蛋白水平。但是，目前尚无足够
证据证明降低 C 反应蛋白水平能够挽救大量患者的生命。目前，在美
国有两项针对这一问题的大规模临床试验正在开展。

　　问题在于，每年都有成千上万的人罹患心脏病。对于这些人来说，
改善动脉粥样硬化病灶或者获得风险警示毫无意义。心肌梗死已经发

生，心脏也已遭受了巨大的破坏。人类心脏拥有大约 40 亿个心肌细胞，一次严重的心肌梗死至少能够杀死其中的 1/4。对于大多数患者来说，梗死的心肌组织（大批心肌细胞缺血死亡后留下的瘢痕组织）和不断扩展的薄弱心脏壁必然导致进行性加重的心力衰竭，无论如何治疗都无法逆转。心脏移植是唯一的解决办法，但是心脏供体却极其有限。这就是为什么在过去 10 年里，再生医学领域的一大批科学家尝试了各种干细胞疗法，希望能够实现心肌细胞的再生。心脏再生领域的终极目标是能够找到一种干细胞，将它注射入受损的心肌后可以完全再生心肌。这一疗法既能够在急性心肌梗死发生后用于急救，也能够用于那些遭受冠心病困扰多年的患者。

根据迈阿密大学心脏病学教授约书亚·黑尔（Joshua Hare）的观点，整个心脏再生领域的研究人员可以由他们对心脏是否能够完全依靠自身获得再生能力的预期而被分为两派：乐观派和悲观派。乐观派致力于研究诱导心脏进行自我修复的方法，而悲观派则认为心脏不具备自我修复能力，必须依赖外源性干细胞技术才能实现这一目的。

英国心脏基金会是迄今为止英国心脏病研究领域最大的基金会。基金会的会标是一条斑马鱼。斑马鱼心脏具有强大的自我修复能力，即使在遭受严重损坏之后，斑马鱼的心肌细胞也能够自我修复。在实验中，研究人员通过切去斑马鱼的心尖，破坏了大约 20% 的心室。由纤维蛋白和胶原凝结而成的血块很快就会封堵离断端。数天之内，研究人员就能观察到广泛的心肌再生现象。这一再生并不是通过未分化的干细胞形成的，而是由大量已经成熟的心肌细胞发生去分化并返回到未成熟状态而引发的。心肌细胞之间首先开始彼此分离，然后细胞内的收缩单元肌节逐步破裂。这些细胞随后开始快速增殖，子代细胞继续增殖，很快产生一批成熟的新心肌细胞。当然，这一再生机制并不是针对这类巨大心脏创伤演化适应的结果。斑马鱼、蝾螈和火蜥蜴等动物均拥有广泛的心脏再生能力。

　　但是高等脊椎动物则丧失了这种能力。出生 1 天的小鼠在心脏遭受创伤后具有再生修复能力。但是这个再生时间窗非常窄，不能超过出生后的 7 天。此后，损伤部位将形成瘢痕组织，创伤无法获得修复。为什么人类不能拥有像斑马鱼一样的心脏再生能力呢？科学家依然在探索组织再生的机制。研究中发现，高等脊椎动物细胞内部分发育相关的信号通路始终保持静止状态。这些通路的去功能化很可能是出于演化适应的需要。对于人类这样长寿的动物而言，如果细胞始终保持分化能力，我们将面临巨大的恶变风险。

　　多年来，心脏被视作一种"后有丝分裂器官"，因为心肌细胞无法通过有丝分裂来实现自我增殖。但是，近期的一些研究则发现心肌细胞也并非一潭死水。超过 50% 的心肌细胞（在我们的一生中差不多 200 亿个细胞）会被替换。现有技术无法确定这种替换是通过成熟心肌细胞再生实现的，还是由未被发现的心肌祖细胞被激活后实现的。多数研究人员目前倾向于后一种观点。最大的问题是，心肌细胞这种贯穿整个生命周期的慢悠悠的更新在发生急性心肌梗死，需要尽快置换 200 亿个正常心肌细胞时，能否发挥作用？

　　许多研究人员认为这种慢节奏的再生对于心肌梗死而言几乎是九牛一毛，因此他们都寄希望于通过完全不同的来源巧妙地实现心肌细胞的再生。理想情况下，胚胎干细胞是最佳选择。这些细胞是真正的全能细胞，它们可以分化为人体的各类细胞。但是，有一些主要问题制约胚胎干细胞的使用。首先，胚胎干细胞必须从 5 天大的人类胚胎中获取，这显然会在世界范围内引发伦理和宗教问题。其次，胚胎干细胞并不来自患者，因此移植胚胎干细胞将会激发患者的免疫系统产生排斥反应。要解决这个问题，就需要抑制患者的免疫反应。再次，虽然技术一直在进步，但是胚胎干细胞依然是一群极难"掌控"的细胞。在体外培养过程中，控制胚胎干细胞向某种类型的细胞定向分化增殖并不容易。当向患者体内注入胚胎干细胞后，它们还具有形成畸胎瘤的危险倾向。畸胎瘤是一种拥有包膜的囊性肿瘤。这是由胚胎干细胞的分化潜能所造成的。

　　由于胚胎干细胞在使用上存在上述问题，因此研究人员转而从患者身上寻找来自自身的其他种类的干细胞。诱导多能干细胞（iPSC）是研究较多的一种细胞。从口腔黏膜甚至毛发里获得一些细胞，向其中注入特定种类的基因，就能诱导细胞重编程为多能状态——与胚胎干细胞相比，这种多能干细胞的分化能力较为有限。一些体外实验和动物模型证实多能干细胞能够发育为有功能的心肌细胞。例如，以色列理工学院的利奥尔·格普斯泰因（Lior Gepstein）研究团队从心力衰竭患者皮肤上富集了成纤维细胞，通过病毒载体向细胞核内引入 3 种转录因子基因。这种重编程的细胞可以被诱导分化为心肌细胞。研究人员随后将这种经诱导分化而来的心肌细胞与新生大鼠的心肌细胞组织在一起，发现这些心肌细胞能够与大鼠的心肌细胞相互整合，在心肌起搏点的起搏信号控制下完成同步电活动，保持有序的收缩。当然，所有这一切目前只是实验室里的体外研究。要真正用于临床，恐怕还要再等很多年。但是，这种技术让年老体弱的人看到了希望。他们也许能够使用自身皮肤细胞来获得重编程的细胞。尽管细胞处理、培养并定向分化为心肌细胞需要数周时间，但是对于这部分人群来说，时间并不是问题。心力衰竭已经伴随了他们很久，等上 10 个礼拜并不算很长的时间。在旧金山格拉德斯通研究所，迪帕克·斯里瓦斯塔瓦（Deepak Srivastava）研究团队在小鼠身上开展了更为深入的研究。他们发现，通过向心脏成纤维细胞导入 3 种相同的基因能够直接诱导这些细胞分化为心肌细胞，而这种细胞在心脏细胞中占据大约 50% 的比例。

另一种观点认为心脏需要在诱导下才可以实现自我修复，这一观点的依据基于器官移植领域的两项重大发现。当男性移植女性心脏后，理论上所有心肌细胞的染色体都来自女性，因此其性染色体应为 XX。但是，研究却发现移植后出现了一些带有 Y 染色体的心肌细胞。反过来，当女性移植了来自男性的骨髓后，其心脏中居然也出现了带有 Y 染色体的心肌细胞。这些结果均提示在骨髓与心脏之间或许存在一条修复通道，某种类型的细胞可以经由血液进入心脏，并转化为心肌细胞。人类骨髓中含有多种不同类型的干细胞。造血干细胞是一类正常情况下分化发育为红细胞、淋巴细胞和巨噬细胞的干细胞；间充质细胞能够分化为骨骼细胞和脂肪细胞；而内皮祖细胞则可以形成血管壁。基于上述知识，近期开展的许多临床试验均试图通过将骨髓细胞引入心脏并诱导其启动再生。

例如，来自伦敦大学学院、巴茨医院和伦敦 NHS 医疗服务基金会的研究人员已经启动了一项名为 "REGENERATED-IHD" 的临床研究。该研究使用骨髓干细胞治疗现有医疗手段已经无法治疗的终末期心脏病患者。在一次严重的心脏病发作之后，心脏会竭力对丧失的部分功能进行代偿。为了保证收缩频率和收缩力度，心脏代偿性会增大，心脏壁则越来越薄。心脏科医生经常将这一过程形象地比喻为"把一只橄榄球硬生生撑大成一只足球"。患者日益疲劳、气喘吁吁，足踝则由于液体潴留而发生水肿。即使联合使用多种药物，也仅仅能稍微延缓病情进展而已。临床研究负责人安东尼·马图尔（Anthony Mathur）说："公众有一个普遍的误区。如果医生跟患者说他得了癌症，患者会问医生还能活多久，但是，人们一般不会把心脏病看成一种绝症。因此，当患者得了心脏病以后，他关心的是，医生能用什么药或者什么技术手段把我的病治好。但是，今天许多心力衰竭患者的生存年限远少于大多数癌症患者。患者的预期产生了偏倚。"

　　奇泽姆和贝里是参加临床试验的两名终末期心力衰竭患者。在参与临床试验的患者中，1/3 被归入对照组，他们并没有接受骨髓细胞治疗，而其余的 2/3 则属于试验组。通过胃壁注射的方式，研究人员给患者连续 5 天注射了中性粒细胞集落刺激因子（G-CSF）以刺激骨髓干细胞增殖。G-CSF 同时能促使干细胞向血液转移，随同血循环进入全身各处，最终到达心脏。随后，试验组又被分为不同的 3 组：第 1 组患者只接受 G-CSF 注射，观察 G-CSF 会对心脏产生什么影响；第 2 组患者接受骨髓穿刺后将抽出的细胞注入冠状动脉，从而抵达心脏；第 3 组患者则直接向心脏壁内注射骨髓细胞。贝里曾听人谈到过骨髓穿刺："有人对我说，骨髓穿刺可能是最痛苦的体验之一。因此我做了充分的心理准备。我是那种希望什么事情都明明白白的人，我希望看到医生和护士使用的器械，并了解它们的用途。护士对我说，这是穿刺针，它会穿入你的骨髓。那真是一支非常粗的针，看起来就像字母 T。不过一点都不疼！"

　　穿刺获得的骨髓在病理实验室中进行纯化，去除穿刺过程中混入的碎骨片和红细胞，只留下白细胞和几种不同类型的干细胞。研究人员并不对干细胞的类型进行选择。根据细胞表面表达的蛋白标记，干细胞可以被区分为不同的类型。但是，马图尔认为通过蛋白标记选择某种特殊的干细胞并不是好办法，因为干细胞会随着时间的推移表达有所差异的蛋白标记。因此，你所选择的可能并不是真正需要的干细胞。伦敦团队选择使用混合的干细胞悬液。干细胞制备完毕后，医生通过从腹股沟经由股动脉置入心脏的导管将它们直接注射入心脏。尽管试验当时并不知道自己分在哪一组，但是奇泽姆和贝里最终都属于接受了骨髓细胞心脏内注射的患者。

　　贝里回忆道："接受干细胞治疗大约 6～7 周后，每一个见到我的人都说我看起来像变了一个人一样。脸上有了血色，也不再总是一副上气不接下气的样子。"奇泽姆的妻子也注意到他身体的一些变化。"我很快就发现情况有了改观。"她说，"通常他会在早晨起来泡一壶茶，然后再回到床上休息。但是，2 个月后，他泡完茶后不再需要回床上休息了。又过了 2～3 周，上楼梯时他也不再气喘吁吁了，慢慢地，他似乎能够干越来越多的活。"

在马图尔看来，骨髓注射治疗似乎获得了相当正面的效果。问题在于，他们并不知道确切的起效机制。观察心功能的传统方法是测量心脏的射血分数，这是反应心脏泵血效率的指标。然而，马图尔在这些患者身上并未观察到射血分数的改善。细微的心脏结构变化也无法在实时 MRI 影像上表现出来。事实上，由于缺乏客观评价指标，类似巴茨医院的这类干细胞移植临床研究通常都以失败告终。

可是在另一方面，一些接受治疗的患者却感受到了生活质量有了明显的改善。那么，这到底是怎么回事呢？在马图尔看来，这既可能是出于明显的安慰剂效应，也可能是因为干细胞注射带来了某些尚未查明的代谢变化所致。注射进心脏的干细胞会通过旁分泌途径释放一系列趋化因子和细胞因子，这些化学物质或者能够加强心肌的收缩能力，或者能够促进损伤心肌的修复。也不排除这些活性物质激活了心脏中原本存在的干细胞和祖细胞，它们诱导生成了新的血管与新的心肌细胞。目前，马图尔与来自瑞士和丹麦的心脏病学家合作，启动了另一项相关临床研究。这项名为 "REGENERATE-AMI" 的临床研究从 2008 年开始招募患者。当急性心肌梗死患者被送往研究网络中的任何一家医院时，只要签署知情同意，他们的骨髓细胞就会被采集并且第一时间通过介入手术复通的冠状动脉被注入心脏。

迈阿密大学的黑尔也在尝试挽救心脏病患者生命的研究，一笔研究基金支持他完成了所有临床前研究。他在猪身上开展研究，因为在亲缘关系上，猪远比小鼠和人更接近。干细胞研究最大的问题在于，动物研究中看起来振奋人心的结果通常都无法在人身上得到再现。黑尔的研究采用来自骨髓的单一干细胞品系——间充质细胞。他们首先诱导猪发生心肌梗死，然后在坏死的心肌细胞边缘直接注入大约 200万个间充质细胞。猪心脏的射血分数明显提高，表明左心功能获得了改善。更有意思的是，心肌梗死的面积在治疗后有所减小，而心室扩张也得到了部分逆转。间充质细胞注射进心脏后似乎能够唤醒心脏中少量的心肌祖细胞。研究人员发现心肌祖细胞转化为心肌细胞和血管的频率在注射间充质细胞后增加了 20 倍。早期临床试验在患者身上也观察到了类似的结果。他们比较了伦敦临床试验所使用的骨髓细胞与迈阿密试验所使用的间充质细胞在效果上所产生的差异。结果发现，使用间充质细胞注射后心肌梗死面积减小了 50%。

　　从任何角度来看，巴里·布朗（Barry Brown）都堪称黑尔干细胞技术的活广告。布朗是一名健身教练。最初的时候他为美国空军工作，随后进入迈阿密的学校系统，最终自己开了一家健身公司。但是，在2007 年他 38 岁的时候，他的健康就出问题了。在跑步机上大约跑 20分钟之后，他就觉得全身虚脱，并且胸痛难忍。医生检查后发现他的 3支冠状动脉都堵塞了，并且他已经经历了隐匿的冠脉综合征发作，当时他的心功能只残留了差不多 30%。医生建议他接受旁路搭桥手术，同时告知他可以参加黑尔的 PROMETHEUS 临床试验，手术中向心脏内直接注射间充质细胞。经过 4 年缓慢而艰苦的康复后，他用一个半程马拉松来庆祝健康的恢复。现在，他知道自己属于临床试验的干预组，心脏内确实注射了干细胞而不是安慰剂。他对此一点也不觉得意外："我似乎能够切实感觉到心脏在自我修复。"

　　阻碍心脏干细胞临床研究的一个重大实际因素是价格。撇开布朗这种效果极佳的人不谈，如果对每位患者的干细胞进行培养并注射进患者的心脏，那么由此花费的成本和收获的疗效之间似乎是不成比例的。如果这一过程能够商业化，通过工厂式生产方式从正常人体内获得间充质细胞进行培养、扩增，然后储存为干细胞库，在需要时直接使用成品干细胞用于治疗，则将大大降低成本。但是，这是否如同使用来自患者自身的干细胞一样安全而有效呢？黑尔目前正在开展一项比较自体干细胞和异体干细胞效果的临床研究。已完成的小规模 1 期临床试验证实使用异体干细胞是安全的，并不会引起宿主的免疫排斥反应。尽管现有数据提示，即使对于罹患严重心脏病且病程极长的患者，自体与异体干细胞移植均能够逆转心脏扩大的趋势、减少心脏瘢痕、增强左心收缩功能并且改善生活质量，但是依然需要大规模临床试验验证异体干细胞移植是否能够实现与自体干细胞移植相同的效果。黑尔表示，在临床试验的入组患者中，有的人心肌梗死发生在30 年以前："看起来即使对于很多罹患终末期心力衰竭并且伴有严重心肌纤维化和心脏重构的患者来说，干细胞疗法也是有效的。一些患者已经是七八十岁的年纪了，但是他们对间充质细胞依然有应答。"

为了进一步发展干细胞技术，黑尔将目光重新投向模式动物研究。他尝试从猪的心脏内提取心肌祖细胞，在体外进行培养增殖，然后将它们和间充质细胞混合，重新注入梗死的心肌部位。他发现将两种细胞一起注入病变部位后，心肌梗死灶缩小的范围增加了一倍。但是，间充质细胞到底是如何在其中发挥作用的呢？在黑尔看来，效果并非来自某种单独的细胞。"10 年前，所有研究者都认为我们要找到一种可以完全替代心肌细胞的细胞，"他解释说，"这就是为什么我们认为胚胎干细胞是最有前景的细胞，并且希望能在临床开展相关研究。通过间充质细胞研究，我觉得我们现在应该逐渐意识到心肌细胞的再生是一个多因素过程。尽管间充质细胞的分化能力很弱，但是依然有效。"

虽然间充质细胞能否转化为心肌细胞尚无定论，黑尔却坚信间充质细胞分泌的大量化学物质能够以旁分泌的形式影响局部环境，从而促进血管和心肌细胞生成，并减少疤痕组织的形成。他说："我猜测在心脏内部形成了一个独特的心脏干细胞生态系统。这是一个部落，而不是某个个体。心肌细胞的再生是许多细胞协同工作的结果。这些细胞共同组成了一个生态群体，形成了可再生组织小环境。这可以解释为什么当我们把心脏祖细胞和间充质细胞混合之后会获得更好的修复效果，因为我们在这个小环境里引入了更多的元素。"

有一项研究看起来能够为黑尔刺激心肌祖细胞自我分化的理论提供充分证据，不过这项研究引起了争议。这一研究是由路易斯维尔大学和哈佛大学医学院联合开展的。这项研究的关注点是心脏中一种叫做 C-kit+ 的祖细胞。这种细胞表面表达 C-kit 蛋白，可以被特征性识别。最初的小鼠研究是在哈佛大学医学院皮耶罗·安韦萨（Piero Anversa）的实验室里完成的。该技术此后由罗伯托·博利（Roberto Bolli）在路易斯维尔领导的 SCIPIO 临床研究引入临床。迈克·琼斯（Mike Jones）是志愿者中的典型代表。他罹患充血性心力衰竭多年，最终成为 20 名志愿者之一。他回忆起自己某天走进本地一家便利店，无意间看到摆放在报架上的当地报纸，报纸的标题是博利正在开展的干细胞研究。在接受了 4 年的治疗后，他谈论起过去 4 年的生活，依然觉得不可思议。

临床试验中使用的 C-kit 细胞是在心脏旁路搭桥手术时直接从患者心脏中获得的。经过体外培养并富集到 100 万个细胞后，将这些细胞再注射回心肌梗死部位。结果发现瘢痕组织缩小了，并且射血分数在 1 年内增加了 12%。遗憾的是，这项研究此后陷入了争议。哈佛大学要求安韦萨撤回研究报告中的关键发现，对于 SCIPIO 临床研究报告中的结果部分也表达了保留意见。

英国牛津大学的保罗·赖利（Paul Riley）尝试使用另一种方法来激活心肌祖细胞。他的研究团队一直在寻找心肌梗死后给心脏提供新供血途径的方法。他们在小鼠中发现，心肌细胞外膜上存在一种冠状动脉前体细胞。研究人员使用一种被称为胸腺素 B4 的小型蛋白质诱导这些细胞形成新的血管，并且将它们转化为新的成纤维细胞（结缔组织的主要组成部分）和肌细胞。当在体外大量增殖这种细胞时，他们同时发现一些与心肌细胞非常类似的细胞。难道他们所使用的前体细胞除了能够刺激新生冠状动脉以外，还能形成心肌细胞？在小鼠体内，当使用胸腺素 B4 刺激这些细胞时，将激活经典的心外膜标志基因 WT1。WT1 的激活并不足以启动细胞分化。心肌细胞必须受到损伤才能启动分化修复过程。然而，只要这个过程启动，研究人员就能观察到它们逐渐分化为心肌细胞的过程，看着它们迁移到损伤区域，与残留的具有功能的心肌细胞接合，实现电生理同步。

那么，这些前体细胞到底从何而来呢？一些研究人员认为这些祖细胞并不来自心脏，它们是在心脏损伤后被诱导离开骨髓，经由血液循环最后进入心脏的骨髓细胞。在心脏中，它们或者自己分化为心肌细胞，或者诱导其他细胞分化为心肌细胞。赖利并不同意这一观点。这些前体细胞在右心房壁活检组织中含量最高。他立马联想到斯坦福大学的克丽丝蒂·雷德·霍尔瑟（Kristy Red-Horse）针对冠状动脉胚胎起源而开展的精妙实验。根据赖利的说法，自从莱昂纳多·达·芬奇描绘了心脏和其表面密布的血管之后，人们就普遍认为主动脉离开心室后马上分支出冠状动脉，随后折回并环绕在心脏表面。换句话说，冠状动脉起源于动脉。现在我们意识到这一观点是错误的，而这或许会对冠状动脉旁路搭桥手术产生重大影响。

雷德·霍尔瑟非常确切地说，冠状动脉内膜细胞并不来自动脉，而是由胚胎时期一支粗大的静脉——静脉窦分化而来的。静脉窦负责向胎儿心脏输送回心血液。当这些细胞迁移至心脏表面，它们在化学信号的脉冲刺激下向右移动，从静脉内皮细胞去分化，再重新分化为动脉内皮细胞。抵达心脏以后，一些细胞会穿过心外膜，进入心肌层，并在其中分化为冠状动脉；而另一部分细胞则保留在心外膜表面，分化为冠状静脉，由此形成完整的冠状血管循环。细胞继续向主动脉移行，并扎入主动脉中，从而与富氧的高压体循环建立联系。

雷德·霍尔瑟认为，她的观察对于心脏修复可能具有重要的价值。大多数冠脉搭桥手术的失败源于手术中所使用的静脉。深入理解这一细胞去分化过程中的各种化学催化因素以及静脉重编程将发展出原位复建新冠状动脉的技术，或者通过组织工程学技术获得可以成功移植的冠状动脉移植物。然而，赖利对霍尔瑟的研究感兴趣的地方在于右心房的位置。右心房相当于胚胎静脉窦与发育中的心脏相互连接的地方，而他恰恰在这里发现了大量前体细胞。这些前体细胞和雷德·霍尔瑟所说的静脉细胞是不是同一种东西呢？它们是否代表着一群处于持续休眠中的去分化静脉窦细胞？如果是这样的话，又如何利用它们开展治疗呢？要成为急性心肌梗死患者的救命符，这些细胞就必须在很短的时间内做出反应。而且赖利已经证明，除非发生急性心肌损伤，不然这些细胞根本不会启动分化步骤。他的想法是找到心脏病高风险人群——那些高血压、高 LDL 胆固醇血症、有明确心脏病家族史的人都是理想的对象。不采用目前常规的他汀类药物作为预防手段，而是常规给予他们一种 FDA 批准的化学诱导剂。这种诱导剂的效果等同或者强于胸腺素 B4。这种药物也可以用于既往已经存在急性冠脉综合征、植入过冠状动脉支架或者心绞痛发作的患者。这能使前体细胞保持警戒状态。一旦发生严重的心肌缺血，它们就能迅速做出反应，侵入缺血组织，帮助心脏恢复功能。

人类的心脏异常坚固而可靠。如果你活到 80 岁，那么你的心脏总共完成了 30 亿次同步而有力的收缩，将血液输送到全身各处。但由于为它供血的是两支口径极小的冠状动脉分支，它又是极度脆弱的。这是生命演化过程中各种妥协的典型代表。为了适应自然选择压力，生命选择了某种折衷的设计。但是，对于设计的理解越深刻，我们就越有可能从中找到修复心脏的全新疗法。

与此同时，我们必须对冠心病患者的顽强精神表达深深的敬意。2014 年，90 岁高龄的奇泽姆又开始打理庭院，并且与朋友们重返高尔夫球场。"在高尔夫球场上我可是个好手。我能打进洞，6 杆！朋友们对我说，我不该扛那么多高尔夫球具。我给他们留下一个哈维·史密斯的手势（史密斯是一位著名的英国赛马选手，后来因为粗鲁地竖中指而变得臭名昭著），然后继续前进。"布朗则回到迈阿密，从事青少年训练，试图将他们培养为顶尖运动员。

贝里的妻子最终去世了。他独自一人在家，除了心脏病之外还患有一系列严重疾病。他在 6 个月内接受了 3 次手术。心功能仅残留了20%，胃壁有一个造口。当我拜访他时，他正因为眩晕和步态不稳准备去看神经科医生。"有时候不禁会想，生活为什么要这样折磨我？我并没有自杀的念头。但是，此时此刻，我确实因为无法解脱而觉得痛苦。"他对我说。房子后面，是伦敦北部沃尔瑟姆克罗斯美丽的自然保护区，那里还建有自行车道。他渴望回到自然的怀抱中去，不幸的是，他的身体最终罢工了。2013 年圣诞节前两天，贝里去世了。尽管他的直接死因不是心脏病，但正是那颗心脏让他度过了非常糟糕的晚年。然而，他的心灵，或者说他的精神世界，却足以鼓舞我们每一个人。

第 7 章

逡巡的暮年

演化医学如何为阿尔茨海默病研究注入新的活力

失 却 的 记 忆

71 岁的杰米·格雷厄姆（Jamie Graham）身高 1.93 米，是一位仪表堂堂的绅士。他经常在其位于威尔特郡的乡间农舍里徘徊，口中偶尔喃喃自语，似乎正在与来自另一个世界的神灵对话。坐下时，他会把头埋进双臂之间，陷入沉思，似乎在绞尽脑汁思索着从不可避免的灾难中拯救地球的办法。

2003 年之前，他是一名经常在世界各国出差的 IT 专家。面对超过200 名的专业听众，他能在没有任何笔记的情况下滔滔不绝地发表演讲，繁忙的工作对他来说易如反掌。此外，他还有足够的时间做一位模范父亲，能够胜任家庭中的各种杂务。他还有一手吉他自弹自唱的拿手绝活，在各种聚会上成为耀眼的明星。从比尔·海利、艾弗里兄弟、猫王到约翰尼·卡什，所有歌曲都不在话下。他的嗓音惟妙惟肖，无论你点谁的歌，他都不会令你失望。和妻子薇姬（Vicki）相识时，他们都才只有 14 岁。正是他的歌声吸引了薇姬。"虽然我和他在童年时就相识，但是在久别之后的一次婚礼派对上，我们偶然相逢。他表演了吉他弹唱，他的声音太棒了。然后我们谈了很多，非常开心。我们的爱情就是这样开始的。"在薇姬看来，他简直就是雪莱乐观主义精神的化身，"他是一名出色的父亲，他在生活中始终支撑着我们前行。记得有一年我们全家去美国旅行。我们驾驶着一辆老旧旅行车横穿沙漠，奇思妙想突然就从他的头脑里蹦了出来。他几乎让孩子们真以为马上就会有印第安人拦路抢劫，他们吓得差点就要跳车逃跑了！接下来就是一阵欢笑——永远是这样。"

一天清晨，他突然记不清 PowerPoint 演示文档中需要演讲的内容，在讲到一半时大脑居然一片空白。他开始搞错会议时间，不能从容应对工作。一天的工作令他倍感疲惫。他陷入一种暴躁不安的情绪中，各种工作细节给他带来了极大的压力。薇姬发现他在工具间里暗自抱怨搞砸了一些非常简单的工作，甚至无法正确地把海报钉到墙上。他对于把拖车挂到车后这种工作完全没有思路，开起车来左右摇摆，经常横冲直撞陷入危险的境地，并且无法按照薇姬的指点正确离开环岛。他的空间感快速消失。薇姬发现自己虽然坐在副驾驶的座位上，但是内心深处却一直在踩刹车。

2003 年，不到 60 岁的格雷厄姆失去了在伦敦的工作。在竭力恳求下，老板同意他去美国担任一个为期 3 年的临时职务，代表公司在美国开展工作。他们收拾好自己的房子，找到了合适的租客，然后举家搬迁到康涅狄格州。但是，薇姬发现他并没有外出工作，也没有去走访商业伙伴，而是成天待在家里，对着电脑屏幕玩扑克游戏。医生认为这是压力造成的，并且给他开了抗抑郁药。然而薇姬并不相信医生的诊断。预感到结束在美国的工作提前返回英国几乎是不可避免的结果，薇姬带格雷厄姆来到纳什维尔，他心中的音乐圣地。"当时我已经有预感，这也许是我们为数不多的可以珍惜的时刻了。我留下了一张他在大奥普里剧院舞台上弹奏吉他的照片。我们前往猫王曾经录制过所有唱片的录音室。他站在猫王曾经用于演唱的麦克风前，坐在猫王曾经坐过的琴凳上。"

回到英国以后，格雷厄姆似乎陷入了一种永无尽头的迷糊之中。他有时依然会弹吉他，但是记不起那些原本熟记于心的歌词。2005 年，因为筹备女儿婚礼的压力太大，他与自己非常喜欢的女儿之间的关系差点破裂——而这对他来说原本是游刃有余的事情。薇姬说："女儿和我都无法接受，因为他一直在咒骂，这个该死的婚礼！这实在不是父亲该说的话！"最终意识到问题所在的是格雷厄姆的儿媳妇——精神科医生罗兹。她和格雷厄姆一起在院子里散步，问他现在几点了。他抬腕看表，但却似乎根本不认识表上的指针。此后一年，他被带到伦敦接受了 SPECT 扫描。扫描发现其大脑内存在淀粉样斑块的典型表现。他被诊断患有阿尔茨海默病。薇姬回忆说："诊断之后的几周内，格雷厄姆似乎都没有什么反应。但是在那以后，他表现得非常沮丧，并说：'我快要死了。'我说：'不会的。如果有什么你做不到的事情的话，这算一件吧。'尽管我知道，他的大脑确实正在逐渐死亡……"

一段时间之后，格雷厄姆又振作了起来。他依然参加各种社交活动。"如果他想不起来要说什么了，他就说：'不好意思，你看，这就是阿尔茨海默病的症状。'人们很容易理解这一点，因此也愿意继续与格雷厄姆交谈。"薇姬为他付出了很多。他们一起去听音乐会，一同去滑雪。2013 年，格雷厄姆和一群老朋友一起参加了在泰晤士河上举办的一次慈善划船赛以资助阿尔茨海默病的研究。当时，他还能够不乏幽默地描述一下患上痴呆后的真实感受："我似乎处于某种孤立无援的境地，我知道在大脑里有些东西是我想告诉你的，我努力尝试着去告诉你，但是你却根本不能理解我的话。你会说，这是阿尔茨海默病……太可怕了……然后就走开了。"

在慈善划船赛以后，格雷厄姆的病情每况愈下。世界渐渐地，然而又非常残酷地对他关上了大门。他无法阅读、无法使用手机和笔记本电脑。他曾经是一名枪法精湛的射击爱好者，但是现在薇姬不得不让儿子保管他的枪支并且注销了他的持枪执照。他的驾照也被注销了。他一度参加了一个徒步组织。这个组织是由一群轻度痴呆或者认知障碍的患者组成的。他们在组织者的监管之下在威尔特郡郊外的乡村小路上行走，但是没能持续多久，因为格雷厄姆固执地要离开队伍单独行走，而他高大的个子和强健有力的体格使得组织者难以应对。有段时间，他经常骑车在村子里收集报纸，但是后来他不再骑车出门。薇姬怀疑这是因为他某次骑车时可能在路上差点被轿车或者拖车撞死。他无法同薇姬一起去超市购物，因为他总是往别人的购物车里乱放东西。他也没法再打网球，因为他会用力砸球，并且会情绪激动地向他的同伴挥拍子。

薇姬回忆说："有一次他打到了我。当然，他是无意的，但是以他的力量而言，无论有意无意，都是极具杀伤力的。我疼得眼泪都掉出来了。我对他说：'我是你妻子啊！是我！薇姬！你在干吗？你为什么要打我？'他伸出双手把我抱入怀中，说：'哦，亲爱的！可怜的薇姬。'"当格雷厄姆看到对方伤心时，他依然能表达正常的感情，但是他并不能意识到因为自己才让对方伤心的。

格雷厄姆偶尔会闪出自己昔日的光彩，而这对于薇姬来说更是五味杂陈。在她看来，这就仿佛是从浓密的乌云后面突然出现的月光一般。有一天，一位3年未曾谋面的老朋友到他们家里来做客。他经历了一次中风，依然在进行着语言和行走的康复。格雷厄姆在外面漫无目的地走来走去，口中呢喃，谁都不认识。客人和他的妻子打算到附近稍微散会儿步。"格雷厄姆走进屋子，他盯着客人直看，突然叫起来：'比尔！对，你是比尔！对！'比尔看着他，满脸兴奋。两个人拥抱在一起。接着，格雷厄姆说出了比尔的全名！我们简直不敢相信！"薇姬描述道。

完全出乎两位太太的意料，这两人在花园里相互搀扶着蹒跚而行。一个人正在重新学习如何讲话，而另一个人则几乎丧失了语言能力。两个人在花园里探索着世界，似乎在进行着什么深刻的哲学讨论。这是一段无比美好却又如此令人心酸的时光。薇姬继续说："我很高兴他居然认出了比尔。在他们离开之后，他的状态又维持了一段时间。句子似乎是毫无组织地从他嘴里说出来的：'很久……没见了……'感觉上好像符咒突然被解除了一样……但是乌云很快再次遮蔽了月光。"

沉积的蛋白

阿尔茨海默病的统计数据看起来就像一个曾经善良、聪明、健谈的人每况愈下的精神状态一样令人惊讶。据统计，全球每年罹患阿尔茨海默病的人多达 3 500 万，由此带来的经济负担高达 6 000 亿美元！美国有 500 万名阿尔茨海默病患者，平均每 68 秒就会增加 1 名新患者。全美每年用于阿尔茨海默病的医疗健康支出超过 2 亿美元，而看护和照料又要另外花费 2 亿美元。随着人类寿命越来越长，西方社会相继进入老龄化，我们所面临的将是一场医疗灾难。针对阿尔茨海默病发展趋势的报告不约而同地发出了令人忧心的警告：如果没有有效的预防和治疗手段，到 2050 年，阿尔茨海默病的患病人数将是现在的 3 倍。50 岁之后，每多活 10 年，个人罹患阿尔茨海默病的风险就会翻倍。

演化生物学家们仔细打量着阿尔茨海默病，看起来似乎没有他们的用武之地。其中的原因在于阿尔兹海默病一般都在 60 岁之后起病，仿佛是通向老年死亡的一条快车道。即使确实存在一些阿尔茨海默病的易感基因，也很难想象自然选择在这些进入老年之后才发挥作用的基因上能发挥什么作用。通常而言，演化通过后代繁衍的成功率来进行基因选择。基因的代际传递决定了人群中基因和基因型的实际频率。而阿尔茨海默病的发病年龄远超人类的生育高峰年龄。因此，从这个角度来说，演化似乎不会对在这一年龄发生的事情"感兴趣"。引起阿尔茨海默病这类晚发性疾病的致病基因也许不会对个体年轻时的生育带来任何障碍，但是，这些基因也可能对于生育和生存适应具有一定的正面作用，从而平衡了它们对生命晚期造成的负面影响。因此，即使这些基因是演化压力的选择，这种压力也绝不可能来自它们对生命晚期所可能带来的不良影响。诚如一位著名的研究人员对我说过的那样——就算大脑锈掉了也不会给演化带来任何压力。

但是，我始终认为演化理念对于医学的价值在于它提供了一种研究底层机制的思辨方法。它能启发我们思考演化在某种病理生理机制中是否发挥了作用，哪怕是负面的作用。当我们研究某种结构或者代谢过程时，它能够启迪我们思索它们来源的本质，让我们去探寻"为什么"这一根源性问题。近年来，针对阿尔茨海默病的研究陷入了某种令人担忧的停滞。面对这种疾病，我们依然束手无措。对症处理是现阶段治疗阿尔茨海默病的唯一方法。我想为你介绍一些正在从事阿尔茨海默病研究的研究人员。他们在自己的工作中有意无意地采用了生命演化的理念，而这些研究似乎能让我们更全面地认识阿尔茨海默病，并且为疾病治疗带来希望。但是，在此之前，我首先为你介绍一下阿尔茨海默病发生机制的传统理论——淀粉样蛋白级联假说（amyloid cascade hypothesis），以及这一假说的建立背景和过程。

阿洛伊斯·阿尔茨海默（Alois Alzheimer）于1901年在法兰克福的一间诊所里诊断了第1例阿尔茨海默病患者。这名女性患者名叫奥古斯特·德特尔（Auguste Deter），她的主要表现是包括进行性认知减退、幻觉和妄想在内的一系列精神症状。她经常陷入精神错乱之中，并且声称遭到了"丈夫疯狂的嫉妒"。1903年，阿尔茨海默前往位于慕尼黑的皇家精神病医院工作，当时担任科主任的是埃米尔·克雷珀林（Emil Kraepelin）。克雷珀林因阐明了精神疾病的生物学基础而闻名。他的工作包括对躁狂抑郁症和早发型痴呆这两类主要精神病症状进行鉴别诊断——前者现在被称为双相情感障碍，而后者则被称为精神分裂症。当德特尔于 1906 年病逝之后，阿尔茨海默对她的大脑进行了解剖和研究。在一次学术报告中，阿尔茨海默介绍了自己的病理研究结果。在德特尔大脑中的神经元内出现了很多微丝状结构，即使外表正常的神经元内也能发现大量类似结构，在大脑中出现了一些"粟粒样病灶"，这似乎是一些沉积在大脑皮层表面的特殊物质。我们现在已经知道这些微丝是一种高度磷酸化的异常 tau 蛋白。这其实是神经元细胞内部的一种必要结构，称为微管。它们充当了神经元轴突内分子运送的重要管道。而阿尔茨海默病患者大脑中的粟粒状病灶或者说沉积的斑块，是由未溶解的 β-淀粉样蛋白构成的。因此，磷酸化 tau 蛋白和淀粉样斑块成为诊断阿尔茨海默病的病理标准。

克雷珀林急于用阿尔茨海默的名字来命名这一类型的痴呆。对于他当时的心态有几种不同的猜想。一些人认为他是为了在和精神分析学派的竞争中占得上风；也有人指出，在同一时间其他几个实验室也在痴呆患者大脑中发现了相似的淀粉样病理结构，他是为了抢占学术先机。据报道，阿尔茨海默本人对于以自己的名字命名这种疾病多少有点受宠若惊。直到一年以后，在解剖一名享年 56 岁男性精神病患者遗体的大脑时，他才第一次做出阿尔茨海默病的诊断报告。据悉，这位名叫约翰·费格尔（Johann Feigl）的男性生前经常迷路、无法完成简单的任务、不能自主进食，以及缺乏必要的生活能力。有意思的是，尽管阿尔茨海默在费格尔的大脑里发现了大量淀粉样斑块沉积，但是并没有找到如德特尔样本中的那种神经原纤维缠结（neurofibrillary tangle），而这本来是阿尔茨海默病的两个主要病理特征之一。

阿尔茨海默病首先影响大脑下部的内嗅皮层（entorhinal cortex）和与其邻近的海马结构（hippocampus）。海马参与学习与记忆加工过程。这两个区域的神经元会大量死亡。病灶随后开始向大脑皮层的其他部位蔓延，β-淀粉样蛋白沉积面积越来越大，大脑逐渐萎缩，而脑室（大脑中部充满脑脊液的空腔）则渐渐扩大。

哈佛大学医学院的鲁道夫·坦齐（Rudolph Tanzi）和拉尔斯·伯特伦（Lars Bertram）在 2005 年关于阿尔茨海默病研究历史的文章中指出，一直到 20 世纪 80 年代，临床医生仍然依靠尸检时能否找到典型的淀粉样斑块和神经原纤维缠结来对阿尔茨海默病和其他神经退行性病变进行鉴别诊断，无论在病因研究还是遗传机制方面均未取得任何实质性进展。1981 年，来自明尼苏达大学的伦纳德·赫斯顿（Leonard Heston）追踪了 125 名经尸检诊断为阿尔茨海默病患者的家系情况，发现这些患者的近亲中痴呆发生率明显增高，家系发病情况符合一般遗传规律。同时，赫斯顿发现由 21 号染色体三体造成的唐氏综合征在这些家系中的出现频率非常高。唐氏综合征患者通常在早年就会患上阿尔茨海默病，并且其脑组织的病理特征符合阿尔茨海默病的典型表现。

1984 年，乔治·格伦纳（George Glenner）和翁凯恩（Caine Wong）提纯并鉴定出一种被他们称为 β-淀粉样蛋白的多肽。而在此后不久，另一项研究发现位于 21 号染色体上的基因会导致 β-淀粉样蛋白表达增高。包括斯托尼布鲁克医学院的德米特里·戈尔德盖伯（Dmitry Goldgaber）和坦齐本人在内的多个研究小组均发现，在 21 号染色体上存在编码 β-淀粉样蛋白前体 APP 的基因。"淀粉样蛋白级联假说"就此诞生，并且此后一直占据阿尔茨海默病研究的主流。进一步研究发现，APP 基因上的大量突变均与家族性早发型阿尔茨海默病相关。随后，又发现早老蛋白-1（presenilins 1）和早老蛋白-2（presenilins 2）基因突变会导致阿尔茨海默病的发生。当 APP 被 α-分泌酶降解时会形成非淀粉样产物。但是，如果 APP 被 β-分泌酶降解并且进一步被 γ-分泌酶切割，则会形成 β-淀粉样蛋白结构。早老蛋白是分解 APP 形成 β-淀粉样蛋白结构关键酶的重要组成部分。

　　"淀粉样蛋白假说"基于家族性早发型阿尔茨海默病的遗传学证据，基因突变在这类疾病的发生过程中发挥了重要作用——只要携带致病突变就会患病。但是，这类情况在阿尔茨海默病人群体中只占 1%。绝大多数阿尔茨海默病属于晚发型疾病，并且具有散发性的特点。他们没有家族史，意味着环境因素可能在其中发挥重要作用。尽管如此，阿尔茨海默病研究领域的 3 名权威科学家来自哈佛大学的坦齐、丹尼斯·塞尔科（Dennis Selkoe）和来自伦敦大学学院的约翰·哈迪（John Hardy）均坚持认为，无论阿尔茨海默病的基础病因是什么，β-淀粉样蛋白在大脑中的聚集以及由此驱动的磷酸化 tau 蛋白在神经元内形成的神经原纤维缠结是疾病起始并且进一步发展的主要因素。而这一过程的内在机制是 β-淀粉样蛋白产生和清除之间的失衡。因此，要攻克阿尔茨海默病，就应该围绕抑制 β-淀粉样蛋白生成这一核心，研究干扰关键酶的技术；或者研究加速淀粉样蛋白清除的方法，以避免其在脑组织中沉积。这一原则在超过 10 年的时间里指引着阿尔茨海默病的药物研究方向，试图在"淀粉样蛋白假说"的基础上寻找到治疗阿尔茨海默病的方法。针对减少淀粉样蛋白生成或者加速淀粉样蛋白降解的新药总共开展了超过 200 项临床试验，耗费了数以亿计的经费。不幸的是，所有临床试验均以失败告终。

难 觅 的 成 功

　　帕特里克·麦吉尔（Patrick McGeer）和伊迪丝·麦吉尔（Edith McGeer）夫妇共同组成了一个资深的阿尔茨海默病研究团队。他们对

基于淀粉样蛋白的药品研发路径提出了极为深刻的批判。尽管已经80
高龄，他们依然活跃在不列颠哥伦比亚大学的研究一线。2003年启动
的针对β-淀粉样蛋白疫苗AN1792的临床研究是最早一批临床试验之
一。这是一种结合了化学佐剂的β-淀粉样蛋白片段，用于刺激机体免
疫系统产生针对β-淀粉样蛋白的抗体。虽然这一药物在小鼠试验中获
得了成功，但是在临床试验中，6%的患者发生了脑炎、中风等严重并
发症，甚至直接造成患者死亡。该临床试验因此被终止。麦吉尔夫妇
说，对已经接受治疗的80名患者进行的随访研究中，并未发现其减缓
了疾病进程或者清除了神经元内的tau蛋白。

此后，诺华公司设计了一种名为avagacestat的疫苗。这种疫苗的
目标是生成淀粉样蛋白的最后一步关键酶，即γ-分泌酶。这一疫苗依
然没有起到预期的临床效果。此后，巴匹珠单抗（bapineuzumab）和
苏兰珠单抗（solanezumab）这两种针对β-淀粉样蛋白的单克隆抗体
药物在大规模临床试验中也宣告失败。尽管有部分证据支持这两种药
物能够降低tau蛋白和磷酸化tau蛋白水平，但是，总体而言，它们无
论在清除β-淀粉样蛋白还是改善认知方面都没有起到作用。另一种进
入临床研究的γ-分泌酶抑制剂semagacestat因为试验组患者的病情显
著差于安慰剂组而被终止。此外，研究中还发生了诸如皮肤癌和感染
等不良反应。近期的研究将关注点从APP转移到淀粉样蛋白通路上的
另一个关键酶β-分泌酶，或者称为BACE1上。麦吉尔夫妇表示，针
对BACE1开展的最初研究毫无成效。最终，制药公司研发出一些抑
制β-淀粉样蛋白在大脑内聚集为沉积物或者斑块的药物。但是，根据
麦吉尔夫妇的说法，抑制β-淀粉样蛋白聚集成纤维的药物tramiprosate
是无效的。β-淀粉样蛋白中和剂scylloinositol在低剂量下完全无效，
而在高剂量下则会导致患者死亡。尽管"淀粉样蛋白假说"在从理论
转换为临床的过程中遭遇了众多不可预期的失败，全球药企依然投入

了数以亿计的资金不断开发新的酶抑制剂或者淀粉样蛋白拮抗剂并开展临床试验。根据麦吉尔的观点，造成这一局面的重要原因是大多数接受临床试验的都是阿尔茨海默病的终末期患者，他们的大脑中已经累积了大量病灶。任何药物可能都已无法改变他们的结局。如果能够在疾病早期进行诊断，或许有助于治疗和药物研发。但是，早在症状出现之前的 20 年，淀粉样蛋白就已经开始在大脑中沉积了。因此，目前对阿尔茨海默病做出早期诊断几乎是不可能的。当如同格雷厄姆那样开始出现健忘、情绪改变以及认知与执行功能显著受损时，淀粉样蛋白和 tau 蛋白早已在大脑中广泛存在，大量的突触已经被摧毁，临床干预的空间业已所剩无几。在这一阶段，疾病已经到了既不可逆也不可控的地步。

目前正在开展的一些临床研究试图通过建立 β-淀粉样蛋白相关酶基因突变患者队列来检验淀粉样蛋白级联假说的有效性。由埃里克·雷曼（Eric Reiman）博士领导的阿尔兹海默病预防计划在哥伦比亚麦德林附近找到了一个携带相同早老蛋白 1 基因突变的大家系。在这个家系中，阿尔茨海默病的发病年龄较早，往往在 50 岁左右。研究人员使用一种新型单克隆抗体克雷内治单抗（crenezumab）治疗该家系中的一组人。这种治疗开始于患者尚不表现出任何症状时，以此观察早期阻断 β-淀粉样蛋白合成是否能够预防疾病的发生。

常染色体显性遗传阿尔茨海默协作组（DIAN）采取了类似的策略。他们首先建立一个包含早老蛋白 1、早老蛋白 2 或者 APP 基因突变的常染色体显性遗传阿尔茨海默病易感人群队列，并且对队列中的一组人开展酶活性抑制治疗，观察早期介入是否能够阻止疾病的发生或者延缓阿尔茨海默病的进程。这些临床研究也许能够帮助我们找到某种预防阿尔茨海默病的方法。但是，如果研究结果与预期相反，则将促使我们转换视野——β-淀粉样蛋白以及生成 β-淀粉样蛋白的酶恐怕都是错误的药物靶标。更深入的问题是，所有这些临床研究的目标人群都是早发型阿尔茨海默病，而这类患者在阿尔茨海默病患者中只占 1%。这些研究或许与晚发型阿尔茨海默病完全无关，因为这其实是两种不同的疾病。因此，淀粉样蛋白阻滞剂在临床试验中无效究竟是因为介入时间不够早，还是淀粉样蛋白本身根本就不是阿尔兹海默病的始动因素呢？淀粉样蛋白是否有可能只是疾病的表现，而不是疾病的病因呢？简单、经典的"淀粉样蛋白假说"存在自身的问题和矛盾。

根据麦吉尔夫妇的观点，首先，淀粉样蛋白的毒性并未得到充分阐明。研究中用以证明淀粉样蛋白毒性的实验所使用的淀粉样蛋白浓度大约是大脑中实际浓度的 100 万倍。此外，在死亡年龄接近 90 岁、在世时依然思维清晰的人群中，大约有 25% 的人在解剖时被发现存在潜在的斑块和神经原纤维缠结。淀粉样蛋白沉积的范围也并不与疾病进程呈正相关。采用基因工程技术制造的阿尔茨海默病小鼠模型体内含有与家族性阿尔茨海默病患者相同的淀粉样蛋白过表达突变基因。在这些小鼠中，有相当一部分虽然出现了淀粉样蛋白沉积，但是并未发生神经元死亡，也没有观察到 tau 蛋白缠结。还有，淀粉样蛋白沉积这一病理特征并非阿尔茨海默病所独有。如果大脑在交通事故中遭受了创伤，或者在拳击比赛中遭到对方的重击，抑或在战场上受伤，淀粉样蛋白水平都会急剧飙升。帕金森病、皮克病以及路易体痴呆（由神经元中大量 α-突触核蛋白和其他蛋白质聚集所导致的疾病）都会出现淀粉样蛋白沉积。在严重 HIV 感染、脑炎和其他一些由莱姆病、"疯牛病"或者毒性物质所引起的脑炎患者中，也会观察到大量淀粉样蛋白。更有说服力的是，即使大脑中存在淀粉样蛋白斑块和 tau 蛋白缠结，只有当脑内存在潜在炎症反应时，个体才会真正表现出阿尔茨海默病的症状。这提示免疫系统可能在其中发挥作用。

异 端 的 解 释

休·格里芬（Sue Griffin）是阿肯色大学老年医学系教授。她记得在 20 世纪 80 年代自己还是一名年轻科学工作者时，学术界普遍认为大脑是一种"免疫豁免器官"——人体的免疫系统与中枢神经系统之间是完全分隔的。她并不相信这种观点。因此，当得克萨斯大学西南医学院的罗杰·罗森堡（Roger Rosenberg）发现在病变大脑的斑块组织周围散布着小胶质细胞（microglia）和星形胶质细胞（astrocyte）时，她一点都不觉得惊讶。当时，一般认为小胶质细胞是一种神经元的支持细胞，用以支撑神经元结构并为其提供营养。但是，格里芬和其他一些科学家则觉得小胶质细胞和人类固有免疫系统中的巨噬细胞之间存在着不可思议的相似之处。这些细胞能够吞噬病原物质，并且分泌促炎化学物质细胞因子，比如白介素-1（IL-1），刺激免疫应答。格里芬表示："我当时就说过，这些小胶质细胞会释放 IL-1，而 IL-1 显然会对其他细胞产生影响。我认为受影响的细胞是星形胶质细胞。这两种细胞会对受损伤的神经元做出某种反应，比如帮助修复神经元。"

格里芬假设，受损的神经元或者处于压力之下的神经元能够诱导小胶质细胞释放 IL-1，继而激活星形胶质细胞释放另一种可溶性炎症反应细胞因子 S100，由此构成了神经元修复的一部分。在阿尔茨海默病患者大脑中，IL-1 和 S100 水平确实是升高的。为了进一步阐述观点，她以唐氏综合征为模型开展了早发型阿尔茨海默病的研究。唐氏综合征患者多了一条 21 号染色体，而 APP 基因正好位于 21 号染色体上。因此，相比染色体正常的个体，唐氏综合征患者能够表达更多 APP 基因，并且在进入中年的时候就发展出阿尔茨海默病样的斑块和缠结。格里芬发现，在斑块远未形成的唐氏综合征婴儿大脑中，S100

和 IL-1 的水平显著增高，提示这些细胞因子可能确实来自处于压力环境下的神经元细胞。与预期一致，当他们观察早期阿尔茨海默病患者大脑中相对分散的斑块时，发现这些斑块被包围在大量释放 S100 和 IL-1 的小胶质细胞和星形胶质细胞之中。

根据格里芬的回忆，当时的神经科学界由于长期受到"淀粉样蛋白假说"的影响，对于这项工作非常敌视。她会收到一些诸如"你简直是在胡说八道"的评论。质疑者最大的疑问在于神经元压力、神经元修复和阿尔茨海默病的发生之间到底是否存在联系。当格里芬在一次会议上偶然遇见戈尔德盖伯时，正值支持"淀粉样蛋白假说"的学者疯狂游说的高峰。戈尔德盖伯是最早鉴定 APP 基因的科学家。格里芬回忆说："我们简直一见如故，因为我的研究使他的工作凸显出重要的价值，而他的工作则在 APP 和 IL-1 之间建立起了内在联系。当然，淀粉样蛋白学派并不会就此接受这一事实。"在一篇题为《我的故事：阿尔茨海默病淀粉样蛋白基因的发现与定位》的随笔中，戈尔德盖伯明确表述自己其实在 20 世纪 80 年代就已经发现了淀粉样蛋白和 IL-1 之间的关联："我们发现，IL-1 作为一种炎性标志物能够上调 APP 表达水平。这说明 APP 过表达可能是某种环境因素的结果。事实上，大脑中 IL-1 水平上升和由此伴随的炎症反应是阿尔茨海默病患者主要的病理表现之一。"

格里芬还发现炎症反应和 tau 蛋白之间也存在关联。tau 蛋白是一种在稳定神经轴突内微管结构方面发挥重要作用的蛋白。她通过大鼠模型证实，IL-1 能够通过刺激上调磷酸化酶 p38 MAPK 来增加大脑中磷酸化 tau 蛋白的水平。在存在高水平磷酸化 tau 蛋白的阿尔茨海默病患者神经元中，同时能够发现大量的 p38 MAPK。炎症反应和阿尔茨海默病之间的联系就此建立。

麦吉尔夫妇说，到 2001 年时，炎症反应在阿尔茨海默病发生过程中的作用已经被广泛接受，许多介导周围免疫反应的分子在阿尔茨海默病患者的大脑中也呈现出较高的浓度。这些发现的意义并不仅仅在于揭示了免疫反应是阿尔茨海默病发生机制中的重要一环，同时也传递了在当时看来非常惊人的信息，即人脑中大量炎性细胞因子、细胞因子受体和补体等免疫分子都是由中枢神经系统的细胞直接分泌的。补体（complement）是一系列小分子蛋白质，它们能够"辅助"抗体与巨噬细胞杀灭病原微生物。在外周循环中，它们会形成膜攻击复合物。膜攻击复合物能够通过破坏细胞膜、分解病原体来摧毁入侵的细菌和病毒。它们是固有免疫系统的主要组成部分。

在格里芬看来，大脑内部的炎症反应造成淀粉样蛋白聚集，这一切都源于神经元对环境压力的反应。而在麦吉尔夫妇看来，对于某些个体，炎症是应对淀粉样蛋白和 tau 蛋白聚集的一种方式。"由小胶质细胞驱动的炎症应答随着疾病进展而不断加重。迄今为止，试图改变疾病进程的治疗尝试都宣告失败了。如果不把炎症这一角色考虑进去，那么今后所有的尝试也都会失败。"他们总结说。

那么，既然在 20 世纪 80—90 年代的研究中已经明确了炎症反应和固有免疫系统是阿尔茨海默病的罪魁祸首，为什么在药物研发过程中却完全无视通过抑制大脑的免疫反应从而改善阿尔茨海默病患者症状的可能呢？事实上，许多回顾性研究都对使用阿司匹林和布洛芬等非甾体类抗炎药（NSAIDS）治疗阿尔茨海默病得出了积极的结论。早在 1994 年，约翰斯·霍普金斯大学的约翰·布赖特纳（John Breitner）就发布了一项针对同卵双生子的研究结果。他发现携带相同阿尔茨海默病致病突变的同卵双胞胎在发病年龄上却存在显著差异。那些由于其他炎症性疾病而长期服用 NSAIDS 药物的人起病时间较晚。此后，他在老年人群中开展了一项名为 ADAPT 的临床研究。根据格里芬的说法，布赖特纳原本希望在研究中使用阿司匹林。但是伦理委员会以阿司匹林可能导致"出血"为由拒绝了这一方案，于是他不得不使用了两种新型 NSAIDS 制剂——萘普生和塞来昔布。不幸的是，由于这两种药物产生了预期外的不良反应，因此临床试验很快就被终止了。但是，已经获得的临床数据显示，如果在症状发生前两年服用萘普生，将能够降低阿尔茨海默病的发生率。

紧接着布赖特纳的研究，在鹿特丹开展的临床研究项目比较了 74 名阿尔茨海默病患者和 232 名年龄与性别相仿的正常对照组。他们从全科医生的医疗记录中获取了所有参与者服用 NSAIDS 药品的情况，发现服药时间越长，其罹患阿尔茨海默病的风险越低。连续服用 NSAIDS 超过 6 个月，其患病风险将减半。最后，美国退伍军人管理局开展了一项大规模回顾性研究。这项研究纳入了 5 万名有服役记录的阿尔茨海默病患者，并设立了 20 万人的对照组。结果发现，服用布洛芬超过 5 年的人患病风险会降低 50%。格里芬很快指出一个事实：尽管这是 NSAIDS 药物预防阿尔茨海默病的确切证据。但是，NSAIDS 毕竟不是能够治愈阿尔茨海默病的药物——疾病本身的复杂性决定了这一点。事实上，在进展期阿尔茨海默病患者群体中开展的 NSAIDS 治疗研究并未取得任何疗效。它们能够预防阿尔茨海默病，却无法治愈疾病。在格里芬看来，NSAIDS 治疗研究并未激起广泛兴趣的另一个重要因素在于制药公司无法从售卖这些非处方药中获得足够的经济利益。格里芬说，这简直是一场悲剧。如果 NSAIDS 能够在哪怕 10% 的人中起到延缓甚至阻止阿尔茨海默病的发生，那么每年就能为我们省下数十亿美元。

学术界始终将炎症反应在阿尔茨海默病发病过程中的作用置于次要位置，直到三项针对晚发型阿尔茨海默病的全基因组关联研究（GWAS）结果于 2009、2010 和 2011 年相继发布。在这三项研究中，一项是由菲利普·阿穆耶尔（Philippe Amouyel）带领的法国团队完成的，而另两项则由卡迪夫大学的朱莉·威廉斯（Julie Williams）领导完成的。GWAS 研究如其名字所暗示的，检测整个人类基因组上那些对疾病发生和发展具有微弱贡献的基因。在这些研究中入组了数以千计的个人，由此可以在统计学上计算基因与疾病之间的相互关联。令学界倍感震惊的是，根据这些具有高度互补性的研究结果，与晚发型阿尔茨海默病发病关系最密切的基因来自两个主要的基因家族，分别是免疫系统相关基因以及胆固醇代谢相关基因。

　　免疫系统相关基因包括 1 型补体受体编码基因 CR1，一种用于调节固有免疫系统补体蛋白级联反应的受体蛋白；丛生蛋白（clusterin），一种与炎症和免疫相关的蛋白；PICALM，与巨噬细胞、小胶质细胞等固有免疫细胞吞噬作用相关的基因；BCL3，可以调节炎症反应；HLA-DRB1，用于向免疫细胞递呈外源性蛋白质；MS4A2，一种抗体受体；SERPIN B4，与免疫应答调节相关。此外，还包括很多与主要组织相容性复合体有关的基因。胆固醇代谢相关基因则包括载脂蛋白编码基因所携带的各种变异，其中最有名的是 APOE-ε4。这是阿尔茨海默病的易感基因位点，携带这一位点的个体发生晚发型阿尔茨海默病的概率比普通人群高 16 倍。

　　威廉斯表示，对于"淀粉样蛋白假说"的支持者而言，GWAS 研究最令他们感到意外的并非研究中所发现的易感基因，而是研究中未发现与阿尔茨海默病发生存在关联的那些基因。"对于将 β-淀粉样蛋白和 tau 蛋白作为阿尔茨海默病主要驱动因素的人来说，当他们检视与晚发型阿尔茨海默病相关基因列表时，并没有找到任何 APP 基因、tau 蛋白编码基因 MAPT、BACE1 基因，甚至早老蛋白基因的踪影。这些基因上的变异似乎与阿尔茨海默病完全无关！"

　　在威廉斯看来，找到越多的关联基因，越能证明免疫在阿尔茨海默病发病过程中扮演了主要角色。她说，这些 GWAS 研究彻底改变了整个阿尔茨海默病学界对免疫的认识。与麦吉尔夫妇所说的不同，免疫反应并不是对淀粉样蛋白和 tau 蛋白的被动应答，而是疾病发生和发展的源动力。威廉斯强调，我们必须拓宽自己的眼界。我们被长期局限在淀粉样蛋白和 tau 蛋白这一狭窄的思维管道中。那些在家族性阿尔茨海默病患者中起重要作用的基因却在占据绝对多数的晚发型阿尔茨海默病患者中毫无贡献，这或许正是抗淀粉样蛋白药物研发的覆辙所在。

威廉斯说，"我并不想说'淀粉样蛋白假说'是彻头彻尾的错误，因为确实无法做出这样的判断。我只是认为，长期以来我们都是戴着淀粉样蛋白和 tau 蛋白的有色眼镜在研究阿尔茨海默病，或许是时候换一副眼镜了。我们需要拓宽视野，去看看还有什么其他问题。事实是，即使在大脑中布满淀粉样斑块的情况下，人依然可以愉快地生活。所以，问题并不仅仅出在淀粉样蛋白和 tau 蛋白身上。固有免疫系统和神经元炎症反应是我们现阶段应该聚焦的广阔舞台。"

神经元之间淀粉样蛋白沉积和神经元内部的 tau 蛋白缠结现在看起来越来越不像阿尔茨海默病的启动因素。格里芬解释说，它们可能只是疾病进展过程中的某种表象。阿尔茨海默病的症状来自损坏的神经元，因此这是一种神经元疾病，而不是一种淀粉样蛋白疾病。格里芬认为，这种对于疾病始动因素认知的错误就好像汽车工业中著名的因果倒置心理实验——气囊假说。研究人员发现，现代汽车只要遭遇事故，安全气囊就会弹出。而在正常行驶的情况下，安全气囊会被安全地折叠起来，从来不会自动弹出。因此，研究人员得出结论，安全气囊弹出是造成汽车事故的主要原因！

炎 症 的 烈 焰

全球有许多小型研究团队多年来一直不认可"淀粉样蛋白假说"，他们致力于找到阿尔茨海默病的原发病因。这些工作几十年来一直无人问津，很少得到基金的支持，经常遭到主流学界的嘲讽，处于绝对边缘化的地位。尽管这些研究者都不认为自己是演化生物学家，但是他们在有意无意间所探寻的那些问题却正是任何演化生物学家面对阿尔茨海默病时都会思考的。人类大脑中固有免疫系统的生理作用到底是什么？如果中枢神经系统是一个与外周完全分隔的无菌环境，那么在大脑中激活固有免疫系统的意义何在？是什么损伤了神经元？淀粉样蛋白在大脑中到底发挥了怎样的作用？它仅仅是某种大脑病理代谢的副产物，还是参与大脑生理功能的正常组分？基于"淀粉样蛋白假说"目前受到了前所未有的挑战及针对"淀粉样蛋白假说"的药物治疗研究全线失败，现在正是将研究重点从淀粉样蛋白身上转向其他方向的好时机。这将给阿尔茨海默病研究者提供更为宽广的舞台，为学科发展提供崭新的契机，并且为治愈这一严重疾病打开更为可期的远景。

布赖恩·罗斯（Brian Ross）今年 70 岁出头，他之前是英国空军的一名高级工程师，主管设备维护团队并且提供新技术支持。他深度参与了英国空军对法国瞪羚直升机的采购和改装工作。他于 2004 年退休。差不多就在同一时期，他开始出现轻度认知障碍。最近，被确诊患有阿尔茨海默病，并且参加了一项以抗炎治疗为主的临床试验。试验中所使用的药物是依那西普（etanercept），这是一种通常用于缓解类风湿性关节炎疼痛的药物。他的妻子默里（Maree）非常清楚地记得她突然意识到罗斯存在记忆问题的那天。他们的厨房里有一些置物架，他想买一些金属支架来加固这些置物架，他们开车来到当地的家居商场。"我们走进商场，罗斯突然对我说，我们来过这个地方吗？我说，当然，我们来过很多次啊。不过今天我们只买点支架就行了。他说，支架？什么支架？他看起来一脸迷茫，令我不知所措。我想，就在我们出门时罗斯还很清楚记得我们来干什么，怎么突然就忘记了呢？"

很快，她找到一个机会将这一情况告诉了家庭医生。家庭医生建议罗斯到南安普敦接受认知测试和脑部扫描，结果发现他有早期痴呆的表现。此后，他一直服用多奈哌齐——一种经常用于缓解早期痴呆患者认知功能减退的药物。"我们问医生，情况到底怎么样？医生说，部分大脑开始萎缩，脑脊液填入了萎缩大脑留下的空隙。此后，我们并没有继续询问更多细节。我们并不真正理解医生的描述，关键在于我们也没什么可做的。"

在诊断后 10 年，罗斯发现自己处理很多事情变得越来越困难。虽说他依然能够非常自信地驾驶，但问题在于他记不住开车要去哪里。他开玩笑地说："如果默里给我一张购物清单并且要我去塞恩斯伯里超市把这些东西买回来，我想我一定可以完成这项任务，当然，前提是我能够找到塞恩斯伯里超市在哪里！"空间认知能力和对地理位置的记忆几乎消失殆尽。他依然喜欢在电视上观看纪录片，但是半小时以后他完全不记得自己刚才看了些什么。他之前非常喜欢读书，但是由于再也无法记住上次到底看到哪里而不得不无奈地终止了阅读的爱好。默里回忆道："罗斯看到报纸上有趣的新闻就会读出来给我听。一刻钟以后，他会说，嗨，听听这个！然后他又会以'从来没看到过的'语调把之前读过的新闻原封不动地再读一遍。"日常家务劳动对他来说已经无法完成了。虽然罗斯自己竭力否认，但是默里不得不承认，那些他之前闭着眼睛都能干的事情，比如更换保险丝，现在对他来说已经力不从心了。"有一天，罗斯说有什么东西找不到了。我让他翻翻自己的外套口袋。他说，我的外套在哪里？我说，在杂物间。他说，杂物间在哪里？他为无法找到杂物间而倍感沮丧。他双手抱头，慢慢地说，我到底是怎么了？"

对于默里来说，最痛苦的莫过于罗斯现在已经很难回忆起生命历程中那些美妙而无法忘记的时刻。默里对此伤心欲绝。在她看来，生命中最珍贵的部分无疑是多年来两人共享的宝贵回忆，而这些回忆对于罗斯来说已经不复存在。但是，罗斯是一个性格倔强的人，他不甘于把自己隔离在房子里。他们每天都要外出午餐，或者郊游。罗斯加入了当地的两个合唱团。虽然他倾尽全力认真歌唱，但是令他觉得尴尬的是他从来记不住合唱团里其他成员的名字。"我一直在努力，但是这一切都让我觉得心烦意乱。我感觉很抑郁。我对自己说，算了，别去了吧。但是不行，我必须要面对这些问题，不能自暴自弃。"

罗斯目前参加的依那西普临床试验来自南安普敦大学生物心理学教授克莱夫·霍姆斯（Clive Holmes）的灵感。其背后的理论依据在于，无论轻度感染还是急性感染，或者一系列诸如动脉粥样硬化、糖尿病、类风湿性关节炎等疾病的存在，都会增加循环中促炎细胞因子的浓度。而这一细胞因子水平变化会在大脑中引发平行的炎症反应。因此，这一来自外周的炎症反应会诱发中枢神经系统中的小胶质细胞对急慢性炎症做出应答。过激的炎症应答将造成神经元损伤，而这成为阿尔茨海默病的启动因素。

据霍姆斯说，他在此方向上的研究最初受到了麦吉尔的启发。在20世纪90年代初期，他聆听了一次麦吉尔关于炎症反应和阿尔茨海默病相关性的讲座："当时，所有人的关注点都在淀粉样沉积物上。除此以外的问题都是次要的。听完他的演讲，我一直在想，喔，这实在太重要了！"尽管麦吉尔认为这一免疫机制局限在大脑，但是作为临床医生，霍姆斯马上联系到外周免疫。他在临床上发现许多阿尔茨海默病患者在经历感染以后病情会显著恶化。外周炎症反应难道会影响阿尔茨海默病吗？他的困惑很快得到了休·佩里（Hugh Perry）的解答。当时，佩里刚从牛津大学来到南安普敦担任实验神经病理学主任。佩里使用小鼠模型开展了一系列针对朊粒（prion）的研究。朊粒是一种导致"疯牛病"发生的蛋白质。细菌的外衣壳是由一种被称为脂多糖

（LPS）的物质组成的。因此，佩里通过向模式小鼠注射 LPS 来模拟细菌感染。阮粒感染本身也会造成神经元的大量丢失。但是，他在研究中发现，当给小鼠注射 LPS 以后，将会引发神经元进一步大量丢失，这种神经元丢失的程度远远超过阮粒本身的作用。佩里希望了解在阿尔茨海默病患者中低强度外源性感染是否也会造成疾病的恶化。霍姆斯对此给出了肯定的答案。但是，文献检索并未找到任何证据。

于是，他们互相协作开展了联合研究。他们测量了一些患者血液中的细胞因子水平，并且询问了他们的感染史。预实验结果发现两者之间存在相关性，他们由此申请到了一笔基金，能够支持开展涉及 300 个病人的更大规模的研究。霍姆斯说，"当我分析所有研究数据后突然意识到，人不同于实验室里的模式动物。老年人早已经历过多种来源的各类感染，他们与实验室里那些等待被感染的小鼠完全不同。"他们记录了两种主要事件：一种是长期处于低强度炎症状态下的老年病人，例如心血管疾病或者糖尿病患者；另一种是在低强度炎症背景下发生的急性感染。他们发现，处于持续慢性炎症状态下的患者疾病进展速度差不多是其他人的 4 倍，而那些经历急性感染的患者疾病恶化程度则比对照人群快 10 倍。

这一结果使得霍姆斯和佩里确信外周血炎症反应和感染可以通过循环中促炎细胞因子水平的上升而影响中枢神经系统。然而，这在当时是彻头彻尾的异端邪说。因为当时认为大脑只会受多巴胺和 5-羟色胺这类神经递质的影响，任何其他化学物质或者人类免疫系统都不可能改变大脑的代谢和行为。它完全超出了神经科学的理解范围。"精神神经免疫学（人们后来这样称呼这一学科分支）属于绝对的边缘学科，"佩里语带嘲讽地说，"因为如果你说自己是神经免疫学家，那么意味着你要么是一个差劲的神经科学家，要么是一个差劲的免疫学家！如果你还在前面加上'精神'两个字，差不多意味着其实你什么都不懂。"

　　然而，他在法国居然遇到了这一"垃圾学科"的欧洲带头人罗伯特·丹策（Robert Dantze）。丹策向他介绍了一种 30 年前被提出的演化理论——疾病行为（sickness behavior）。这一理论试图理解发烧和疾病之间的关系，以及在感染或者中毒恢复期间动物近乎休眠的行为方式的内在逻辑。疾病行为理论最早是在 20 世纪 80 年代早期由加利福尼亚大学戴维斯分校的兽医学家本杰明·哈特（Benjamin Hart）提出的。哈特说，"在发热性感染性疾病早期，动物和人最常见的行为方式包括嗜睡、抑郁、厌食，以及疏于打理和打扮。这些行为并不是动物和人类的不良适应表现，也不是由疾病引起的不适所致。这事实上是一种以发热为核心、对抗病菌感染的有组织的系统性演化适应行为。对于个体而言，疾病意味着生死关头。因此，整个机体都被动员起来用于战胜疾病。"

　　哈特引述了 20 世纪 70 年代马修·克卢格（Matthew Kluger）开展的一项研究。克卢格认为，病原微生物的最适繁殖环境通常要比宿主体温低一些。因此，在动物王国中，针对病原感染的一项古老适应策略是提高身体的体温以引起发热。这能够在宿主机体内营造出对病原微生物来说更为恶劣的生存环境。同时，这一适应行为也能显著减低机体的活动度，造成嗜睡、抑郁、厌食等表现，这一切都是为了动员机体的所有能量去点燃那团发热的火焰。克卢格在实验中使用可致肺炎的病原菌多杀性巴氏杆菌来感染兔子。他发现如果给兔子饲喂退烧药降低体温，兔子的病死率会高于未使用退烧药的对照组。早在 20 世纪 30 年代，朱利叶斯·瓦格纳-尧雷格（Julius Wagner-Jauregg）就采用相同的策略治疗过人类疾病，并且因此获得了诺贝尔奖。在瓦格纳-尧雷格生活的时代，抗生素尚未发明。瓦格纳-尧雷格发现可以通过主动让患者感染疟疾，通过引发高热来治疗神经梅毒。之所以选择疟疾是因为奎宁作为治疗疟疾的特效药当时已经被广泛使用。因此，在神经梅毒缓解后再给患者服用奎宁，以治疗疟疾。此后，这一高热疗法又被用于治疗淋病。直到青霉素问世之前，高热疗法都是治疗这两种性病的唯一有效方法。

哈特特别提到了 3 种促炎细胞因子：白介素 -1、α- 肿瘤坏死因子和白介素 -6。这些细胞因子在引起高热的同时能够刺激巨噬细胞等免疫细胞聚集到病原微生物周围。这些"内生性致热源"（按照哈特的说法）重新调定了动物或者人类的体温，使得机体在正常温度情况下感觉寒冷，促使外周血管关闭，血液流向重要内脏，毛发竖立或者卷曲，并试图寻找更为温暖的环境——钻入洞穴或者被子里。他富有预见性地间接提到了小胶质细胞，他说，这一表现为高热、食欲减退、嗜睡的急性相反应也许受到中枢神经系统的调节，尤其是大脑中某种含有白介素 -1 的成分。

丹策用现代医学观点进一步阐述了哈特的理论。他精确描述了来自外周血的感染信号如何与大脑进行交互，并且产生嗜睡、社交互动减少、食欲下降、乏力和关节疼痛等一系列后续症状。丹策认为，外周感染信息借由细胞因子传递到大脑。而这一传递过程可能经由传统的血液内分泌途径，也可能是通过迷走神经的神经传递完成的。他对霍姆斯和佩里说："将疾病行为看作宿主对微生物感染的一种适应性应答带来了一个新的重要问题：如果这一急性疾病应答超出了适应性的范围会发生什么？我能想到两种主要的情况，分别对应于强度和时间：一是疾病适应强度显著超出抗感染的需要，二是疾病适应在感染结束后依然持续存在。这一情况事实上存在于各种慢性炎症性疾病之中。"他特别指出，慢性抑郁症和阿尔茨海默病这两种疾病是疾病行为演化为不良适应的典型。

疾病行为给霍姆斯和佩里的假设提供了充分的演化理论背景，使得他们相信感染和炎症所引起的细胞因子水平升高介导了大脑炎症，损伤了神经元，最终诱发了阿尔茨海默病。他们相信阿尔茨海默病是一种逐渐进展的慢性疾病，偶尔出现的感染会加速病情进展。但是，由于在短时间内并不会出现什么戏剧性的事件，因此很难找到早期诊断或者预测疾病发展的可靠信号。令霍姆斯惊讶的是，许多痴呆患者表现出的症状都与疾病行为非常相似——冷漠、抑郁、社交兴趣减退，而这些症状在血液中细胞因子水平持续轻度升高的患者中更为明显。目前，他已经对一组轻度认知障碍患者进行了超过 5 年的随访。在这组患者中，大约一半最终会发展为典型的阿尔茨海默病，而另一半则不会。他希望了解慢性应激是否与结局存在相关性。这些慢性应激包括不良生活事件，例如丧子或者丧偶、长期失业、罹患躯体疾病、严重感染或者慢性疼痛等。患者被要求进行详细的生活事件记录，并且定期接受认知评估，检测血液中可的松和炎性细胞因子的水平。

罗斯所参加的依那西普临床试验是这一研究的延伸。依那西普是主要促炎细胞因子 TNF-α 的强力拮抗剂，这也是它缓解类风湿性关节炎疼痛症状的药理基础。霍姆斯的想法是，通过显著降低外周血炎症反应信号，也应该能降低大脑中的炎症反应信号。最近的两项研究认为，如果在症状发生前就开始服用依那西普，则有预防阿尔茨海默病的作用。霍姆斯因此备受鼓舞。

为什么在进入 60 岁以后就容易患上阿尔茨海默病呢？霍姆斯认为这可能与性激素水平有关。当男性的睾酮水平和女性的雌激素水平开始下降，炎症反应就会增加。这种慢性而轻微的持续炎症反应不足以激起大脑的负反馈调节，因此这一过程会一直持续下去。这种炎症反应可能导致活性氧分子增加，破坏神经元，引起神经元死亡，并且刺激 β-淀粉样蛋白的生成。那么，在霍姆斯的疾病模型中，淀粉样斑块和神经原纤维缠结究竟是从哪里开始沉积的呢？"恐怕是从这里吧！"

他指指自己和我的脑袋说，"它们一直就在我们的大脑里，伴随着持续的慢性低强度炎症反应，β-淀粉样蛋白随时间推移而逐渐累积。或许在某一时刻它们开始激活小胶质细胞并对继发炎症反应做出非常强烈的应答。问题就此开始。"

佩里对此表示赞同。当由演化适应而来的稳定的疾病行为突变为适应不良的大脑病理状态，当小胶质细胞逃脱了负反馈调节的束缚，向疾病的逐步演变就变得无可避免。佩里说："如果生命体不得不面对大脑中固有免疫系统的调节障碍，那么其背后一定有足够充分的理由。简单来说，如果这套系统不能受到精密调控，大脑就面临潜在的受损害风险。"佩里表示，小胶质细胞的代谢和新生完全局限于大脑内部。它们可能会保留大脑损伤的记忆，因此不同的人所受到的不同的损伤以及针对损伤产生的不同应答，决定了个体对阿尔茨海默病的易感性。对于小胶质细胞被"激活"的说法来自体外实验的观察结果。在体外实验中，如果将巨噬细胞置于细胞因子环境中，然后进行洗脱，去除所有细胞因子，再次将其置于细胞因子中，巨噬细胞将被迅速活化并产生强烈的应答。

瑞士巴塞尔大学的艾琳·克尼塞尔（Irene Knuesel）和迪米特里耶·克尔斯蒂奇（Dimitrije Krstic）所开展的小鼠研究为霍姆斯和佩里的阿尔茨海默疾病模型提供了有力的证据支持。如果他们的实验结果能够外推到人类，那么这将强烈提示阿尔茨海默病的起病年龄其实非常早。克尼塞尔为怀孕晚期的小鼠注射一种叫做聚肌胞苷酸（Poly I:C）的化学物质。这种化学物质可以模拟病毒感染，造成胎鼠大脑中炎性细胞因子水平上升，减缓神经元生长速度并减少成熟神经元的数量，在幼鼠成年以后显著增加海马结构中 APP 和 APP 降解产物的水平。而海马结构正是阿尔茨海默病患者受损最严重的脑区，与学习和记忆密切相关。他们还发现，在海马区出现了激活的小胶质细胞。同时，海马区神经元内磷酸化 tau 蛋白水平增加。研究人员认为，这将造成神经突触（synapse）（神经细胞相互连接的地方）功能失调。与预期一致，这些小鼠在测试空间识别能力的 Y 形迷宫中表现不佳。研究人员总结说，这一胎儿时期对免疫系统的致敏足以激发一系列病理事件，导致淀粉样蛋白产物的持续增加以及 tau 蛋白过磷酸化。而认知障碍可能是阿尔茨海默病严重到一定程度之后的临床表现。

当他们给那些在子宫中已经被致敏的成年小鼠注射第二剂聚肌胞苷酸之后，更有意思的事情发生了。这一剂注射模拟了成年期的感染状态。他们发现小胶质细胞在数量和形状方面都发生了显著变化，提示它们被激活了。这种变化在海马区最为明显。他们同时观察到在受损的神经元周围出现了星形胶质细胞的异常迁移和聚集。星形胶质细胞是神经系统内的另一种免疫细胞。与对照组相比，接受了两次免疫刺激的小鼠在梨状叶前区（anterior piriform）和内嗅皮层出现了更多的淀粉样斑块，而这两个区域也是阿尔茨海默病患者最早受累的脑区。他们在小鼠身上建立了一个全面的阿尔茨海默病理模型。疾病的发生过程如下：感染→大脑发生炎症反应→小胶质细胞和星形胶质细胞出现过度免疫应答→神经元受损→神经元内部出现磷酸化 tau 蛋白聚集→神经元之间出现淀粉样斑块。而经典的"淀粉样蛋白假说"则恰恰相反，该假说认为淀粉样蛋白形成通路上的基因突变造成 APP 代谢上调，引起 β-淀粉样蛋白聚集，继而导致磷酸化 tau 蛋白形成，最终诱发神经元炎症。克尼塞尔针对晚发型阿尔茨海默病的模型则完全反转了这一病理过程：炎症反应是造成神经元变性的始动因素，也是 β-淀粉样蛋白和磷酸化 tau 蛋白大量形成的原因所在。

如果说在阿尔茨海默病研究领域有什么箴言，那么以下这句必定名列其中：一个人的智慧会被他最后发现的那个基因永久禁锢。对于坦齐而言，这句话可以说是相当准确。他的实验室是 1986 年第一批鉴定出造成家族性阿尔茨海默病的 APP 基因突变的研究团队之一。迄今为止，他都是"淀粉样蛋白假说"的坚定支持者。但是，在过去的几年里，他也一直在扩展"淀粉样蛋白假说"的内涵，试图引入更多与炎症反应相关的元素。如我们已经介绍过的，小胶质细胞参与的免疫反应似乎是疾病的核心环节。CD33 和 TREM2 是近期所发现的两个与阿尔茨海默病发生相关的基因。它们既可能引导小胶质细胞产生良性、保护性的应答，也可能诱导破坏性的、可以造成阿尔茨海默病的应答。坦齐所在的实验室最早发现 CD33 可以在大脑中发挥作用。他们同时发现，随着阿尔茨海默病的进展，大脑中 CD33 蛋白水平和能够分泌 CD33 的小胶质细胞数量不断增多。除了能够分泌介导炎性反应的细胞因子，小胶质细胞同时也是大脑固有性免疫系统中的吞噬细胞。它们能够通过吞噬作用吞入细胞碎片、受伤或者死亡的细胞以及 β-淀粉样蛋白。因此，健康的小胶质细胞能够阻止淀粉样斑块沉积。2013 年，坦齐发现 CD33 本身足以抑制小胶质细胞的吞噬作用，使得它们无法清除具有高度毒性的 β-淀粉样蛋白。这一现象反过来也得到了实验证据的支持——缺乏 CD33 的小鼠小胶质细胞清除和消化淀粉样蛋白的能力会增强，在携带 CD33 基因突变的小鼠中也观察到了类似的现象。

伦敦大学学院哈迪实验室的丽塔·格雷罗（Rita Guerreiro）是另一个与小胶质细胞功能相关基因 TREM2 的发现者。TREM2 的功能与 CD33 正好相反。TREM2 表达产物会增强小胶质细胞清除细胞碎片和 β-淀粉样蛋白的能力。同时，它能够阻止小胶质细胞对炎性信号分子产生过度应答，抑制促炎细胞因子的生成，引导应答反应趋向良性的、生理性的方向。坦齐解释说，"TREM2 和 CD33 这两种蛋白就仿佛阴阳两面，如果 CD33 表达上调，同时伴随 TREM2 表达下调，小胶质细胞会停止对淀粉样蛋白的清除。这些细胞会陷入炎症反应状态，开始产生各种自由基和细胞因子，从免疫卫士转变成充满攻击性的叛乱者。于是，它们开始表现出神经毒性，同时，它们也不再执行自己清除细胞碎片和 β- 淀粉样蛋白的既定任务。"在坦齐看来，预防阿尔茨海默病的关键是保证小胶质细胞处于健康的生理状态，降低炎症应答，并且使它们能够有效清除大脑中的淀粉样蛋白。如同 CD33 和 TREM2 为我们展示的功能一样，最终决定个体是否会罹患阿尔茨海默病可能取决于每个人所携带的固有免疫系统相关基因变异。即使大脑中充满斑块和缠结，只要没有过激的炎症反应，那么就不会滑入痴呆的深渊。但是，一旦炎症反应的大火在大脑中燃起，结局恐怕就相当不妙了。

　　最近，阿尔茨海默病背后的演化故事又得到了一些新的诠释。一些研究认为，β- 淀粉样蛋白并不是 APP 酶促反应的副产物，而是大脑中固有免疫系统的一种活性成分。坦齐回忆起几年前坐在办公室里思考固有免疫系统与阿尔茨海默病之间相互关联的情况。当时，阿尔茨海默病研究文献中出现固有免疫系统相关基因的频率越来越高。星期五晚上是哈佛实验室的啤酒之夜。那天，他拿着两瓶冰镇科罗娜啤酒到隔壁去找年轻的同事罗布·莫伊尔（Rob Moir）。坦齐说："我当时对莫伊尔说，我简直无法相信屏幕上居然会跳出那么多固有免疫相关基因。他说，是吗? 让我来看一下。"莫伊尔从中发现了许多基因的编码分子与抗细菌、病毒、真菌和原虫感染相关，并且这些分子都具有非常久远的历史。它们一般被认为属于机体的抗微生物成分，并且在整个动物王国中普遍存在。在这组物质中，只有 LL-37 在人类体内表达。他撰写了 4 页的 Excel 计算公式表，用以比较 LL-37 和 β- 淀粉样蛋白之间的相似性。结果发现，与 β- 淀粉样蛋白类似，LL-37 也可以聚集成为低分子聚合物以及不可溶的多聚原纤维。

　　由于 LL-37 具有强效抗微生物作用，他们怀疑 β- 淀粉样蛋白是否也有相似的功能。斯蒂芬妮·索西亚（Stephanie Soscia）和莫伊尔在一系列微生物中测试了 β-淀粉样蛋白的抗感染效果。这些微生物包括白色念珠菌（一种导致口腔、指甲和生殖器感染的真菌）、常见病原菌大肠杆菌、李斯特菌和肠球菌及包括肺炎链球菌在内的几种链球菌，这些细菌是造成细菌性脑膜炎的主要病原菌。研究发现，β-淀粉样蛋白对于这些微生物都有很强的杀灭作用，有时候甚至比 LL-37 效果更好。他们于 2010 年在 Plos One 杂志上发表了一篇研究论文，引起了学术界的兴趣。但是因为缺乏后续研究，这一结果目前已经被人们遗忘。然而，莫伊尔依然在坚持这一研究方向，尽管尚未发表新的研究数据。坦齐说，"莫伊尔是一个非常仔细的人，但是他写论文的速度非常慢。我的日常工作之一就是经常督促他，让他尽快把研究成果总结成文。现在，我们已经积累的数据足够发表 3 篇不同的论文。因此，我希望他能将这些数据汇总成一篇大论文。"

莫伊尔的第一项研究采用了体外培养的人类神经胶质瘤细胞。其中一部分细胞接受了基因工程改造，从而能够表达 β-淀粉样蛋白，而另一部分则是正常的"野生型"细胞。他使用酵母菌感染这些培养细胞后，能够生成淀粉样蛋白产物的细胞可以完全抵御酵母菌感染。在扫描电子显微镜下，莫伊尔发现淀粉样蛋白会固缩为一种被他称为纳米网的纤维团，从而捕获酵母细胞。随后，这种纳米网能够在铜等活性金属分子的作用下释放一系列毒性自由基，攻击酵母菌细胞，破坏它们的细胞膜，从而摧毁这些细胞。

使用秀丽隐杆线虫作为模型动物也能够观察到类似的结果。坦齐表示："在电镜下能够看到异常惨烈的现象。细菌进入线虫体内，接下来发生的事情简直就如同电影《异形》中的场景一般，它们侵入线虫的内脏，并且从内部杀死这些线虫。"但是，如果对线虫进行基因改造，使它们能够表达淀粉样蛋白，细菌将无法对它们造成伤害。

最后，他们使用携带突变 APP 和早老蛋白基因的基因工程小鼠进行了研究。这两种基因突变是导致阿尔茨海默病的常见因素，会造成淀粉样物质的聚集。他们向小鼠大脑的海马结构中注射沙门氏菌。未携带突变的"野生型"小鼠在注射后数天内即会死亡，"阿尔茨海默"小鼠的平均存活时间比"野生型"小鼠长一倍。在演化进程中，β-淀粉样蛋白演变为人类大脑中一种有效的抗感染物质。而这一演化产物的负面作用在于其天然毒性。它们能够在释放自由基杀死微生物之前让它们陷入网状的陷阱，而这一作用意味着它们对于正常脑组织也存在潜在的破坏作用。如果它们的功能偏离正常轨道，这种对神经元的毒性就会变得不可阻挡。

我希望你在阅读完上述内容之后已经开始思考这样一个问题：既然大脑受到难以逾越的血脑屏障保护、是一个天然的无菌器官，为什么还要演化出这样一套可能严重损伤神经元并导致阿尔茨海默病的糟糕的抗感染机制呢？让我稍后来回答这个问题。在此之前，我们要来介绍大脑中另一种会产生严重副作用的机制，而这一机制也是阿尔茨海默病的潜在发病基础。

突 触 的 兴 衰

从胎儿期到整个儿童时期，我们的大脑经历了一个快速增长期，神经元数量显著增加。神经元之间通过突触连接构成了一张非常复杂的神经元网络，这会导致神经元数量过多和神经网络的过度冗余。进入青春期后，过度繁盛的神经网络会被选择性地修剪，从而建立起更为准确和有效的神经回路。在这一过程中，效率低下的神经突触连接会被清除。有证据表明，这一神经网络的可塑性一直会持续到成年期。在我们所熟知的"用进废退"背后，其实就是那些不活跃的神经回路被切断，而其他一些神经连接则得到了增强。演化选择通过大脑中的固有免疫系统来完成这一神经网络的修剪工作。

　　我们知道，人体中的补体级联蛋白可以结合细胞碎片和入侵的病原微生物，使得它们能够被巨噬细胞识别并吞噬。大脑固有免疫系统中的补体级联反应与外周非常相似。但是在大脑中，补体蛋白还参与发育或者损伤修复过程中神经元干细胞向神经元的分化、神经元的迁移以及突触的塑形。在神经网络的重塑过程中，补体蛋白会包裹需要修剪的突触，从而吸引小胶质细胞和星形胶质细胞吞噬并且破坏它们。这些突触会先被补体蛋白 C1q 标记，它与突触和细胞碎片的表面蛋白相互作用形成 C3 蛋白。小胶质细胞会通过表面的 C3 受体识别 C3 蛋白，并启动细胞杀伤程序。

　　哈佛大学的贝丝·史蒂文斯（Beth Stevens）和她的前同事、目前任职于斯坦福大学的本·巴雷斯（Ben Barres）相信这一过程在成年期后会被重新激活，导致突触被病理性破坏。因此，在阿尔茨海默病患者出现认知障碍之前的数十年间，神经元数量已经开始减少。人体内的大多数细胞对于补体攻击都有强力的抑制功能，从而避免受其伤害。神经元缺乏这一抑制系统。它们在演化过程中变得对补体系统和小胶质细胞的攻击非常敏感，因为这是神经修葺的必要步骤。因此，它们留下了一个致命弱点，面对失控的补体级联反应毫无招架之力。

　　巴雷斯在最近的研究中发现，老年人脑中的 C1q 水平是年轻人的300 倍。大多数 C1q 聚集在突触周围，但是只有在发生二次打击的情况下，它们才会开始清除突触。那么，第二次打击来自哪里呢？巴雷斯说，大脑损伤是典型的例子。创伤会导致固有免疫系统出现过度反应，而头颅创伤也会临时提高血脑屏障的通透性，导致外周产生的补体成分和外周血中的病原微生物大量进入中枢神经系统。全身感染是另一个可能的二次打击来源。霍姆斯和佩里开展的外周感染与阿尔茨海默病患者认知能力减退相关性的研究引起了巴雷斯的强烈兴趣。这正是巴雷斯的理论所预测的情况。他们认为外周感染会激活大脑中的小胶质细胞和星形胶质细胞，它们随后释放大量的 C3 蛋白并开始启动突触的清除过程。巴雷斯的研究团队通过向动物注射脂多糖以在动物模型中模拟全身细菌感染的状况。这一研究发现，感染后 C3 水平会显著升高。他们认为这一由补体驱动的神经元变性在生命极早期就已经发生。由于大脑可以通过形成新的突触连接以代偿被损坏的突触，因此患者在很多年里并没有表现出任何认知衰退的症状。当这把由补体燃起的大火最终烧遍整个神经网络时，认知障碍才会表现出来。

那么，当创伤或者外周感染导致补体大量生成之后，它们如何选择需要清除的目标突触呢？β-淀粉样蛋白可能是重要的选择目标。突触处于一种永恒的自我调控状态之中。如果流经突触和神经网络的神经冲动不受节制，那么神经活动就会变得过于活跃，最终引发痉挛或者癫痫发作。另一方面，学习和记忆依赖于在特定神经元内建立起持久而有效的神经连接。这一现象被称为长期增强。现在已知神经元内的 β-淀粉样蛋白是长期增强的主要负反馈调节成分之一。坦齐认为，任何干扰这一精密神经反馈机制的因素，例如神经元内 β-淀粉样蛋白的过度聚集，都可能影响流经突触的神经传导信息，从而导致突触向小胶质细胞释放神经活动减少的信号，提示这一突触"应该被吃掉"。

坦齐目前正在重新整合自己关于 β-淀粉样蛋白的假说。在这一假说中，他认为 β-淀粉样蛋白在生理浓度下具有双重作用："让我们假设你的头撞墙了——一次创伤。作为急性相反应的一部分，受伤部位的 β-淀粉样蛋白水平会升高，这一反应起到两个作用：第一，关闭该区域的神经网络，调低或者彻底抑制该区域的神经活动。第二，由于血脑屏障通透性改变，病原微生物可能进入中枢神经系统。而 β-淀粉样蛋白还具有抗感染作用。我们现在认为 β-淀粉样蛋白其实是大脑中的一种急性相蛋白，并且同时发挥了两种不同作用。"坦齐认为，在演化过程中出现β-淀粉样蛋白这种具有保护功能的急性相蛋白，无疑是一种玩火的行为。演化生物学家将此称为拮抗基因多效性。在年轻时对生存至关重要的因素可能在年长之后带来负面影响，欠下的债总有要还的那天。任何造成β-淀粉样蛋白聚集的因素都可能把这团火焰引向失控的深渊。事实上，早在1992年，约瑟夫·罗杰斯（Joseph Rogers）就发现β-淀粉样蛋白能够与补体蛋白C1q结合，激活补体系统，增加补体级联反应末端效应物质膜攻击复合物MAC的生成。MAC可能会攻击有问题的神经元，造成神经元死亡，并募集小胶质细胞和星形胶质细胞前来吞噬死亡的神经元。

说起来令人难以置信，二三十年前针对突触和神经网络功能、它们与APP浓度的关系、包括β-淀粉样蛋白在内的整个APP基因相关代谢产物的研究居然比今天更为深入。所有这些研究居然都被"淀粉样蛋白假说"掩盖了。例如，R·D·特里（R.D. Terry）在1991年时就曾报告突触数量的减少与阿尔茨海默病的严重程度呈现显著相关性。他的研究团队创造了一种通过尸检计数正常人和阿尔茨海默病患者大脑皮层突触数量的方法。他发现大脑中的淀粉样斑块和神经原纤维缠结数量与智力测试成绩仅存在微弱的相关性，但是突触密度却与智力测试成绩呈现更强的相关。他凭借这一发现斩获了1988年的Potamkin奖——阿尔茨海默病研究领域最具分量的大奖。另一些研究发现APP在突触形成过程中发挥了重要作用，并且能够调节突触连接的强度。在正常情况下，大多数APP并不会进入产生β-淀粉样蛋白的代谢通路，而是在α-分泌酶的作用下产生非淀粉样蛋白产物。这一产物对于保护神经细胞、维持神经兴奋性以及引导轴突分支与生长均具有重要作用。

β-淀粉样蛋白拥有复杂的生理功能，是人体内的多面手。除了大脑，还可以在人体的其他部位找到它们。南加利福尼亚大学老年医学教授凯莱布·塔克·芬奇（Caleb "Tuck" Finch）认为，这是在由 T 细胞介导的适应性免疫系统以及免疫记忆出现之前，创伤愈合与修复的一种古老机制。他解释说，炎症反应拥有非常久远的历史。昆虫、甲壳类动物、环节动物和棘皮动物等无脊椎动物都会发生炎症应答。但是，为什么只有人类会因为神经元变性而罹患阿尔茨海默病，包括出现淀粉样斑块、神经原纤维缠结以及神经元的大量丢失？这依然是一个谜。同样，我们至今也并不知道为什么大脑中没有发展出适应性免疫系统，而是采用了β-淀粉样蛋白以及补体这类古老的固有免疫系统成分，并且赋予了它们发展和保护神经元的重要功能。而正是这一构造使得我们的大脑在成年之后暴露在由淀粉样蛋白和补体带来的巨大风险之中。这似乎是一个极度粗糙而又后患无穷的演化补丁。

卡塔尼亚大学的丹妮拉·普佐（Daniela Puzzo）总结说，β-淀粉样蛋白就是一把双刃剑。亦正亦邪，完全取决于它的结构和浓度。在低浓度下，β-淀粉样蛋白能够发挥正性作用，并且对长期增强的形成具有关键作用，帮助我们学习和记忆。而一旦β-淀粉样蛋白浓度增高，它将通过抑制 LTP 来防止神经突触因为过度兴奋而被破坏。问题在于，随着浓度不断增高，它们对于神经信号的抑制超出了正常的范畴，从而威胁神经元本身的生存。考虑到β-淀粉样蛋白的生理角色，任何通过降低β-淀粉样蛋白生成而治疗阿尔兹海默病的药物都可能存在潜在的风险——也许它们带来的害处要远胜过可能的获益。

远 方 的 希 望

现阶段，我们认为阿尔茨海默病最早发生的病理变化是突触功能失调。突触功能失调逐渐扩散到大脑的所有易感部位，导致大量突触和神经元丢失，引起认知功能减退，最终造成神经元之间大量的淀粉样斑块沉积以及神经元内部磷酸化 tau 蛋白缠结。在这一阶段，阿尔茨海默病的诊断得到确立，而患者开始进展为失智、失能，并且死亡。这是我们思考阿尔茨海默病的基础。许多理论都将突触丢失的始动因素归结于以下几方面：头部损伤，或者说是伴随头部损伤造成的血脑屏障通透性改变以及由此引起的中枢神经系统病原感染；年龄增长，一般认为老年人的血脑屏障作用会减弱；外周感染，可能通过信号分子直接与大脑沟通，拉响小胶质细胞的警铃："注意！坏人朝你那儿去了！"但是，我们始终在回避一个简单的问题，即到底是什么触发了阿尔茨海默病的开关，开启了神经元大量毁灭的序幕？一种观点认为，阿尔茨海默病实际上是大脑长期遭受细菌、病毒或者其他病原体感染的结果。在一篇关于淀粉样蛋白抗感染作用的论文中，索西亚、莫伊尔和坦齐提及了一些关于肺炎衣原体、疏螺旋体、幽门螺杆菌和各种病毒导致中枢感染的研究。尽管如此，"病原微生物假说"依然是关于阿尔茨海默病发病机制中争议最大的一种理论，它甚至被看作为异端邪说。但是，在我看来，如果你从生物学普适理论的角度来思考这一问题，那么至少不得不承认"病原微生物假说"是一种应该得到重视的理论。为了证明这一点，在本章的最后让我对能够支持这一假说的研究进行一次简单的综述。

　　布赖恩·巴林（Brian Balin）是费城骨科医学院的微生物学、免疫学和法医学教授。他对于阿尔茨海默病的研究现状相当不满。他说，"许多顶尖实验室与制药公司之间建立了密切合作，这些实验室主任通常是制药公司的咨询委员会成员。他们对制药公司说：'这就是答案所在，你们应该把研究经费投向这个地方。给我们足够的经费，让我们研究淀粉样蛋白。我们的研究将为你们的药物研发提供新的靶点。'而像我们这样的小实验室总是强调我们基于生物学开展自己的研究，但是'淀粉样蛋白假说'从未让我信服。从来没有。"

巴林指出，"病原微生物假说"的实证证据其实已经在我们面前展现了几十年。我们都知道 HIV 病毒可以感染血液中的白细胞。感染白细胞后，HIV 能够躲在白细胞内部，跟随白细胞穿过血脑屏障，从而进入大脑。进入大脑后，病毒会快速复制并感染小胶质细胞和星形胶质细胞。随后，这些细胞开始大量分泌促炎细胞因子和其他毒性分子，广泛摧毁大脑皮层的神经元，对海马区的影响尤其显著。HIV 相关性痴呆是颅内感染的直接后果。在抗 HIV 病毒药物应用之前，这一疾病相当常见。

巴林的团队聚焦于肺炎衣原体。这是一种导致肺炎的常见病原体，并且能够在细胞内部生存。长期以来巴林都在思考这样一个问题，为什么阿尔茨海默病患者早期受损的感觉通常是嗅觉？嗅觉感受器位于人类的上鼻腔黏膜上皮。由于细胞更新速度非常快，大约每 90 天死亡或者垂死的细胞就会完成一次完整的更替。因此，巴林认为，这是病菌进入中枢的一条完美通路。更重要的是，鼻黏膜上皮不断受到来自空气中各种毒素和微生物的"狂轰滥炸"，同时也经常处于鼻窦炎的炎性环境中。因此，黏膜上皮出现渗漏。巴林相信，衣原体作为一种相对较小的病原微生物能够直接通过鼻腔中的神经一路上行进入大脑中的嗅球，进一步影响在阿尔茨海默病患者中受影响的其他皮层和大脑部位。对衣原体来说，这简直是一条通向大脑的康庄大道。通过研究，他已经证明在向鼻腔内注射衣原体后，确实能够在神经通路中找到这些病原微生物。

在体外实验中，他发现衣原体还会走另一条通往大脑的小路。与 HIV 相似，它们会把自己伪装起来从而进入中枢神经系统。它们会躲藏在白细胞里面，以躲避免疫系统的识别。在人体感染衣原体后，如果衣原体首先抵达肺部，那么它们会被肺毛细血管内的白细胞识别并进入白细胞内部。进入大脑后，一旦衣原体感染扩散到小胶质细胞、神经元和星形胶质细胞，这些细胞都会通过释放细胞因子发出警告：注意！有入侵者！这些细胞分子会募集大量白细胞进入大脑，从而引发二次打击。炎症反应将会刺激淀粉样蛋白的产生并且逐渐形成阿尔茨海默病的病理变化。由此看来，淀粉样沉积与其说是阿尔茨海默病的致病因素，不如说是疾病发展中的某种过程。当被感染的神经元死亡后，衣原体会释放到细胞间质。巴林的研究团队通过化学染色和电子显微镜观察，发现了衣原体外壳的特有成分，从而验证了衣原体的存在。这些病原微生物随后会进一步感染小胶质细胞和神经元。

巴林同时提到了纽约大学安杰拉·卡默（Angela Kamer）研究团队所开展的牙科研究。卡默发现，菌斑引起的牙龈炎经常在年轻人中发生。虽然牙龈炎可以治疗，但是严重的牙周疾病通常是不可逆的。这是一种高度炎症性疾病，并且会导致牙齿脱落。炎症会很快扩散进入深部结缔组织，形成包含大量细菌、白细胞、巨噬细胞、T细胞、B细胞和一大堆细胞因子、趋化因子的炎性溃疡。卡默说，超过半数55岁的美国人都患有慢性牙周炎，这可能是循环中细胞因子的重要来源，而这些细胞因子能够与大脑进行交互。此外，放线菌、坦纳菌、卟啉单胞菌、密螺旋体等一些病原微生物本身也能进入血液。尽管迄今为止的研究之间本身存在某些分歧，但是近期一项研究在非常靠近大脑的三叉神经中发现了齿垢密螺旋体。另一项研究发现，大多数阿尔茨海默病患者大脑中都存在密螺旋体，而密螺旋体在对照组人群中的发现频率则很低。卡默发现，针对牙周炎常见病原体的抗体水平在阿尔茨海默病患者体内显著升高。当然，卡默提醒说，她目前的研究仅仅基于小规模的临床观察，尚不足以做出明确的因果判断。她呼吁就此开展更大规模的临床队列研究以确认这一结果。

如果一种病原微生物要成为阿尔茨海默病的发病原因，那么它就必须是一种广泛传播的病原，而不能是罕见病菌。通过血液分析，巴林的研究团队发现 70%～90% 的老年人经历过肺炎衣原体感染。在 65岁以上患有认知障碍的老年人中，绝大多数人的白细胞都会被肺炎衣原体感染。问题在于，这些微生物到底是否进入了大脑？

曼彻斯特大学的露丝·伊扎基（Ruth Itzhaki）和马修·沃兹尼亚克（Matthew Wozniak）合作开展了阿尔茨海默病和 1 型单纯性疱疹病毒 HSV-1 之间关联性的研究。这是一种潜伏病毒，会引起疱疹反复发作，发作时患者感到非常疼痛。伊扎基指出，阿尔茨海默病患者主要受累的大脑区域与罕见的单纯疱疹病毒性脑炎患者大脑受损区域存在极大的相似性，而后者也经常表现为记忆受损和认知功能障碍，她因此想到，两者之间是否存在某种联系。单纯疱疹爆发时嘴唇会觉得剧痛难忍。而在此之后，病毒沿着三叉神经的分支向上进入三叉神经节。三叉神经节位于颅骨内硬脑膜所包围的空腔里，而硬脑膜是一层坚硬的纤维结缔组织包膜。病毒在这里潜伏，直至受到全身感染、免疫力下降等外界因素的诱发，导致机体免疫系统无法将它们束缚在三叉神经节内，于是再一次感染就此爆发。三叉神经节与脑干和颞叶皮质都存在相互之间的连接。

自 1982 年以来，梅尔文·鲍尔（Melvyn Ball）的研究团队就一直在俄勒冈开展关于 HSV-1 感染的研究。他指出，最近的一份研究报告认为阿尔茨海默病的发生方式非常类似病毒在细胞间传染的方式。作者将阿尔茨海默病比作某种由磷酸化 tau 蛋白在细胞间传递的"感染"。但是鲍尔认为这一比喻极为可笑。在他看来，细胞内的磷酸化 tau 蛋白缠结就仿佛是一勺意大利面。很难想象这些意大利面能在连接神经细胞之间的神经高速公路上自由传播。要实现这种传播，就需要高速列车。而 HSV-1 显然就是理想的运输工具。三叉神经节距离大脑边缘系统非常近，因此一旦病毒离开三叉神经节，它更可能侵入大脑，而不是向下移动到嘴唇旁边。鲍尔指出，大约90%的美国人存在三叉神经节 HSV-1 隐性感染，而在 70 名阿尔茨海默病患者尸检中他发现有 67人的大脑中可以检出 HSV-1 病毒。鲍尔的一项研究发现了感染在神经元之间缓慢传递和扩散的方式。

鲍尔是一名技术娴熟的显微病理学家。他说，目前一般认为帕金森病患者大脑中的神经原纤维缠结是由病毒感染所诱发的。在另一种罕见的神经退行性病变全脑炎中，麻疹病毒可以在缠结的神经细胞中被观察到。鲍尔对一名 87 岁死亡男性患者的大脑组织进行了全面的显微照相。这名患者在死前经历了 14 年的持续认知衰退。在他的脑干组织中，垂死神经元内部含有典型的纤维缠结，而在其周围则围绕着一群小胶质细胞形成小结节。一般认为这种小胶质细胞包围的现象是大脑病毒感染的典型表现。明尼苏达大学马克西姆·奇兰（Maxim Cheeran）的研究支持了伊扎基和鲍尔的观点。他在小鼠单纯疱疹病毒脑炎模型中追踪了 HSV 循着三叉神经节进入大脑的路径。他注意到感染灶周围小胶质细胞的聚集和活化引起长期的"被局限的炎症反应"。在迷宫试验中，小鼠显现出与早期阿尔茨海默病患者相似的空间认知功能减退，如同人类患者不认识回家的路或者在停车后无法找到车辆一样。

最后，伊扎基宣称，在体外试验中，对预先建立的 HSV-1 感染模型采用抗 HSV 治疗后，能够降低神经元内部磷酸化 tau 蛋白缠结的数量。她还获得了某种程度的反证：在 HSV-1 感染复发后，tau 蛋白发生了显著的聚集。同时，鲍尔的研究团队证明了 HSV-1 与 β-淀粉样蛋白沉积病灶之间的关联。他们在体外试验中发现感染了 HSV-1 的神经节细胞会出现显著的病理变化，而这些病理变化可以被可溶性 β-淀粉样蛋白或者阿昔洛韦（一种用于治疗单纯疱疹病毒感染的抗病毒药物）所抑制。

关于阿尔茨海默病的"病原微生物假说"还需要开展大量的研究工作。目前，有关 APP、淀粉样蛋白、补体系统在对抗病原和支持神经元方面所扮演的生理角色我们仍然知之甚少。我们并不知道燃遍神经网络的大火究竟来自哪里。是感染，是 tau 蛋白，抑或是突触功能失调本身对邻近神经纤维和神经元产生了影响？因此，学界长期引用的"淀粉样蛋白假说"是短视的。循着这一逻辑，我们所取得的唯一成就是发现了一种能够使得晚发型阿尔茨海默病患病风险增加 16 倍的基因：载脂蛋白 E（APOE）。它有 3 种不同的基因变异，分别是 ε2、ε3 和 ε4。携带 ε4 基因型的人面临更高的患病风险，但是没有人知道为什么。领导了 2 项阿尔茨海默病大型演化生物学 GWAS 研究的威廉斯认为，在研究中忽略这一关键信息简直无异于犯罪。她说："令我倍感失望的是，居然几乎没有人在从事关于 APOE 的研究。这实在太荒唐了。每次参加学术会议，我都会留心从事 APOE 研究的人，但是很难碰到。APOE 和阿尔茨海默病之间存在极强的关联，我们迫切需要了解其内在机制。在疾病研究中无视 APOE 是不符合逻辑的，也是不合理的。这会导致我们对阿尔茨海默病认知的偏倚。"

事实上，有一些团队在从事关于 APOE 与阿尔茨海默病之间关联的研究。但是，如威廉斯所指出的那样，时至今日，这些研究尚未取得有意义的成果。里克·卡塞利（Rick Caselli）和来自亚利桑那的阿尔茨海默病研究团队最近对 APOE-ε4 与阿尔茨海默病之间关联性的研究进行了一次综述。尽管大多数研究认为 APOE 与 β-淀粉样蛋白之间存在交互，但是卡塞利却注意到，目前有一些证据提示 APOE 在阿尔茨海默病发生过程中的作用可能是由与 β-淀粉样蛋白完全无关的通路介导的。这一通路的作用也许比其与 β-淀粉样蛋白的交互更为重要。

例如，APOE 在大脑胆固醇和其他脂类转运中发挥重要作用，因为胆固醇和脂类是神经元生长和生存的必要成分，也是构成突触的重要组分。在携带 APOE-ε4 基因变异的模型动物中，这一代谢途径被损害，从而导致神经元死亡。APOE-ε4 可能同时参与了神经元内部 tau 蛋白的磷酸化过程，导致阿尔茨海默病的经典病理标志磷酸化 tau 蛋白形成。这些由磷酸化 tau 蛋白构成的神经原纤维缠结在实验小鼠中被证明可以影响学习和记忆。在人类中，症状发生前认知减退，尤其是记忆功能减退与 APOE-ε4 有关。神经元发育异常会导致内嗅皮层变薄以及海马容积减少，而这两个区域也是阿尔茨海默病患者最先受累的脑区。APOE-ε4 还会干扰线粒体代谢。线粒体是包括神经细胞在内的机体所有细胞内部的能量工厂。线粒体代谢受累会造成星形胶质细胞受损，而星形胶质细胞则是神经元的主要支持细胞。在携带 APOE-ε4 的人中，大脑血流通常会受到影响，而这一影响会打破中枢与外周之间强大的血脑屏障。许多研究认为 APOE-ε4 会通过促炎细胞因子、前列腺素以及激活的毒性小胶质细胞上调大脑炎症反应。

卡塞利指出，虽然这些研究结果看起来相当振奋人心，但是大多数结果都是由少数几个实验室获得的。目前无法通过这些研究得到确定性的答案，并且很多研究需要能够被重复，能被更多学术论文报道。同时，包括伊扎基在内的一些研究人员发现阿尔茨海默病、HSV-1 感染和 APOE-ε4 基因变异之间存在相互关联。这是因为 APOE-ε4 会增加感染易感性，从而使得病毒更容易进入神经元和小胶质细胞，并且导致感染在整个大脑中传播。

虽然"病原微生物假说"在阿尔茨海默病研究界激起了涟漪，但是只有在病原与疾病发病之间的关联得到进一步确认以后才可能引起学界的更广泛关注。但是，站在鲍尔的视角，使用阿昔洛韦这种通用且便宜的抗病毒药物开展一项大规模临床研究至少从经济的角度来看是绝对正确的选择。要知道每年以"淀粉样蛋白假说"为基础开展的临床药物研究开销惊人。他说："生物医学领域每一名研究者都应为疾病研究方面突破性进展的匮乏负责。如同其他充分竞争的领域一样，生物医学领域也存在某种流行的风潮。我们恳请联邦政府和基金会能够将阿尔茨海默病领域研究经费的至少一半分配给那些年轻的小型实验室。在那里，研究人员正在夜以继日地寻找在这一既严重又给社会带来巨大负担的疾病中我们认知尚且缺失的一环。"

鲍尔的批评回应了多年前克利夫兰凯斯西储大学和得克萨斯大学的鲁迪·卡斯泰拉尼（Rudy Castellani）、乔治·佩里（George Perry）和马克·史密斯（Mark Smith）对"淀粉样蛋白假说"所做出的直接而深刻的评论。佩里是阿尔茨海默病研究史上最受尊敬的编辑之一。这三位研究者声称，21 世纪以来，对科学方法的曲解以及对公众热情的操纵交织成为阿尔茨海默病这种日益常见、预后不良、难以治愈的疾病研究和治疗的主旋律。同行评议论文不断发表、研究基金竞争激烈、各种观点反复阐释，而伴随这些热火朝天研究景象的却是疾病有效治疗的缺失和治疗研究进展的实际停滞。

无论对错，我们都把神经退行性疾病的研究聚焦在对斑块和缠结这些病理现象的解释上。几乎所有阿尔茨海默病研究都假设这些病理现象本身具有神经毒性，因此它们是疾病的本质所在，而并不只是疾病过程中的某种现象。值得注意的是，这些病理改变在神坛上坐了将近 1/4 个世纪以后，在所有针对 β-淀粉样蛋白的治疗尝试最终都被证明是无法抵达彼岸的断头路之后，有些人开始使用"曾经富有争议"这样的语句谈及淀粉样蛋白级联假说。

"在某个时刻，你可能不得不问自己，投资的回报在哪里？只有在获得确切答案之后，你才会继续投资。"巴林解释，"同时，所有罹患阿尔茨海默病的患者也应该获得回报。如果你的投资标的错误了，你必须承认这点，并且转到其他投资方向。"

要理解最后这句话，不如回想一下罗斯，他与试图吞噬自己的认知障碍进行了勇敢的搏斗；或者格雷厄姆，从一个才华横溢的商人沦落为一个笨手笨脚的失能者。他的妻子薇姬说："我觉得自己就像一个寡妇。我们青梅竹马，已经相爱超过 50 年。但是现在，他只是一具在屋子里不断徘徊的躯壳而已。"

千百万人都与格雷厄姆一样生活在被阿尔茨海默病所笼罩的黑暗苍穹下。他们看不到一丝治愈的希望。这是一种极为复杂的疾病。但是，显而易见，"淀粉样蛋白级联假说"不是故事的全部。值得赞扬的是，如同威廉斯所希望的那样，β-淀粉样蛋白阵营的坦齐、哈迪和塞尔科等科学家已经拓宽了自己的视野，聚焦到了其他地方。生物学和演化论引导我们为这一致死性疾病的研究注入新的活力。循着这一方向，我们发现这是演化为了保持早期大脑的高度可塑性和避免大脑遭受创伤而投下的一笔巨大赌注。它的代价体现在度过生殖年龄以及进入老年之后认知功能的潜在受损。

这使我不得不思考一个问题：为什么并非所有老年人都会陷入阿尔茨海默病的泥潭？要知道，人的一生总是与感染相伴——冠心病、糖尿病、肥胖，以及随着年龄增长而可能发生的各种炎症性疾病。因此，归根结底，可能有些基因变异能够保护我们免受痴呆的折磨，而另一些基因变异会把我们推向深渊。尽管目前我们对于炎症、感染和固有免疫系统的了解日益深入，但是在阿尔茨海默病研究领域最棘手的难题是如何整合这些已有知识，创造有效的疾病预防手段。阿尔茨海默病的种子很早就在我们的大脑中不知不觉地播下了。但是，直到表现出明显的认知功能障碍之前，我们都无法通过有效的方法对疾病进行筛查。

无论阿尔茨海默病植根于哪里——微生物、炎症、神经元疾病、突触损伤，或者这只是演化为了保证生活在原始世界的人类拥有强大且具有高度免疫力的大脑而带来的副产品，以及那种因为人类寿命越来越长而逐渐体现出来的副作用，我们都必须找到早期筛查阿尔茨海默病的方法。若非如此，我们将面临痴呆的全球流行，而一旦疾病进展到这一步，将是难以逆转的。在阿尔茨海默病研究领域有一批堪称异端的科学家，他们崇尚生物学的普适理论，他们相信人类机体的构造是演化进程中各种盲目堆砌的结果。是否能够击败阿尔茨海默病，取决于这批处于边缘的科学家能否占据舞台的中心。时不我待！

致 谢

许多医学科学家抽出了宝贵的时间，为我介绍了他们研究工作的细节。我对他们深表感激。由于篇幅有限，我无法在此将他们的名字一一列出。但是，我依然要特别感谢一些人，因为他们为本书的写作付出了大量的时间，并且提供了有价值的素材。这些人包括：

雷格和马图尔等来自伦敦胸科医院的心力衰竭患者；奥多德和杰里米·费尔班克（Jeremy Fairbank）为我提供了关于骨科手术的见解，并为我介绍了相关患者；亚当斯为我介绍了关于生物力学的相关知识；鲁克提供了关于免疫系统和卫生假说的相关内容；克罗格阐述了关于眼睛设计的非主流理论；阿里向我介绍了关于干细胞再生的相关知识，同时感谢他允许我以他曾使用过的"DIY Eye"（本书中译为"自给的眼睛"）作为章节标题；感谢阿克曼允许我使用"The Downside of Upright"（本书中译为"直立的代价"）作为章节标题；黑格就亲子冲突理论的细节与我进行了通信交流，而布罗森斯向我阐述了如何在黑格的理论框架下开展他的研究工作；萨金特和雷德曼为我介绍了关于先兆子痫的背景知识；法默向我讲解了脊椎动物心脏的演化历史；沃茨带我观摩了脑肿瘤手术；格里夫斯、梅利、里德、汤姆林森和格雷厄姆为我列举了演化理论在癌症研究中的应用；格里芬、鲁迪·坦齐（Rudy Tanzi）、莫伊尔、威廉斯、霍姆斯、佩里、克尼塞尔、巴雷斯、伊扎基和巴林参与了关于阿尔茨海默病的探讨。一些科学家认真阅读了部分章节，并且提出了修改意见。我尤其要感谢内瑟，他对书中的所有部分均做出了评论。他们的帮助是无价的。而且我必须向读者说明，如果在最终版本中存在任何错误、遗漏或者用词不当，都是我自己的责任。此外，我还要感谢充满激情和责任感的经纪人彼得·塔拉克（Peter Tallack）以及芝加哥大学出版社的编辑克里斯蒂·亨利（Christie Henry）。她不但热情，而且富有见解，为本书的最终出版做了大量细致而烦琐的工作。最后，我必须感谢我的好朋友杰里米·奈特（Jeremy Knight）。正是他让我想起在序言中我提到的那段尴尬的笑话。

相关链接

一般性阅读

Byers, Sean G., et al. "Natural Selection in a Contemporary Human Population." *PNAS* 107 (January 26, 2010): 1787–1792. Plus other papers in this Sackler Colloquium Special Edition "Evolution in Health and Medicine."

Ewald, Paul. *Evolution of Infectious Disease*. Oxford: Oxford University Press, 1994.

———. *Plague Time: The New Germ Theory of Disease*. New York: Anchor Books, 2002.

Finch, Caleb. *The Biology of Human Longevity: Inflammation, Nutrition, and Aging in the Evolution of Lifespans*. Burlington, MA: Elsevier, 2007.

Gluckman, Peter, Alan Beedle, and Mark Hanson. *Principles of Evolutionary Medicine*. Oxford: Oxford University Press, 2009.

Gluckman, Peter, and Mark Hanson. *Mismatch: Why Our World No Longer Fits Our Bodies*. Oxford: Oxford University Press, 2006.

Henneberg, Maciej, and Arthur Saniotis. "How Can Evolutionary Medicine Inform Future Personalized Medicine?" *Personalized Medicine* 9 (2012): 171–173.

Nesse, Randolph M., and George C. Williams. "Evolution and the Origins of Disease." *Scientific American*, November 1998.

————. *Why We Get Sick: The New Science of Darwinian Medicine*. New York: Vintage, 1994.

Stearns, Stephen C., and Jacob C. Koella, eds. *Evolution in Health and Disease*. 2nd ed. Oxford: Oxford University Press, 2008.

Stearns, Stephen C., Randolphe M. Nesse, Diddahally R. Govindaraju, and Peter T. Ellison. "Evolutionary Perspectives on Health and Medicine." *PNAS* 107 (January 26, 2010): 1691–1695.

Trevathan, Wenda R., E. O. Smith, James J. McKenna, eds. *Evolutionary Medicine*. 2nd ed. New York: Oxford University Press, 2007.

第 1 章

Ackerman, Jennifer. "The Ultimate Social Network." *Scientific American*, June 2012.

Blaser, Martin. *Missing Microbes: How Killing Bacteria Creates Modern Plagues*. New York: Oneworld/Henry Holt, 2014.

Eberl, Gerard. "A New Vision of Immunity: Homeostasis of the Superorganism." *Nature Mucosal Immunity*. May 5, 2010.

"Gut Microbes and Health." Special Section, *Nature Insight* 489 (September 13, 2012).

"The Gut Microbiota." Special Section, *Science Translational Medicine* 336 (June 8, 2012).

"Helminthic Therapy."http://opensourcehelminththerapy.org/mediawiki2/index. php?title=Main Page.

Lee, Yun Kyung, and Mazmanian, Sarkis. "Has the Microbiota Played a Critical Role in the Evolution of the Adaptive Immune System?"*Science* 330 (December 24, 2010).

Mazmanian, Sarkis. Faculty home page. http:// www.bbe.caltech.edu /content /sarkis-mazmanian.

"Recent Publications from the Weinstock Lab." http://sackler.tufts.edu/Faculty-and-Research/Faculty-Publications/Weinstock-Publications.

Rick Maizels'Group. Helminths and the Immune System. http://maizelsgroup. biology.ed.ac.uk /publications.

Rook, Graham A. W., ed. *The Hygiene Hypothesis and Darwinian Medicine*. Progress in Inflammation Research Series. London: Birkhauser, 2009.

第 2 章

Brosens, Jan. "Further Publications." http://www2.warwick.ac.uk/fac/med/staff/pubs/?ssn=D17RnTsm77c =& inst=WARWICK.

Gangestad, Steven et al. "On the Function of Placental Corticotrophin-Releasing Hormone: A Role in Maternal-Fetal Conflicts over Blood Glucose Concentrations." *Biological Reviews* 87 (2012): 856–873.

Groopman, Jerome. "The Preeclampsia Puzzle." New Yorker. July 24, 2006.

Haig, David. "Genetic Conflicts in Human Pregnancy." *Quarterly Review of Biology* 68 (1993): 495–532.

———. "Troubled Sleep: Night Waking, Breastfeeding and Parent-Offspring Conflict." *Evolution, Medicine, and Public Health* March 7, 2014.

Robertson, Sarah A. "Immune Regulation of Conception and Embryo Implantation: All about Quality Control?" *Journal of Reproductive Immunology* 85 (2010): 51–57.

Ubeda, Francisco, and David Haig. "Dividing the Child." *Genetica* 117 (January 2003):103–110.

Wilkins, Jon F., and Haig, David. "What Good Is Genomic Imprinting: The Function of Parent-Specific Gene Expression." *Nature Reviews Genetics* 4 (May 2003).

Yuan, Hai-Tao, David Haig, and S. Ananth Karumanchi. "Angiogenic Factors in the Pathogenesis of Preeclampsia." *Current Topics in Developmental Biology* 71 (2005).

Zimmer, Carl. "Silent Struggle: A New Theory of Pregnancy." New York Times, March 14, 2006.

第 3 章

Ackerman, Jennifer. "The Downside of Upright." *National Geographic*, July 2006.

"Brains Plus Brawn: A Conversation with Daniel Lieberman." *Edge*. October 18, 2012.

Bramble, Dennis M., and Daniel E. Lieberman. "Endurance Running and the Evolution of Homo." *Nature* 432 (November 18, 2004).

Buccini, Cynthia K. "One Small Step for Man: Were The First Humans Walkers Or Tree

Climbers? An Anthropologist Puts the Clues Together."*Bostonia*, Summer 2010.

Kivell, Tracy L., and Daniel Schmitt. "Independent Evolution of Knuckle-Walking in African Apes Shows that Humans Did Not Evolve from a Knuckle-Walking Ancestor."*PNAS* 106 (August 25, 2009): 14241–14246.

Latimer, Bruce. "The Perils of Being Bipedal."*Annals of Biomedical Engineering* 33 (January 1, 2005).

Lieberman, Daniel E. "What We Can Learn about Running from Barefoot Running: An Evolutionary Medical Perspective." *Exercise and Sports Science Reviews* 40, no. 2 (2012).

Myerson, Julie. "Richard III, Scoliosis and Me." *Guardian*, February 5, 2013.

Whitcome, Katherine K., Liza J. Shapiro, and Daniel E. Lieberman. "Fetal Load and the Evolution of Lumbar Lordosis in Bipedal Hominins." *Nature* 450 (December 13, 2007).

第 4 章

Akst, Jef. "Eyes Grown from Stem Cells." *Scientist*, April 6, 2011.

Eiraku, Mototsugu, et al. "Self-Organizing Optic-Cup Morphogenesis in Three-Dimensional Culture." *Nature* 472 (April 7, 2011).

Gehring, Walter J. "New Perspectives on Eye Development and the Evolution of Eyes and Photoreceptors." *Journal of Heredity* 93 (2005): 171–184.

Gollisch, Tim, and Markus Meister. "Eye Smarter than Scientists Believed: Neural Computations in Circuits of the Retina." *Neuron* 65 (January 28, 2010).

Kröger, Ronald H. H., and Oliver Biehlmaier. "Space-Saving Advantage of an Inverted Retina." *Vision Research* 49 (2009): 2318–2321.

Lamb, Trevor D. "Evolution of the Eye." *Scientific American*, July 2011.

Land, Michael F., and Dan-Eric Nilsson. *Animal Eyes*. Oxford: Oxford University Press, 2012.

Provis, Jan M., et al. "Anatomy and Development of the Macula: Specialisation and the Vulnerability to Macular Degeneration." *Clinical and Experimental Optometry* 88, no. 5 (September 2005).

Singh, Mandeep S., et al. "Reversal of End-Stage Retinal Degeneration and Restoration of Visual Function by Photoreceptor Transplantation." *PNAS* 110, no. 3 (January 15, 2013): 1101–1106.

第 5 章

Aktipis, C. Athena, et al. "Overlooking Evolution: A Systematic Analysis of Cancer Relapse and Therapeutic Resistance Research." *PLoS ONE* 6, no. 11 (November 2011).

Aktipis, C. Athena, and Randolph M. Nesse. "Evolutionary Foundations for Cancer Biology." *Evolutionary Applications* 6, no. 1 (January 2013).

Breivik, Jarle. "Don't Stop for Repairs in a War Zone: Darwinian Evolution Unites Genes and Environment in Cancer Development." *PNAS* 98 (May 8, 2001): 5379–5381.

Caulin, Aleah F., and Carlo C. Maley. "Peto's Paradox: Evolution's Prescription for Cancer Prevention." *Trends in Ecology and Evolution* 26, no. 4 (April 2011).

Gatenby, Robert A., et al. "Adaptive Therapy." *Cancer Research* 69, no. 11 (June 1, 2009): 4894–4903.

Greaves, Mel. Cancer: *The Evolutionary Legacy*. Oxford: Oxford University Press, 2000.

———. "Darwinian Medicine: A Case for Cancer." *Nature Reviews* Cancer 7 (March 2007): 213–221.

Greaves, Mel, and Carlo C. Maley. "Clonal Evolution in Cancer." *Nature* 481 (January 19, 2012): 306–313.

Hanahan, Douglas, and Robert A. Weinberg. "The Hallmarks of Cancer." *Cell* 100 (January 7, 2000): 57–70.

———. "Hallmarks of Cancer: The Next Generation." *Cell* 144 (March 4, 2011): 646–674.

Lengauer, Christoph, Kenneth W. Kinzler, and Bert Vogelstein. "Genetic Instabilities in Human Cancers." *Nature* 396 (December 17, 1998).

Li, Yilong, et al. "Constitutional and Somatic Rearrangement of Chromosome 21 in Acute Lymphoblastic Leukaemia." *Nature*, March 23, 2014.

Merlo, Lauren M. F., et al. "Cancer as an Evolutionary and Ecological Process." *Nature Reviews Cancer* 6 (December 2006): 924–935.

New Answers for Cancer. *Scientific American Classics Medicine Collection*, September 2012.

Rajagopalan, Harith, and Christoph Lengauer. "Aneuploidy and Cancer." *Nature* 432

(November 18, 2004).

Reid, Brian J. Oesophageal Cancer Publications. http://sharedresources.fhcrc.org/profile/reid-brian.

Reid, Brian J., Rumen Kostadinov, and Carlo C. Maley. "New Strategies in Barrett's Esophagus: Integrating Clonal Evolutionary Theory with Clinical Management." *Clinical Cancer Research* 17 (2011): 3512–3519.

Rook, Graham A. W., and Angus Dalgleish. "Infection, Immuno-Regulation, and Cancer." *Immunological Review*s 240 (2011): 141–159.

Roschke, Anna V., et al. "Chromosomal Instability Is Associated with Higher Expression of Genes Implicated in Epithelial-Mesenchymal Transition, Cancer Invasiveness, and Metastasis and with Lower Expression of Genes Involved in Cell Cycle Checkpoints, DNA Repair, and Chromatin Maintenance." *Neoplasia* 10 (2008): 1222–1230.

Sottoriva, Andrea, et al. "Intratumor Heterogeneity in Human Glioblastoma Reflects Cancer Evolutionary Dynamics." *PNAS* 110, no. 10 (March 5, 2013): 4009–4014.

Stephens, Philip J., et al. "Massive Genomic Rearrangement Acquired in a Single Catastrophic Event during Cancer Development." *Cell* 144 (January 7, 2011): 27–40.

Stratton, Michael R., Peter J. Campbell, and P. Andrew Futreal. "The Cancer Genome." *Nature* 458 (April 9, 2009).

第 6 章

Brainerd, Elizabeth. "Efficient Fish Not Faint-Hearted."*Nature* 389 (September 18, 1997): 229.

Farmer, Colleen. "Did Lungs and the Intracardiac Shunt Evolve to Oxygenate the Heart in Vertebrates?" *Palaeobiology* 23, no. 3 (1997): 358–372.

Global Innovations. "Heart Attacks Are Not Just a 'Plumbing' Problem but a 'Whole System' Condition." September 15, 2012. https://tginnovations.wordpress.com/2012/09/15/heart-attacks-are-not-just-a-plumbing-problem-but-a-whole-system-condition/.

Hansson, Goran K. "Inflammation, Atherosclerosis, and Coronary Heart Disease." *New England Journal of Medicine* 352 (April 21, 2005): 1685.

Hansson, Goran K., and Andreas Hermansson. "The Immune System in Atherosclerosis."

Nature Immunology 12, no. 3 (March 2011): 204.

Hansson, Goran K., and Peter Libby. "The Immune Response in Atherosclerosis: A Double-Edged Sword." *Nature Reviews Immunology* 6 (July 2006): 508.

Heart Cells Foundation, Stem Cell Clinical Trials. http://www.heartcellsfoundation. com/clinical-trials/.

Jha, Alok. "Cell Scientists Aim to Rebuild Hearts with Reprogrammed Tissue." *Guardian*, January 28, 2013.

Ketelhuth, D. F., et al. "T cell-Based Therapies for Atherosclerosis." *Current Pharmaceutical Design* 19, no. 33 (2013): 5850–5858.

Libby, Peter, Paul M. Ridker, and Goran K. Hansson. "Progress and Challenges in Translating the Biology of Atherosclerosis." *Nature* 473 (May 19, 2011): 317.

Passier, Robert, et al. "Stem-Cell-Based Therapy and Lessons from the Heart." *Nature* 453 (May 15, 2008): 322.

Ridker, Paul M. Faculty home page. http://researchfaculty.brighamandwomens.org/ BRIProfile.aspx?id=778.

Riley, Paul. "Plumbing the Heart." *Nature* 464 (March 25, 2010): 498.

Schulman, Ivonne H., and Joshua M. Hare. "Key Developments in Stem Cell Therapy in Cardiology." *Regenerative Medicine* 7 (2012): 7–24.

Segers, Vincent F. M., and Richard T. Lee. "Stem-Cell Therapy for Cardiac Disease." *Nature* 451 (February 2008): 937.

Thompson, Randall C., et al. "Atherosclerosis across 4000 years of Human History: The Horus Study of Four Ancient Populations." *Lancet* 381, no. 9873 (2013): 1211–1222.

第 7 章

Ball, Melvyn J. "The Essential Lesion of Alzheimer's Disease: A Surprise in Retrospect." *Journal of Alzheimer's Disease* 9, supp. 3 (2006): 29–33.

Holmes, C., et al. "Proinflammatory Cytokines, Sickness Behaviour and Alzheimer's Disease." *Neurology* 77, no. 3 (July 19, 2011): 212–218.

Krstic, Dimitrije, and Irene Kneusel. "The Air-Bag Problem: A Potential Culprit for Bench-to-Bedside Translational Efforts: Relevance for Alzheimer's Disease." *Acta Neuropathalogica Communications* 1 (2013): 62.

Lee, Hyoung-gon, et al. "Amyloid-β in Alzheimer's Disease: The Null versus the

Alternate Hypothesis." Journal of Pharmacology and Experimental Therapeutics 321, no. 3 (2007).

McGreevey, Sue. "Alzheimer's-Associated Protein May Be Part of the Innate Immune System." *Harvard Gazette*, March 9, 2010.

Mohammadi, Dara. "Could Arthritis Drug Combat Alzheimer's?" *Observer*, November 17, 2013.

Parihar, Mordhwaj S., and Gregory J. Brewer. "Amyloid Beta as a Modulator of Synaptic Plasticity." *Journal of Alzheimer's Disease* 22 (January 1, 2010): 741–763.

Perry, V. Hugh, Col Cunningham, and Clive Holmes. "Systemic Infections and Inflammation Affect Chronic Neurodegeneration." *Nature Reviews Immunology* 7 (February 1, 2007): 161–167.

译后记

感谢上海科学技术出版社的包惠芳老师和《科学画报》编辑部的徐梅老师，让我得以从演化医学这个全新的视角审视现代医学的发展。2020年，我在完成了《写在基因里的食谱——关于基因、饮食与文化的思考》新版工作以后，马上又投入本书的翻译中。可以说，这是我与演化医学的第二次邂逅，意外却又充满收获。

尽管都是从演化的视角观察问题，但是从译者的角度看来，这本书或许要比《写在基因里的食谱——关于基因、饮食与文化的思考》更能发人深思。在翻译过程中，我惊讶于一位科普作者在2015年原书出版时已经具有的智识和眼力。我敢肯定，6年以前，对于大多数临床医生而言，本书所描述的绝大多数研究都是闻所未闻的；即使对于专业的医学研究者，站在今天来看，这本书阐述的问题依然是前沿的。而如果你是一名日常与医学工作不搭边的读者，那么我可以告诉你，本书真实再现了当代医学科学的发展方向，以及研究工作的一般风貌。

我个人主要从事儿科疾病与遗传性疾病——这些疾病在最近经常被笼统地概括为"发育源性疾病"这一概念——的诊治和研究，最近几年日益多地接触了肿瘤领域的研究，所以我深知本书中所蕴含理念的内在价值。以关于恶性肿瘤的章节为例，作者将肿瘤的发生和发展过程比喻为一个迷你生态系统，采用演化理论描述了肿瘤内部异质性的来源，并且从生态竞争的角度出发阐述了现阶段对于肿瘤侵袭性的认识，以及基于此开展的治疗研究。简单来说，如果倒推 6 年，也就是在本书出版的时候，关于肿瘤细胞异质性的研究是相当领先的。即使今天，通过单细胞测序技术绘制肿瘤的内部演化图谱，依然可能在高级别的学术期刊上发表论文。这是肿瘤学研究的一个越来越受重视的方向。随着靶向治疗药物的不断开发，药物和耐药之间的直观印象也日益深刻。在我这几年从事恶性肿瘤标志物研究的过程中，发现学术素养较高的临床医生和研究工作者都会谈及肿瘤细胞的异质性。而作者对这一问题条线清晰的综述和具有启发性的见解，达到了窥一斑而知全豹的效果。

过去 10 年，医学研究发展最快、成绩最突出的 2 个领域无疑是医学遗传学和医学免疫学。前者伴随测序技术的高速发展，对人类基因、基因功能，尤其是罕见病的认知进行了前所未有的探索——在阿尔茨海默病章节中谈及的 GWAS 研究就是遗传学探索的经典例证之一——基因治疗已经浮出水面；而后者则渗透到了现代医学的各个层面，让我们最终意识到许多疾病的发展都有免疫因素的影子，免疫治疗则正在快速发展。如果你已经读完全书，那么一定会注意到，本书的所有章节几乎都有免疫系统的身影。如作者在心血管疾病章节中所描述的那样，我们对于动脉粥样硬化整个病理过程已经了如指掌。还记得上大学时面对病理教科书上动脉粥样硬化的各种细致描述，背得头如斗大。但是，翻开差不多 20 年前的内科学教材，在冠状动脉粥样硬化的发病原因中，却完全没有免疫系统的身影——诚如作者所言，传统认为导致冠心病的首要因素是血脂异常——而今天，学界已经充分意识到免疫系统在疾病发生和发展过程中的巨大影响。

虽然全书以演化医学的视角展开，但是却触及了现代医学的重大问题。应该承认，且不谈公众对自闭症的广泛误解，我们对自闭症的发病机制尚不清楚，自闭症患者的总体预后依然不佳；生殖免疫在过去的几十年里获得了许多向临床转化的研究结果，免疫治疗在流产孕妇中被普遍使用，然而不孕和流产仍然困扰着很多家庭；而在分娩总体安全的情况下，严重妊娠合并症的发病原因依然不明；无论是基因缺陷占主导地位的早发型黄斑变性还是病因尚且存疑的年龄相关性黄斑变性，如何让患者复明仍然是等待眼科学家摘取的皇冠之珠；面对日益老龄化的社会和随之愈发增加的恶性肿瘤发病率，肿瘤研究与治疗也陷入了武器库不断升级与癌细胞不断演化的内卷循环，我们显然并不能指望在短时间内攻克这一困扰世人的绝症；尽管大多数人并不认为冠心病是类似恶性肿瘤的"绝症"，然而心脏在人体器官中的独特地位决定了心血管疾病依然是今天致死率最高的疾病，而心脏再生在这些年也已经成为心血管领域研究的焦点所在；作为退行性变性疾病的代表，阿尔茨海默病似乎是人类在迈入老龄化社会以后面对的最重大的医学挑战，我们迫切希望在这种神经退行性疾病的治疗中突破数十年来未有进展的重大迷局。

就像书中指出的那样，演化医学理论所提供的是一种思维方法。借助这一理论，也许我们能在僵局中找到新的突破口，从而改变棋局的均势或者劣势。因此，我认为这本书对于三类读者在有所差异的重大价值。

首先，对于从事医学研究的研究人员，本书的最大价值是提醒你在工作中不断地去开拓研究的视野，在必要时转换研究思路。今天的医学科学是无比细分的领域。许多研究者所研究的不是某一种疾病，不是某一种疾病中的某一个亚型，甚至不是某一个亚型的某种致病机制，而往往是某个机制假说中某条关键通路中的某个"关键"分子或者蛋白质。由此带来的问题是许多研究人员在经年累月的研究之后，甚至都忘记了研究的出发点和意义所在。本书对冠心病与阿尔茨海默病研究历史的描述颇具启发性。看到问题的全貌，找到研究的切入点，在研究过程中不断进行评价与修正，了解学科发展的最新动态。在埋头于分子机制的同时经常抬头审视全局，对于医学研究人员将会大有裨益。

其次，我认为阅读本书后最能受益的当属有抱负、有远见的临床医生。由于学科细分，与实验室研究人员一样，临床医生往往会被困在某个过于精细的学科门类里，加上繁重的日常工作，会失却工作的目标。然而，医学拥有大量的未解问题，而所有问题都应该来自临床医生的观察。所有的实验室解决方案，最终也必须回到临床。本书在演化生物学框架下涉及大量有趣的临床研究，既有观察性研究，也有干预性研究。为了更准确地理解这些研究的价值，我在翻译过程中从PubMed下载了一些临床研究的论文全文。其中，Barrett食管炎癌转化的研究尤其令人印象深刻。受此启发，我最近一直在和消化内科教授商量开展炎症性肠病炎癌转化的相关机制研究，这也是我翻译此书的最大收获之一。

现阶段，国内的临床医生对于临床研究普遍存在误解，尤其是将大规模队列研究等同于临床研究，奉所谓的"真实世界研究"为圭臬。本书中提到了不少富于创意的队列研究，部分结果至少在我看来存有争议。但是，这些研究都有一个共同点，即有明确的出发点，或者说有明确的目的。与实验室研究人员相比，临床医生应该更能提炼临床问题。因为临床医生在工作中诊治大量患者，他们最能观察到疾病的某些特点，最能评价治疗效果，也应该最先对某些理论产生怀疑。站在这一角度，我认为本书对于国内部分有志于医学事业发展的临床医生应该有醍醐灌顶的作用。无论是真实世界研究还是临床对照研究，均应根植于临床问题的解决，而非漫无目的的数据采集。

最后，我觉得本书对于医学生或者打算从事医学研究事业的学生无疑是港口的某座灯塔。如果每个医学生在学习过程中都能够发展出作者阐述演化医学理论的逻辑思维，那将是我国医学事业未来的希望。此外，我尤其想指出作者在书中对制药企业的一些评论。在关于阿尔茨海默病药物研发的述评中，作者详细描述了基于淀粉样蛋白级联假说的新药研发情况，并分析了临床试验失败的部分原因，以及个中存在的利益关联。我倾向于认为这一描写是客观而公正的。从理论与实验事实出发，坚持自己的工作和研究方向，这也是本书所能传递给学生的教益。

当然，本书最广大的读者可能从事的并非医学相关工作。如果你属于这类读者，那么我需要提醒你，你应该以思辨和循证的思维正确理解本书的很多内容——尤其如果你恰巧是某种疾病的患者，或者你身边正好有人患有本书中涉及的某种疾病。人体是复杂的，医学家对于疾病的认知和对治疗效果的评价都会随着时间推移和证据积累不断变化。体外实验证据、动物研究证据、个体临床证据和基于大规模临床研究的证据之间存在不可替代性，而即使大规模临床研究的证据也可能在日后被推翻。作者以演化为线索，以人体免疫系统和炎症为切入点，对严重威胁人类健康的疾病进行了出色的阐述。我个人认为，作者对卫生假说、眼睛的发生过程、肿瘤内部异质化、冠心病的发病机制、阿尔茨海默病的研究现状等方面的阐释极富逻辑性。但是，如果就此贸然给自闭症患者服用寄生虫卵或者每天口服一片阿司匹林来预防老年痴呆显然就走入了另一个极端。正如大多数医学研究是对未知问题的探索一样，本书的许多见解也是对未知问题的探究，而不是结论。须知，案例研究无法在扩大规模的临床研究中被证实，或者说医生的个人观察无法获得同行评议的认可，多少有其无法自圆其说的困境。

　　在面对疾病的过程中，患者容易走极端。这也就是大量招摇撞骗的检测和治疗得以存在的根源。在 Barrett 食管患者鲍勃·特尔的故事中，作者写了这样一句话："他很快就在网上找到布赖恩·里德在西雅图开展的研究。"当我翻译至此时，不禁想，如果他在中文互联网上搜索的话，最终会走入怎样的终局？因此，我希望读者，尤其是患者在阅读此书的时候，能够保持冷静客观，并且以科学的眼界来评判作者的叙述。我不希望自闭症患者家长在读完约翰逊家庭的故事后去寻求虫卵治疗，我更不希望癌症患者在读完本书后开始质疑指南推荐的化疗方案。这无疑是我们应当竭力避免的阅读歧路。

　　虽然在本书翻译过程中我阅读了一些参考文献，并且在很多名词的翻译方面力求和教科书保持一致，同时在某些我个人并不是非常了解的问题上也咨询了专家意见。但是，由于本书涉及的医学领域较为宽泛，个人学识有限，尽管尽了最大努力，我依然不能保证本书的翻译一定没有错误。如您在阅读过程中发现某些错漏，真诚希望您向我指出，并请接受我的歉意！

科学新视角丛书

《深海探险简史》
[美] 罗伯特·巴拉德 著 罗瑞龙 宋婷婷 崔维成 周 悦 译
本书带领读者离开熟悉的海面，跟随着先驱们的步伐，进入广袤且永恒黑暗的深海中，不畏艰险地进行着一次又一次的尝试，不断地探索深海的奥秘。

《不论：科学的极限与极限的科学》
[英] 约翰·巴罗 著 李新洲 徐建军 翟向华 译
本书作者不仅仅站在科学的最前沿，谈天说地，叙生述死，评古论今，而且也从文学、绘画、雕塑、音乐、哲学、逻辑、语言、宗教诸方面围绕知识的界限、科学的极限这一中心议题进行阐述。书中讨论了许许多多的悖论，使人获得启迪。

《人类用水简史：城市供水的过去、现在和未来》
[美] 戴维·塞德拉克 著 徐向荣 译
人类城市文明的发展史就是一部人类用水的发展史，本书向我们娓娓道来 2500 年城市水系统发展的历史进程。

《无尽之形最美——动物演化发育的奥秘》
[美] 肖恩·卡罗尔 著 王 晗 译
本书为我们打开了令人振奋的崭新生物学分支——演化发育生物学的黑匣子，展示了这场令人叹为观止的科学革命。本书文字优美、流畅，即便您是非生物学领域的，也能从中了解关于动物、关于我们人类自身演化发育的奥秘。

《万物终结简史：人类、星球、宇宙终结的故事》
[英] 克里斯·英庇 著 周 敏 译
本书视角宽广，从微生物、人类、地球、星系直到宇宙，从古老的生命起源、现今的人类居住环境直至遥远的未来甚至时间终点，从身边的亲密事物、事件直至接近永恒以及永恒的各种可能性。

《耕作革命——让土壤焕发生机》
[美] 戴维·蒙哥马利 著 张甘霖 译
当前社会人口不断增长，土地肥力却在不断下降，现代文明再次面临粮食危机。本书揭示了可持续农业的方法——免耕、农作物覆盖和多样化轮作。这三种方法的结合，能很好地重建土地的肥力，提高产量，减少污染（化学品的使用），并且还可以节能减排。

《与微生物结盟——对抗疾病和农作物灾害新理念》
[美] 艾米莉·莫诺森 著 朱 书 王安民 何恺鑫 译
亲近自然，顺应自然，与自然合作，才能给人类带来更加美好的可持续发展的未来。

《理化学研究所：沧桑百年的日本科研巨头》
[日] 山根一眞 著 戎圭明 译
理化学研究所百年发展历程，为读者了解日本的科研和大型科研机构管理提供了有益的参考。

《火星生命：前往须知》
[美] 戴维·温特劳布 著 傅承启 译
作者历数了人们火星生命观念的演进，阐述了在火星上发现生命为何对我们探索生命进程至关重要，还讨论了我们将面临的道德和伦理问题。

《纯科学的政治》

[美]丹尼尔·S·格林伯格 著 李兆栋 刘 健 译 方益昉 审校

基于科学界内部以及与科学相关的诸多人的回忆和观点，格林伯格对美国科学何以发展壮大进行了厘清，从中可以窥见美国何以成为世界科学中心，对我国的科学发展、科研战略制定、科学制度完善和科学管理有借鉴意义。

《大湖的兴衰：北美五大湖生态简史》

[美]丹·伊根 著 王 越 李道季 译

本书将五大湖史诗般的故事与它们所面临的生态危机及解决之道融为一体，是一部具有里程碑意义的生态启蒙著作。

《一个人的环保之战：加州海湾污染治理纪实》

[美]比尔·夏普斯蒂恩 著 杜 燕 译

从中学教师霍华德·本内特为阻止污水污泥排入海湾而发起运动时采取的造势行为，到"治愈海湾"组织取得的持续成功，本书展示了公民活动家的关心和奉献精神仍然是各地环保之战取得成功的关键。

《区域优势：硅谷与128号公路的文化和竞争》

[美]安纳李·萨克森尼安 著 温建平 李 波 译

本书透彻描述美国主要高科技地区的经济和技术发展历程，提供了全新的见解，是对美国高科技领域研究文献的一项有益补充。

《写在基因里的食谱——关于基因、饮食与文化的思考》

[美]加里·保罗·纳卜汉 著 秋 凉 译

这一关于人群与本地食物协同演化的探索是如此及时……将严谨的科学和逸闻趣事结合在一起，纳卜汉令人信服地阐述了个人健康既来自与遗传背景相适应的食物，也来自健康的土地和文化。

《解密帕金森病——人类200年探索之旅》

[美]乔恩·帕尔弗里曼 著 黄延焱 译

本书引人入胜的叙述方式、丰富的案例和精彩的故事，展现了人类征服帕金森病之路的曲折和探索的勇气。

《性的起源与演化——古生物学家对生命繁衍的探索》

[美]约翰·朗 著 蔡家琛 崔心东 廖俊棋 王雅婧 译 卢 静 朱幼安 审校

哺乳动物的身体结构和行为大多可追溯到古生代的鱼类，包括性的起源。作为一名博学的古鱼类专家，作者用风趣幽默的文笔将深奥的学术成果描绘出一个饶有兴味的进化故事。

《巨浪来袭——海面上升与文明世界的重建》

[美]杰夫·古德尔 著 高 抒 译

随着全球变暖，冰川融化、海面上升已经是不争的事实。本书是对这场即将到来的危机的生动解读，作者穿越12个国家，聚焦迈阿密、威尼斯等经受海面上升影响的典型城市，从气候变化的焦点地区发回报道。书中不仅详细介绍了海面上升的原因及其产生的后果，还描述了不同国家和人们对这场危机的不同反应。

《人为什么会生病：人体演化与医学新疆界》

[美]杰里米·泰勒（Jeremy Taylor） 著 秋 凉 译

本书视角新颖，以一种全新而富有成效的方式追溯许多疾病的根源，从而使我们明白人为什么会易患某些疾病，以及如何利用这些知识来治疗或预防疾病。